人間の本能

心にひそむ進化の過去

ロバート・ウィンストン
鈴木光太郎 訳

新曜社

タニヤ、ジョエル、ベン、
まさしくヒトの本能をもつと思える
彼らに本書を捧ぐ。

Robert Winston
HUMAN INSTINCT
How Our Primeval Impulses Shape Our Modern Lives

謝辞

いまにして思えば、ＢＢＣ1テレビのシリーズ番組『人間の本能』の制作にとりかかった時、私にはちょっと興味があったというだけで、知識もそれなりのものでしかなかった。それから数か月間、制作の過程でさまざまなことを知るにおよび、私たちには基本的に石器時代の心が宿っているのだ、ということを確信するに至って、少なくとも関心だけは驚くほど深まった。このように熱中はしたものの、この本は、ほかの著述と研究、医者と議員の仕事、科学映画の監修などの合い間を縫いながら、限られた時間のなかで書かれた（というわけで、悲しいかな、思うほど時間がとれなかった）。本書に欠けているものがあるとしたら、それはすべて私の責任だが、このように本書を完成させることができたのは、数多くの方々の力添えがあったからである。

だれよりもまず、レオ・シンガーに感謝したい。彼と最初に仕事をしたのは、『スーパー・ヒューマン』を執筆した時だった。その時は彼の知性と洞察力と好奇心に目を見張ったが、今回はこの原稿のもとになった材料を揃える上で、その時以上にその力が発揮された。彼の調査能力と材料を料理し編集する能力なくしては、本書が世に出ることもなかったろう。一緒に仕事ができたことをとても嬉しく思っている。

アリソン・ディロンとは、BBC1のシリーズ番組『人体』を制作して以来のつきあいだ。彼女の知性と科学知識はとても役に立った。複雑な問題をわかりやすいことばで表現する彼女の能力、そしてその広汎な科学知識が、本書のスタイルと内容に大きく貢献している。

後半の章、とくに利他行動と道徳性について述べた最後の2つの章は、あつかいにくい微妙な問題をとりあげている。これらのテーマについて、貴重な哲学的助言と多数の適切な示唆を与えてくれたマイケル・ポラックに感謝したい。また、私の議論を適切な方向に導いてくれたラファエル・ザラム、ロバート・ラビノウィッツ、ジョアン・ウィンストン、クリーヴ・フリードマンにも感謝したい。ライラ・ウィンストンとジョエル・ウィンストンも、原稿全体を読んで、多くの貴重な示唆と改善すべき点を指摘してくれた。

私の同僚は、毎度のことながら、力強い支えとなり、私がこの仕事にかかりきりになることを許してくれた。まず、インペリアル・カレッジの学科長、デイヴィッド・エドワーズに感謝したい。彼は、科学知識を伝達するという考えを強く支持し、私に短期の特別研修を許可してくれた。いつも元気をくれるすばらしい同僚、ケイト・ハーディ、デビー・テイラー、キャロル・レッドヘッド、デリス・モーガンにも感謝する。そしてチャーリー・ウォーターズの友情にも感謝したい。彼には、ゲノムについての番組『生命の糸』の脚本を書く時に手伝ってもらったが、これは本書のもとになった番組のひとつであり、彼とは、人間の本能についての考えを共有している。本能と人種という問題に私の関心を方向づけてくれた、レイ・オーウェンにも感謝する。

テレビ番組の案内役のもっとも大きな役得と言えば、有能で創造力あふれる制作チームと一心同体になって仕事ができることである。なかでも、フィル・ドリングとジェシカ・セシルに感謝したい。この2人は、本書の土台となる資料収集の仕事と原稿について幾多の有益な指摘をしてくれた。そして3人の有能なプロデューサー、「生き残りと性行動」の回のナスターシャ・ボンディ、「競争」の回のナイジェル・パターソン、「利他行動と道徳性」の回のサム・スターバックに感謝したい。彼らとチームを組めたことは最高に刺激的だった。また将来番組の話があったら、再度チームを組んでみたい。このTVシリーズの制作過程で調べたことがこの本の下敷きになっているが、その調査は、レベッカ・チコットが中心になって、ダン・ベイズ、ステファニー・カーン、ローラ・ライリーと、アシスタント・プロデューサーのニコラ・クックが精力的に行なってくれた。『原始人と歩く』のプロデューサー、マーク・ヘッジコーと、私のよき友人、（いつもながら頼りになる）リチャード・デイルにも感謝したい。人類の進化について彼らと交わした多くの議論はおもしろかったし、大変参考になった。

私の代理人のマジー・パールスティンと彼女の事務所のジョン・オーツは、今回も気合いを入れて、たえず私に発破をかけてくれた。彼らがいなければ、この本は完成するどころか、始まりもしなかったろう。彼らからはたえず助言と支援をもらった。本書の出版元、バンタム・プレスは、本来ならきついスケジュールに余裕をもたせてくれ、励まし続けてくれた。とくに、本書の出版に多大の支援と尽力をしてくれたサリー・ガミナラと、編集担当のダニエル・バラドに感謝したい。

最後に、いつものことながら、寛容をもって助言と知恵を与えてくれ、そして温かく見守ってくれたライラに感謝する。

（アルゼンチン・レイクダックのオスの写真は、『ネイチャー』誌、413巻、2001年9月13日号に最初に掲載された。本書への掲載にあたっては、ケヴィン・G・マックラケン博士の許可を得た。）

目次

装幀＝虎尾　隆

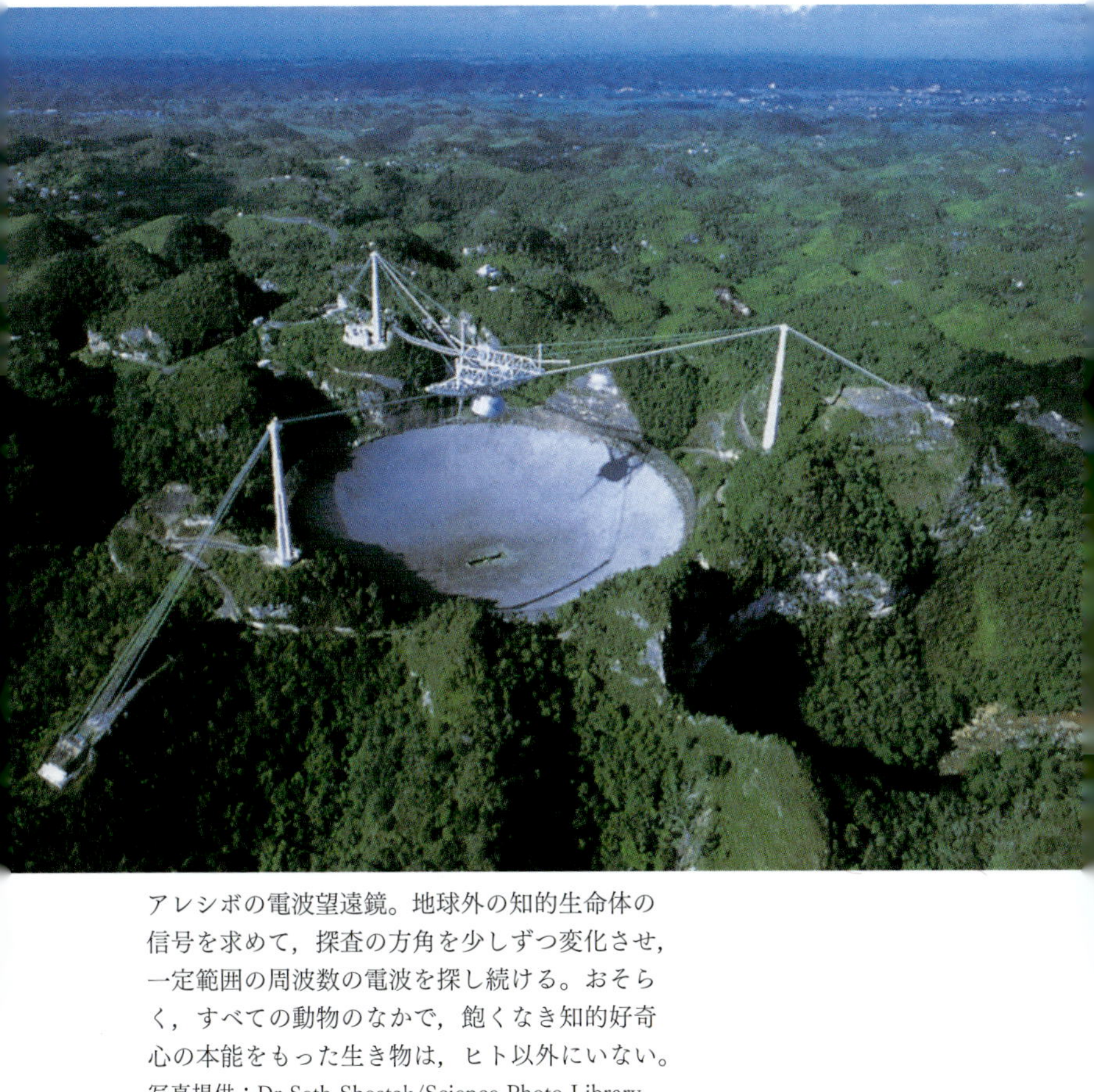

アレシボの電波望遠鏡。地球外の知的生命体の信号を求めて，探査の方角を少しずつ変化させ，一定範囲の周波数の電波を探し続ける。おそらく，すべての動物のなかで，飽くなき知的好奇心の本能をもった生き物は，ヒト以外にいない。
写真提供：Dr Seth Shostak/Science Photo Library

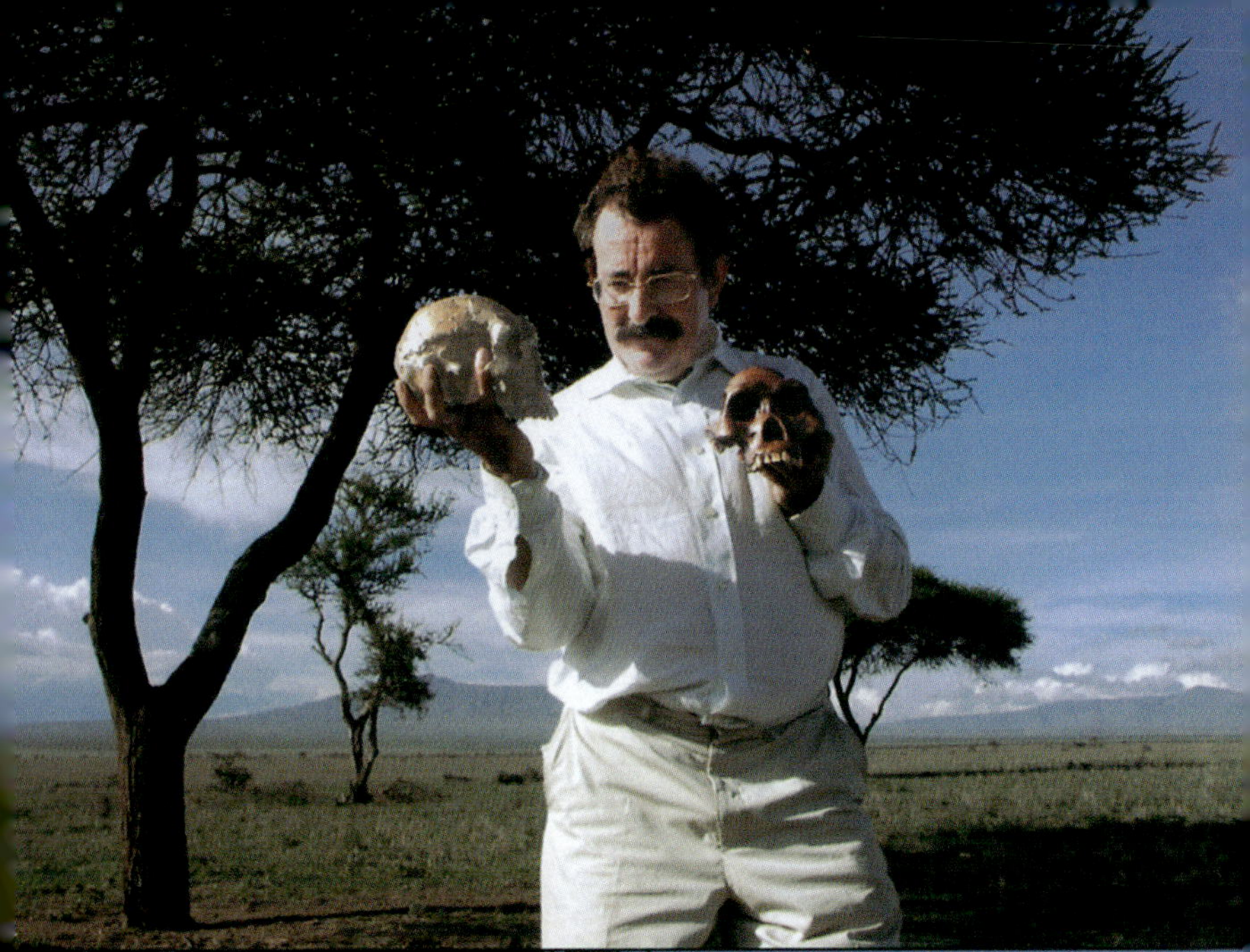

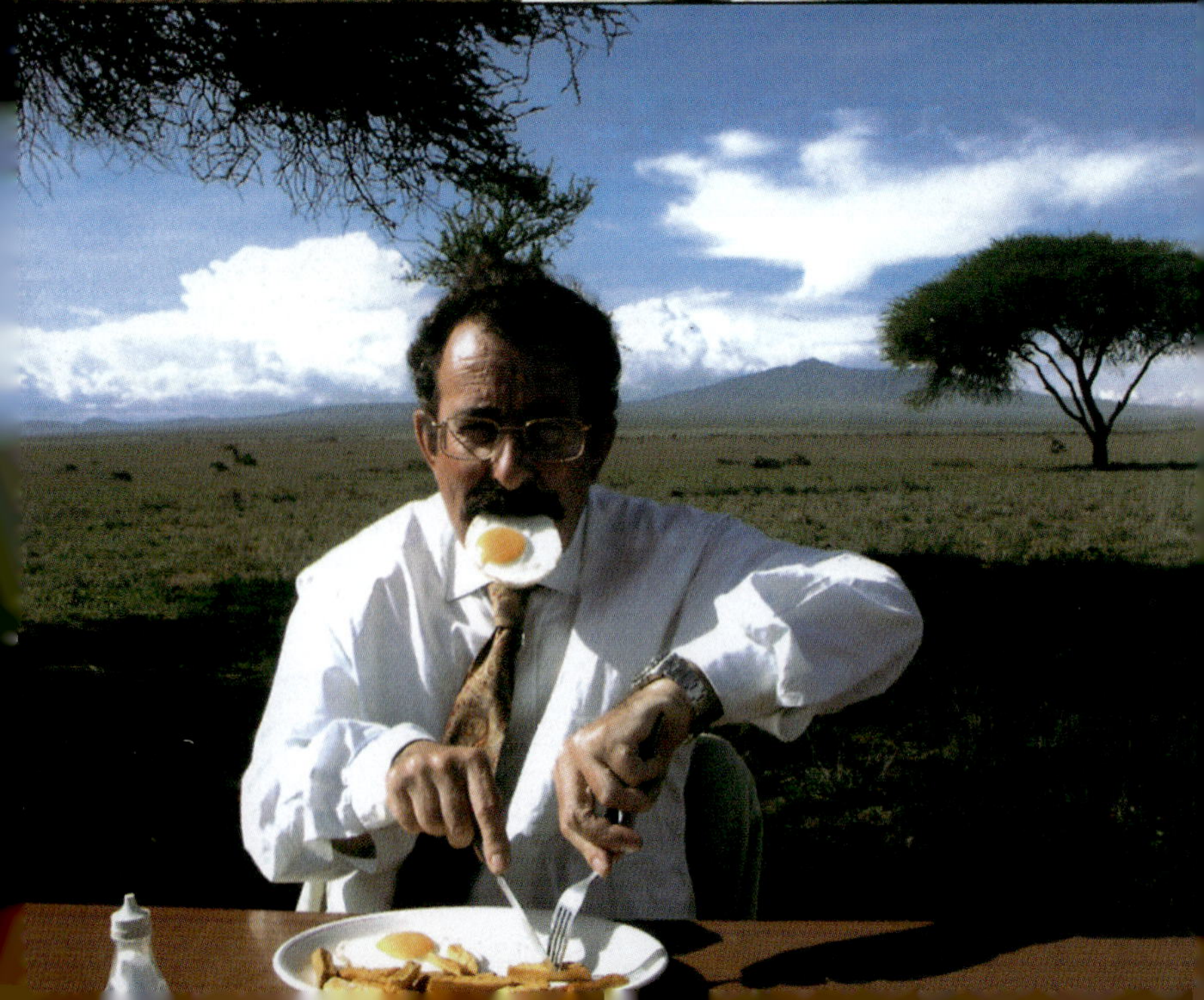

右ページ上：ケニアの地溝帯のこのあたりは，見渡すかぎり，人っ子ひとりいない。しかし，ここそ人類が誕生し，揺籃期を過ごした場所だった。この写真を撮った直後，ポケットの携帯電話が鳴った。出ると，オックスフォードのリチャード・ドーキンスの秘書からだった。

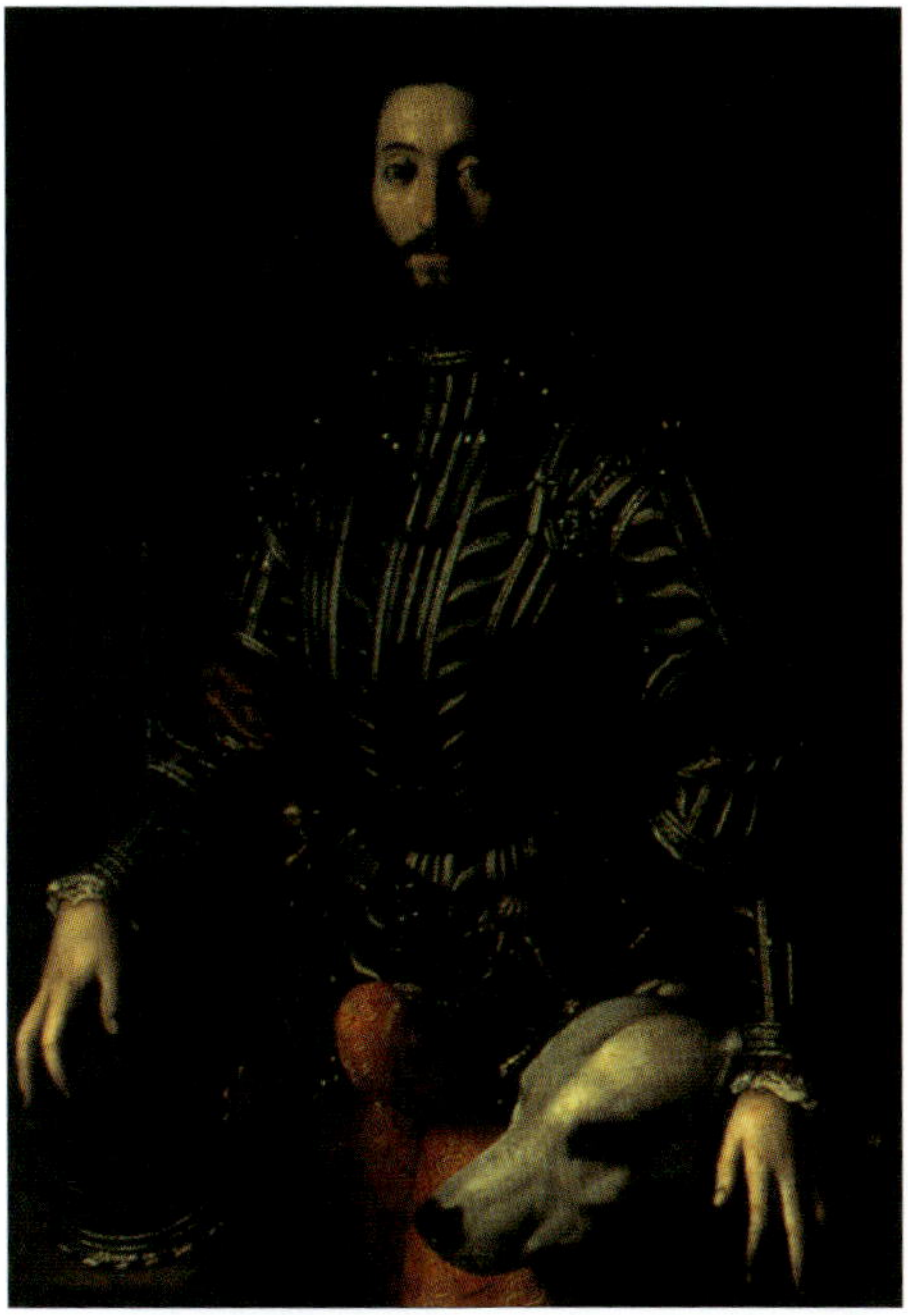

16 世紀には，この時代の絵画や甲冑の多くに示されるように，サイズが重要であった。アーニョロ・ブロンツィーノ描くところのウルビーノ公（1503-72）の衣服は，ご婦人がたの注目を引くためだったのだろうか？　それとも競争相手の男たちを威圧するためか？
Copyright Bridgeman Art Library/Palazzo Pitti, Florence

右ページ下：アフリカのサヴァンナを生き抜くためには，カロリーが豊富で高脂肪の食べ物が重要だった。この食べ物の好みは，現在は裏目に出て，ある種の不健康を作り出している。

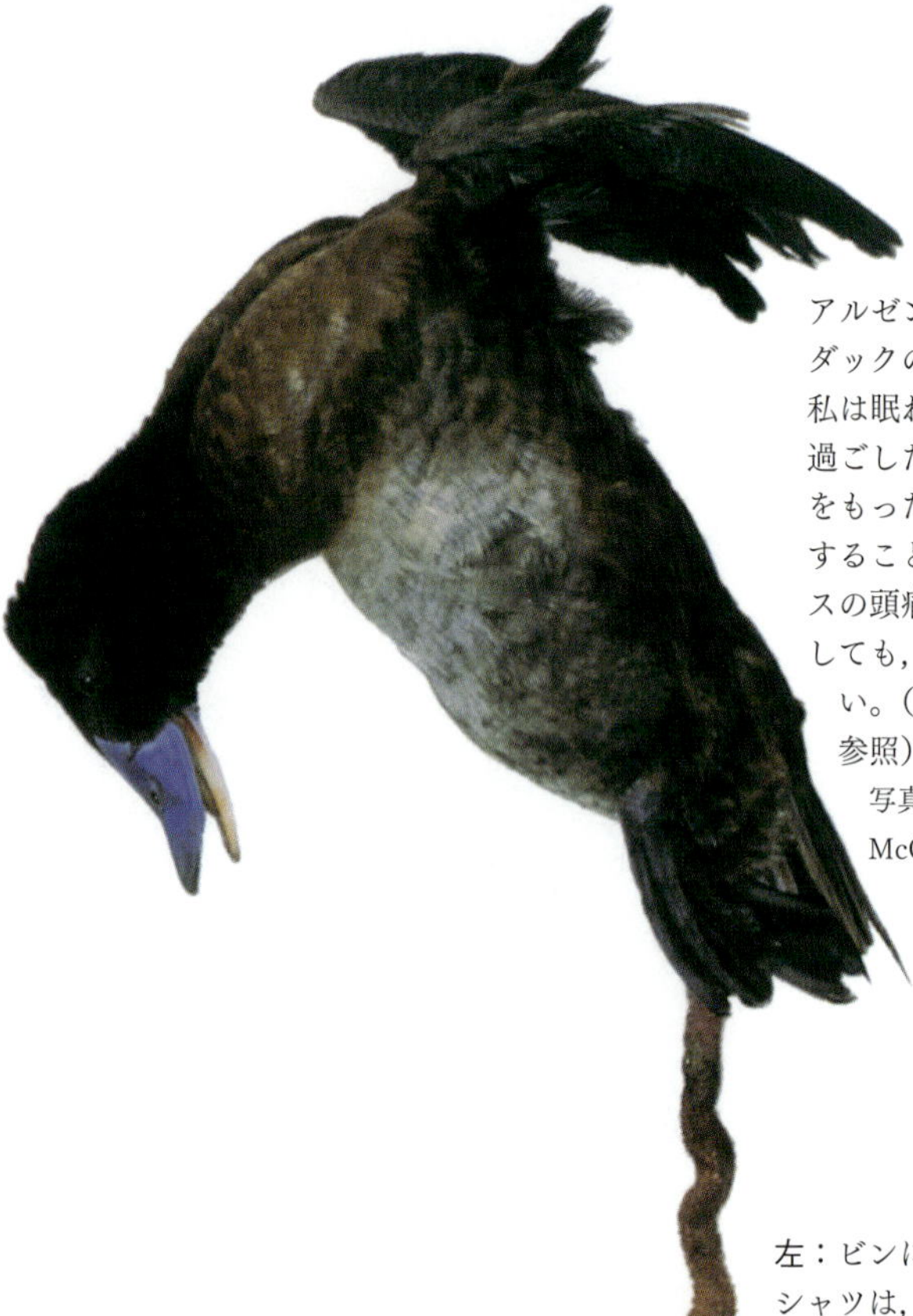

アルゼンチン・レイクダックのことを考えて，私は眠れぬ夜を幾晩か過ごした。こんな一物をもったオスの相手をすることが，時にはメスの頭痛の種だったとしても，おかしくはない。(258 ページを参照)

写真提供：Kevin G. McCracken

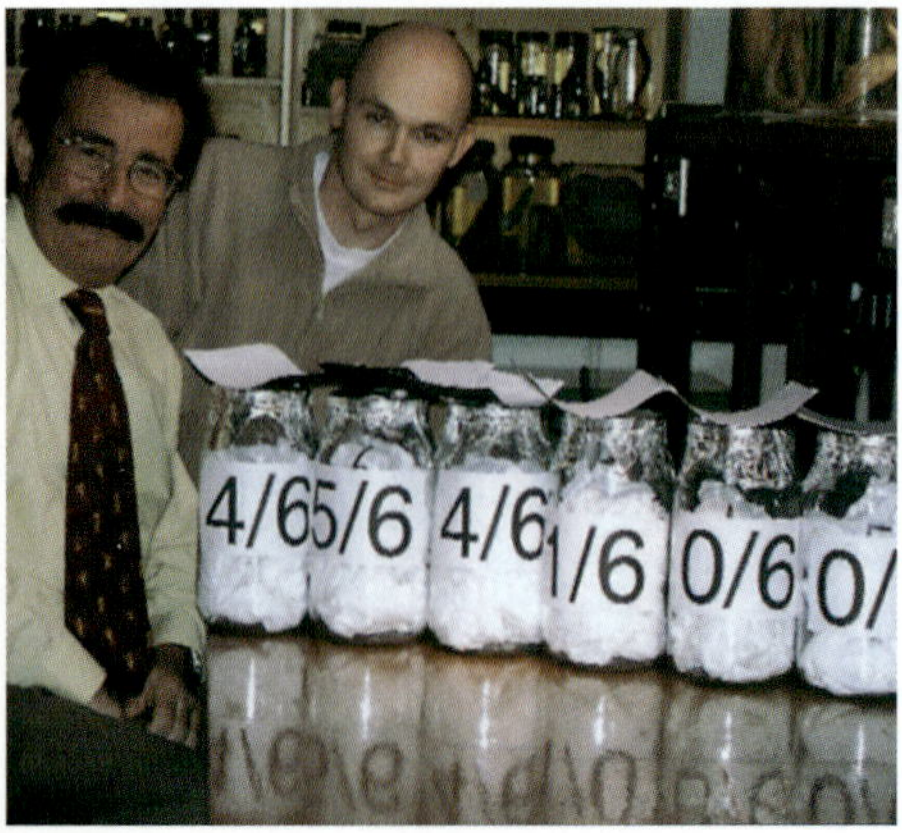

左：ビンに入っているTシャツは，女子学生に2晩着てもらったもの。ニューカッスル大学のクレイグ・ロバーツは，女子学生の MHC タイプを特定し，それらと私の MHC タイプとの適合度を順位づけした。6/6 は適合度がもっとも高く，0/6 はもっとも低い。写真は，私が適合度の結果をまったく知らずに，それぞれのTシャツのニオイを嗅いで，それを好ましいと感じられる順番に並べたところ。

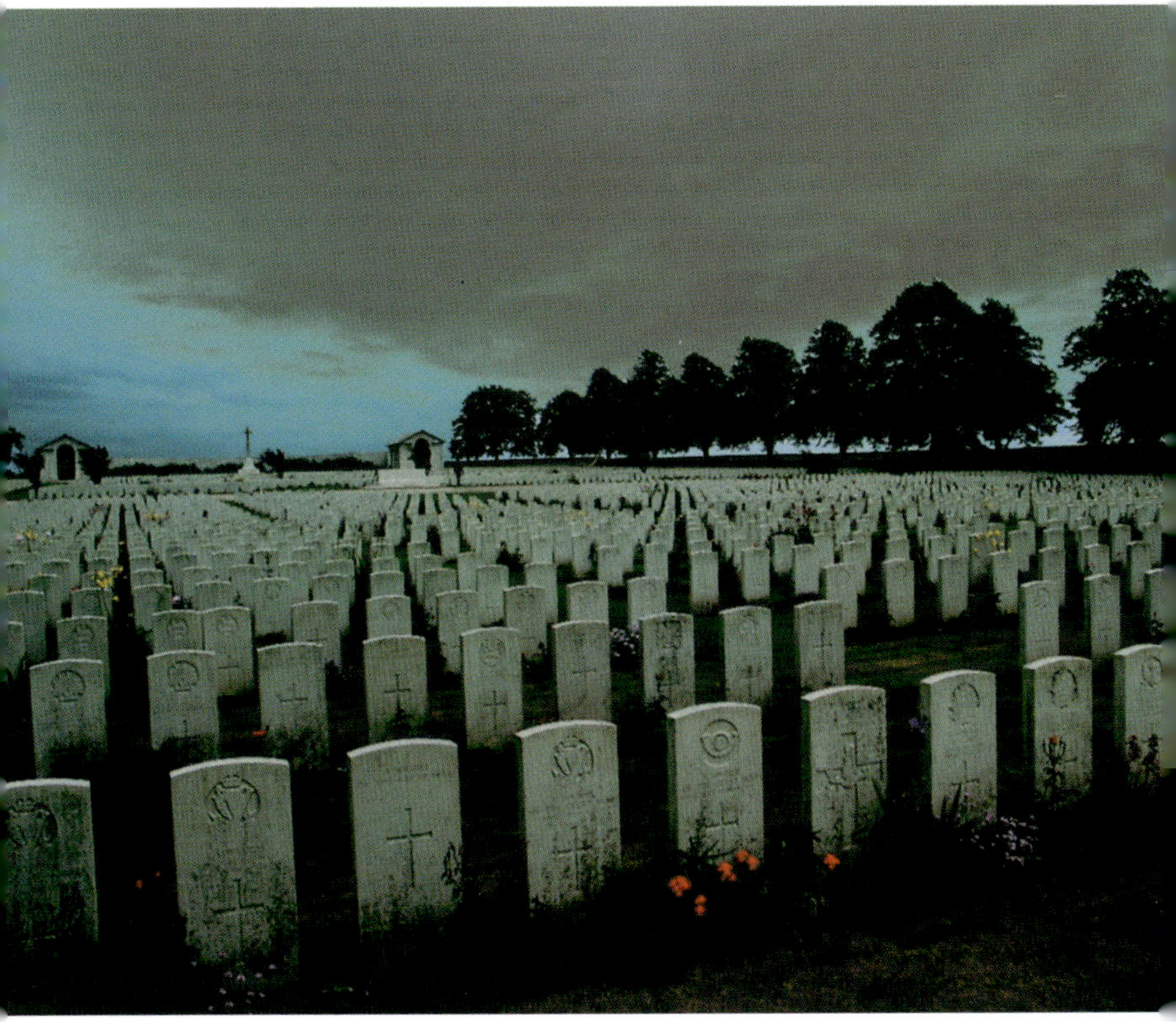

第一次世界大戦のソンムの戦いが残したもの。戦場となったフランスのアラス近郊には，遺体の損傷が激しくて身元が判明しないまま埋葬された数千の兵士の墓がある。自分たちの国が正しいと信じ込ませて愚かな暴力に駆り立てる本能とは，どういった本能だろうか？

私のテストステロン値の推移。2002 年 6 月のサッカーのワールドカップ，イングランド対アルゼンチン戦の 10 分ごとのテストステロン値（唾液から採取）。これを見ると，ベッカムがペナルティキックでゴールを決めた時に，値が 2 倍に跳ね上がり，ふたたび勝利目前で跳ね上がっている。おそらくイングランドチームの選手も，この試合の終わりには，テストステロン値が最高だったろう。
写真提供：Reuters

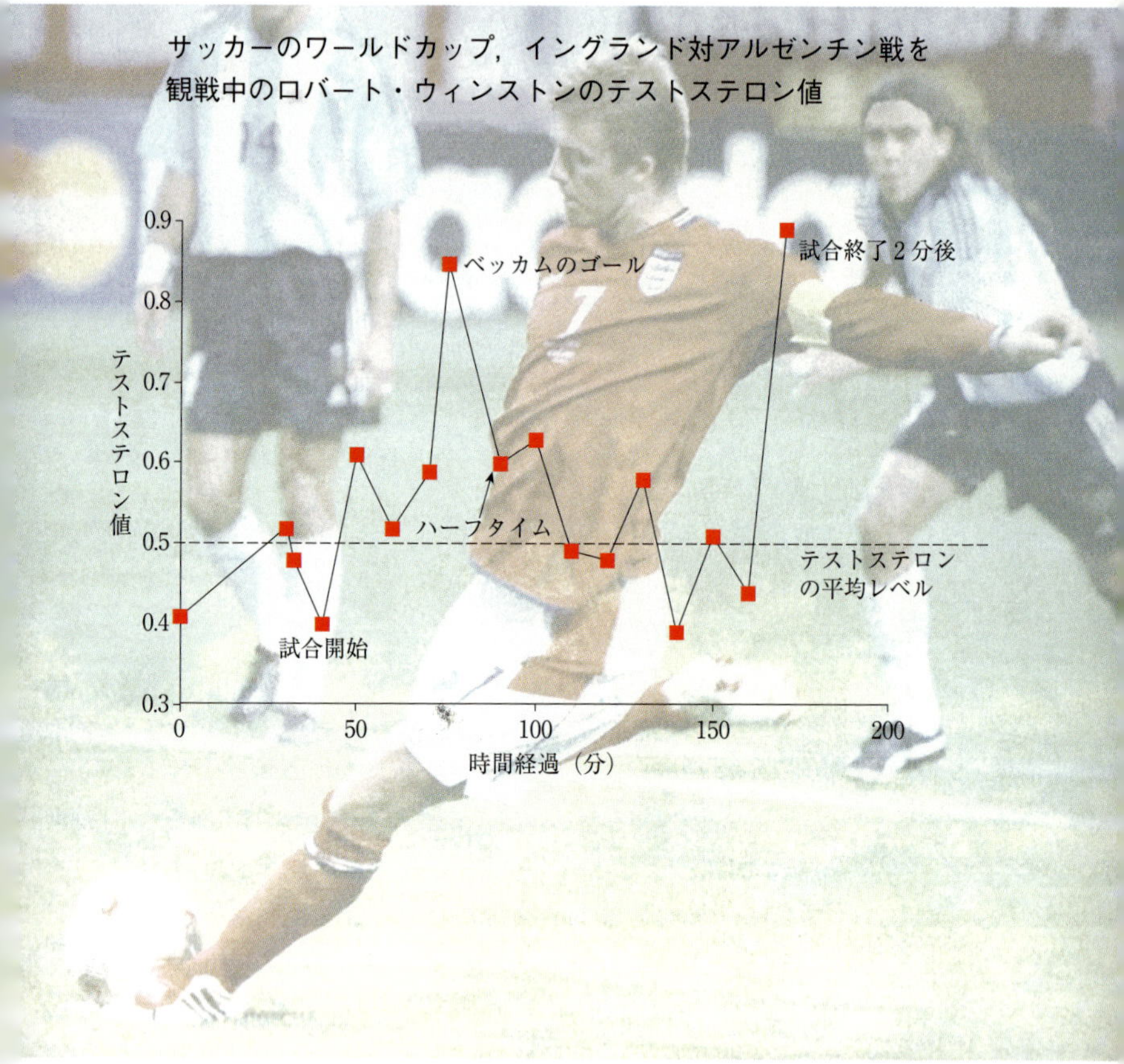

左ページ上：私は，自分が人一倍強い競争心の遺伝子をもっていると思う。写真は，イギリスのオリンピック代表と一戦を交えているところ。さて質問。私はどっち？

左ページ下：私には，臆病さの遺伝子もある。写真は，数年前に崖のクライミングを試みて，怖くて動けなくなってしまっているところ。テレビ撮影のためにのぼり始めたのはいいが，ほんとうの恐怖を味わう破目になった。

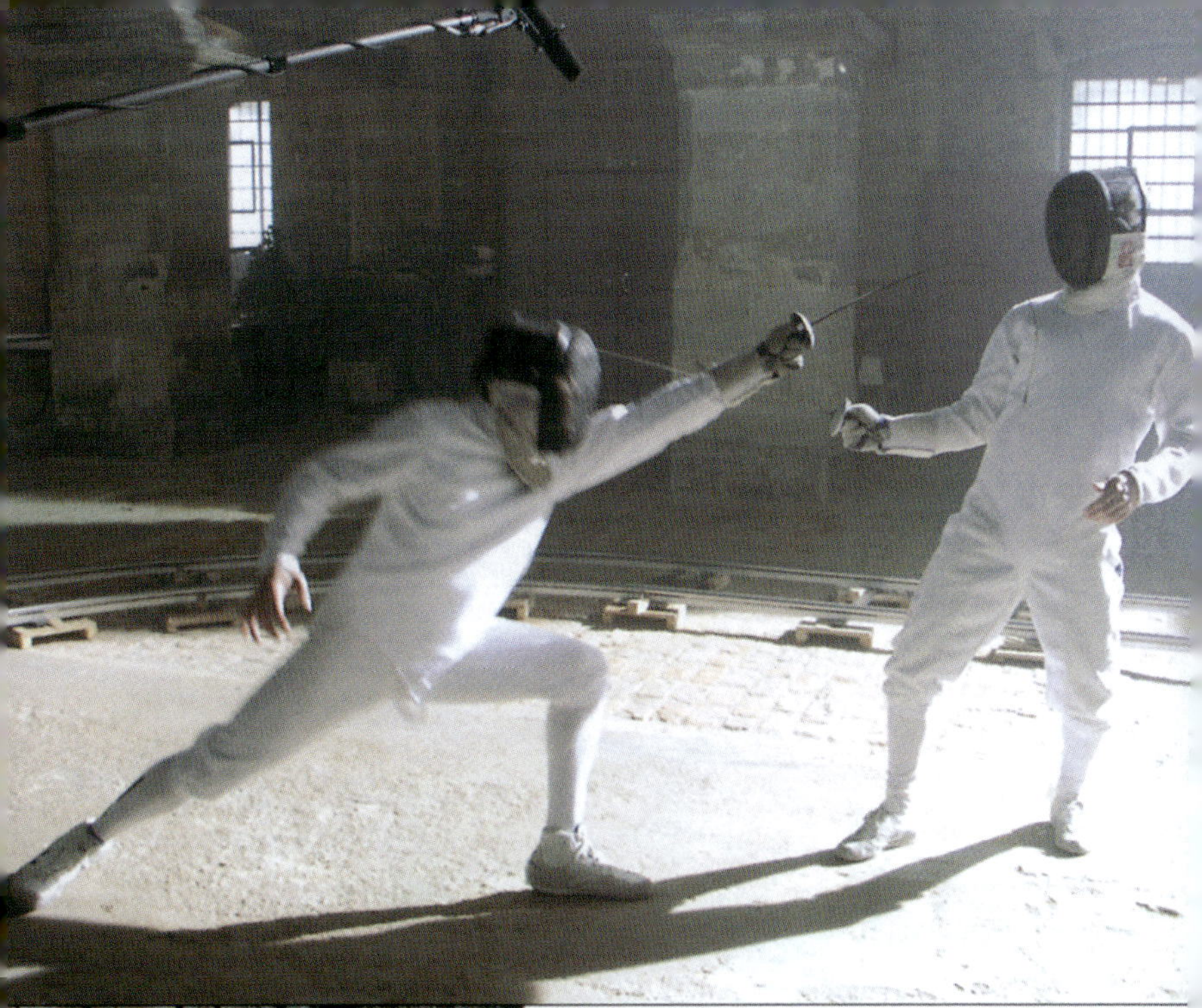

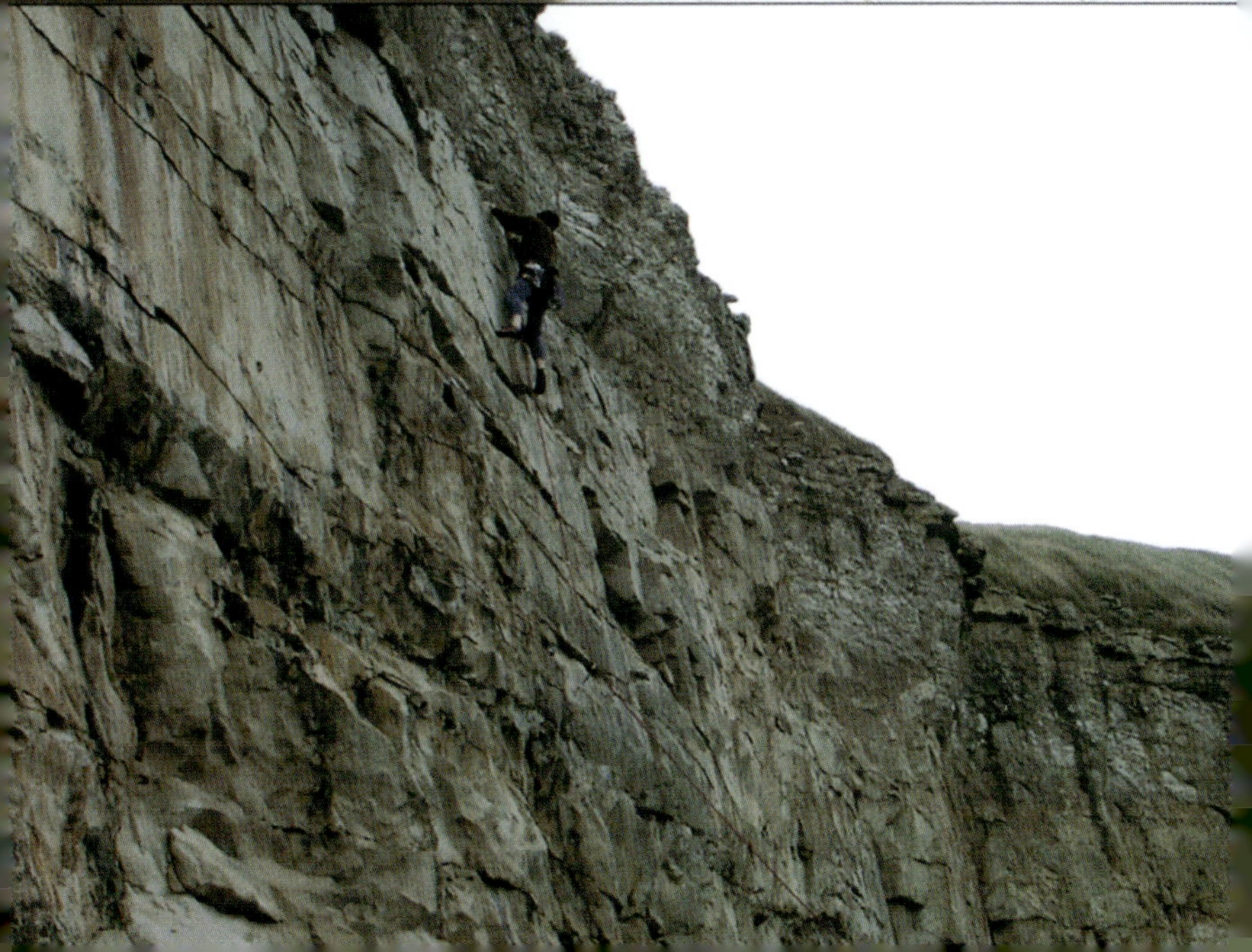

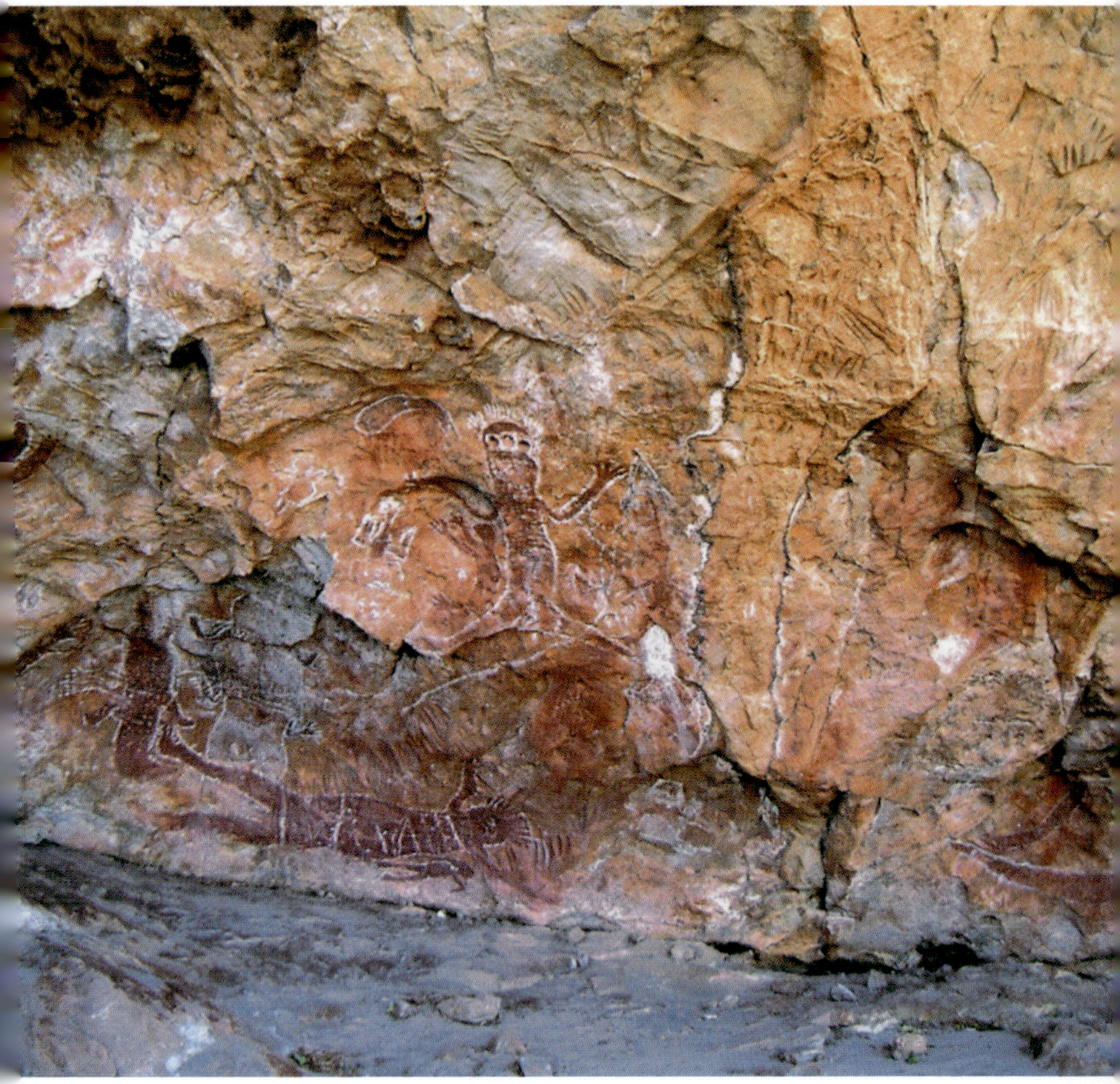

オーストラリア北西部，キンバリー地方にある洞窟壁画。5千万年〜1万年前に描かれたと考えられる。横たわった女性と赤ん坊の絵（出産に際しての死を描いたのかもしれない）は，私たちと同様，これを描いた人々が悲しみ，怒り，愛情を感じ，深い精神性をもっていたことを示している。

序章

好奇心旺盛な生き物、ヒト

プエルトリコのアレシボにある電波望遠鏡の反射盤は、直径が300メートルもある。アンテナは、反射盤の上150メートルの空中に吊り下げられ、8億キロ離れた携帯電話からの信号も拾えるほど高感度だ。地球外生命の出す信号をキャッチするのに、これにまさる装置はない。

アレシボは、SETI《セティ》（地球外知的生命体探査プロジェクト）の本拠地だ。毎夜この巨大な皿は、いくらかでも可能性のありそうな恒星系のなかに、知的生命体の存在を暗示する信号を探す。皿は、全天の各恒星系を順々にそろりそろりと這うように動いて2千メガヘルツ付近の電波を探し、分析のために膨大な量のデータを吐き出す。この電磁ノイズにまみれた深い沼のなかに、SETIのチームは、説明のつかないパターン——通信衛星からの干渉やパルサーから出る電磁波によって生じたのではない信号——を見つけようとしている。SETIの天文学者は、そのシステムの画面上に「信号発見——発信源不明」というメッセージが表示される瞬間を待ちわびながら、夜を徹してスクリーンを監視し続けている。

この計画は徒労に終わるだろうか？　探査は全天の500万の恒星系に対して行なわれるが、悩みの種は、増加の一途をたどっている人工衛星による妨害である。懐疑的な人なら、かりにどこかに知的生命体がいるとしても、これだけ膨大な雑音のなかからそんな信号をとり出せる確率など限りなくゼロに近い、と言うだろう。けれど、アレシボの望遠鏡でとらえることのできる500万の恒星系すべてを走査し解析し、電磁ノイズをとり去った結果、結局なにも得られなくても、ほらやっぱりね、とは言えない。より遠方の恒星系を見ることのできる高解像度で高感度の望遠鏡が、登場し続けるからである。

SETIが最終的に成功してもしなくても、私たちの太陽系以外の星に知的生命体が存在するのなら、そのことに畏敬の念を抱かずにはおれない。知的生命体が価値をもつのは、知性が神の贈り物だからというのでも、また知的生命体である私たち人間が生まれながらに道徳性を備えているからというのでもない。知性に価値があるのは、傷ひとつない、深い青色のダイヤモンドに価値があるのと同じだ。希少で、美しく、そしてこの世のものではないように思えるからだ。

人間の意識は、ヒトという生き物の制約から逃れることのできる、まさに純然たる全知の理性として描かれることがある。スタンリー・キューブリックとアーサー・C・クラークの映画『2001年宇宙の旅』のラストシーンは、宇宙空間に幽霊のように浮かぶ泡のなかのスター・チャイルドが、地球とそこに住む人間たちを見つめる場面として描かれていた。しかし私たちは、身体的欲求や身体的体験から切り離された、自由に浮遊する精神をもつ存在などではない。私たちの心は、進化の過去にしっかりと根ざしている。その理性は、本能、偏見、そして利己心と慈愛の両方に満ちた欲望に深く結びついており、これらは、生き残り繁殖するという意志に支えられている。

キューブリックのあの叙事詩的映画のひとつの解釈は、黒いモノリスは宇宙からの訪問者によって、地球に知的生命体が到来するのを速めるために残されたというものだ。それらのモノリスは、ヒトが進化してゆく経過点を示しているようにも見える。すなわち第一のモノリスは、かつてアフリカの大平原の土のなかに埋められ、猿人に岩と骨を拾い上げさせ、それらを道具として使わせるように仕向けた。第二のモノリスが月面で発見されると、人類は太陽系を探査するよう促される。これは、ヒナが育って巣立つように、人類が地球を離れ始める時を示している。第三のモノリスは、肉体なき精神のような「スター・チャイルド」を誕生させる。これはきわめて非現実的なストーリーではあるが、同時にぞっとするような私たちの未来を暗示している。

ヒトの進化の物語は、知れば知るほど不思議としか言いようがない。この本では、東アフリカのサヴァンナから話を始めて、現生人類の誕生に関わった者たち――アウストラロピテクス、ホモ・ハビリス、ホモ・エレクトゥス――が残したものについて考えてみよう。

自分の頭を使って考えている人なら、まず進化の基本的な考えを全面的に認めるだろう。神による天地創造を信じている人を除けば[注]、ヒトはもとをたどればサルに行き着き、そのサルもさらに原始的な哺乳類から進化してきたということに異議を唱える人はまずいない。しかしほとんどの人は、私たちの姿形や構造がほかの動物に由来することは認めても、心についてもそれが言えるというのは認めるどころか、考えたことすらないかもしれない。ホモ・サピエンスは、類人猿と同じように見、動き、呼吸するだけでなく、考えもするのだ。私たちは、過去の痕跡の多くを残す石器時代の身体をもっているだけでなく、石器時代の心ももっている。何千何万何十万年にわたって私たちの祖先がさらされてきた淘汰圧は、心や情動の遺産を私たちに残した。祖先から受け継いでいるこれらの情動と反応のいくつかは、現代にあっては不必要なものだが、私たちの性質には、そうした祖先の痕跡がくっきり刻まれている。

さて、本書で述べるのは主として、私たちみなを動かしている本能についてである。たとえば、悪天候のなか高度6千メートルの山のクレヴァスに落ち、脚を骨折して中途で宙吊りとなりながらとり残された登山家ジョー・シンプソンのような人間にとって、なにがその痛みに耐えさせ、眠りたいという欲求に打ち克たせ、3日をかけて、意識の朦朧とした状態でベースキャンプへと這い戻らせたのだろうか？　どうして、妻ある幸せな男性が地下鉄で見かけたスタイル抜群の美人に胸躍らせたり、妻子との平穏な生活があるのに、行きずりの女性とのセックスという危険な火遊びをしたりしてしまうのだろうか？　なぜ、こんなにも多くの男性が（女性にもいるかもしれないが）、自身は太っていて、タバコをすぱすぱ吸い、身体を動かすことさえ億劫がるのに、サッカーでアーセナルがマンチェスター・ユナイテッドに勝てるかどうかや、ワールドシリーズでアリゾナ・ダイヤモンドバックがニューヨーク・ヤンキーズを倒せるかどうかに、1週間も熱中するのだろうか？　信号が青に変わったとたん、一番早くスタートを切ろうとアクセルを強く踏み込ませるものはなんなのだろうか？　なぜ、フランスのルペンやオーストリアのハイダーのような現代のファシストが、あんなにも多くの人々の根深い人種差別的な見方に訴えることができるのだろうか？　見返りがないように見える時でも、利他的で親身な行動をとるのは、どうしてなのだろうか？　そして、全知全能の存在という概念は不合理なものなのに、いまだにこれほど多くの人々が宗教的な考えをもち、神を信じているのはどうしてなのだろうか？

本書は、生存、性的欲求、競争、攻撃、利他行動、知的探求、そしてそれ以外のさまざまな欲求（たとえば聖なる存在の必要性）など、ヒトの本能について詳しく見てゆく。私たちは時間的にも空間的にも、私たちを最初に育てたサヴァンナから遠く離れてしまったが、答えのいくつかを見つけるためには、まずはそこから始める必要がある。

サヴァンナ

500万年前、私たちの祖先のホミニッド（猿人）は、樹木がまばらになった森から地上に降り、サヴァンナにその命運を賭けた。彼らは、迫りつつあった氷河期のせいで、新しい環境に適応するのを余儀なくされたのである。その新しい環境は、植物が豊富だった森に比べて、自然の恵みがはるかに少なく、捕食者から身を隠すところもほとんどない場所だった。ここで、自然淘汰のゆっくりとし

［注］　天地創造を信じる人々は、私にこれでもかというぐらいに抗議の手紙を送りつけてくる。彼らがこれほど激しい抗議をするのは、実は自分自身を納得させたいだけなのではないか、と思うことがある。

た厳しいドラマが20万世代にわたって繰り広げられた。この間、私たちの祖先は、ほかの動物——彼らよりも敏捷で、強靭で、頑丈で、毒をもち、基本的に弱肉強食の生活とサヴァンナの気候により適している動物——と競い合い、奮闘した。

私たちは、サヴァンナでの生活を、チンパンジーと同じ大きさの脳をもつアウストラロピテクスとして始めた。それ以降の300万年間に、脳は3倍の大きさになった。私たちの脳とそこに宿る心は、生き延びるという問題を解決する秘密兵器であったように見える。心の構造は、急速に複雑なものになっていった。脳の神経細胞の数が未曾有の増加をしたのにともなって（現在、神経細胞は約1千億という数に達している）、飛躍的に洗練された心が生み出された。私たちは、学習、情動、理性の驚異的な飛躍と手をとりあって進む、数々の本能を進化させた。

私たちは、道具の作り方と使い方も習得した。火を発見し、それをなにに使えばよいかを知った。関心をより外の世界へと広げ、探索を開始した。ことばで会話するようになり、そのことによって共同生活がより複雑なものになり、より円滑に営まれるようになった。腹を空かした狩猟採集者の小さな集団は、資源を共有し、自分たちのことについて、そしてその環境、水、食料、燃料について、重要な情報を交換できた。大きな集団を作ることもできるようになり、協力と血縁という複雑で感情的な絆によって結束した。労働が複雑になり、分業化が進むことによって、文明を作り、豊かな文化的生活を生み出すことが可能になった。

ヒトという種として、私たちは、知らない者どうしが集う大都市、低レベルのストレス、ファーストフード、麻薬、共同生活の解体などに適した身体をもっているわけではない。核兵器を発明した人は、必ずしもそれによって同盟を結んだり、敵に立ち向かうのが容易になると考えたのではなかった。富と地位を得ようとすると、家族という単位の分裂を余儀なくされることもある。私たちには、必ずしも満たされるわけではない情動的欲求と願望がある。かつては、生活は相互に依存し合う者たちからなる緊密な集団のなかで営まれ、そこにはつねにゴシップや策略があった。だから、いまも『イースト・エンダーズ』〔訳注　BBCが放映しているロンドンの庶民の生活を描いたコメディ・ドラマ〕のような番組をおもしろがれるのだ。

このように、石器時代の本能と、工業化社会以降の文明の課すストレスや圧力との間には、ずれがある。私たちは、ヒトという種として、500万年をかけてサヴァンナに適応した心がもつ遺伝的性質と、ホミニッドに先立つ祖先から脈々と受け継がれてきた特性とをもちながら、現在を生きざるをえない。

本能と遺伝子

このような人間の遺伝的性質が、本書のテーマである。まずは、「本能」ということばの定義から始めてみよう。チャールズ・ダーウィンは、実は『種の起源』のなかで、「本能の定義をするつもりは毛頭ない」と書いている。彼は、本能の問題については次のように言わざるをえなかった。「いくつもの異なる心理作用が本能というひとつのことばでくくられている。しかし、本能がカッコウに渡りをさせ、卵をほかの鳥の『巣』に産みつけさせると言う時に、それがどんなことを意味しているかは、だれもが知っている」。

えっ、進化論の父なのにそれだけ？と思う人もいるかもしれない。しかしダーウィンは、「本能」ということばに結びつけられる性質のどれひとつとして、型どおりの普遍的なものなどなく、また必ず例外があるということを指摘した点で正しかった。もちろん、作業仮説はもつべきだし、生まれながらにある心と、学習や文化や社会化によって「形成」される心とは区別されなければならない。そして本能は、基本的に、学習によらない行動の部分を指している。しかし、私たちの環境は（そして私たちの学習は）、本能がどう現われるかに大きな影響をおよぼす。本能は、ヒトの行為、欲望、理性、行動において遺伝的に受け継がれている要素であり、とりわけヒトに特有の本能は、サヴァンナで生活していた時代に磨き上げられたものだ。今日私たちは、遺伝的に受け継がれる形質についてダーウィンが知っていたよりもはるかに多くのことを――そしてそれが遺伝子を通して伝達されることも――知っている。

ヒトゲノムの解読完了は、人間科学の歴史における画期的な出来事である。この国際的な研究プロジェクトの代表者のひとりは、イギリスのサンガー研究所所長、ジョン・サルストンである。ロンドンのナショナル・ポートレイト・ギャラリーには、イギリスの芸術家、マーク・クインがサルストンの肖像を間接的に表現した作品が飾られている。それは、この美術館初の「肖像のコンセプチュアル・アート」だ。この作品では、サルストンの顔は登場せず、代わりに、分厚いステンレス製の枠のなかに、寒天培地に浮かべられた半透明のビーズが並んでいる。それぞれのビーズには、サルストン自身の精子のサンプルから採取した遺伝物質を化学的に増殖させて作ったＤＮＡの鎖がたくさん詰まっている。

サルストンとその共同研究者たち——アメリカのフランシス・コリンズやエリック・ランダーなど——がどれだけ大きなことをなしとげたのかを言い表わすのは難しい。１９８５年、この領域の指導的立場にある研究者がはじめてサンタクルズで一堂に会し、この構想について話し合った結果、それは基本的に実現不可能だということで落ち着いた。ところが１９８８年に、そのプロジェクトはアメリカ政府のお墨つきをもらうことになった。この仕事は月ロケットの打ち上げにたとえられたが、仕事にたずさわる本人たちには、それどころか、火星に人類を送り込むほどの難事業を行なっているように思えた。ＤＮＡ解読技術の急速な進歩とコンピュータの威力の増大にともなって、この印象はすぐに消え、ヒトゲノム計画は２００１年に完了した。公表されたのは、Ａ、Ｔ、Ｇ、Ｃの4つによって表わされるＤＮＡの二重らせんの化学的な鎖からなる、30億文字のリストだった。これは、Ａ４サイズのページにすると60万ページ強になり、製本して並べると80メートルの棚が必要になる。

この膨大なコードのなかにあるのは、ヒトの身体の発生・発達のレシピだ。私たちは、この化学的コードの配列に個人間でほんの少しだけ違いがあるものの（一卵性双生児は例外だが）、それ以外の配列はみな同じである。これは、一括してヒトゲノムと呼ばれる。大体の数で言えば、個人間には千文字あたり1文字の割合で違いがある程度だ。こうした違いによって、生理的な個人差やホルモンバランスの違い、あるいはガンになる傾向や青い眼になる傾向の違いが生じる。しかし、60万ページにおよぶコードは、いわば干し草の大きな山のようなもので、次の作業は、そのなかから特定の遺伝子を見つけ出して、その「表現」型——個人のなかの遺伝子の作用の表われ——と関係づけることが必要になる。

ヒトの脳の発生・発達は、こうした遺伝コードによってほぼ決定される。しかし、脳の認知的なはたらきの詳細のほとんどは、依然として謎に包まれている。脳の構造を調べてみても、それらについていま以上のことがわかるわけではないし、医学的な治療の多くも、まだ粗いものだ。それはあたかも、コンピュータのOSの詳細を探り出すのに、ねじ回しを1本もたされ、ケースを開けて内部を調べるようなものかもしれない。このアナロジーはおそらく適切だろう。というのは、ヒトの脳は、コンピュータのようなものどころか、まさにある種のコンピュータだからだ。ヒトの脳の高速で柔軟な神経ネットワークには、データプロセッサ、キャッシュメモリ、行動のアルゴリズム、論理問題解決プログラム、高速反応メカニズムがあり、外的世界からの入力とそこへの出力がある。脳というこの器官を調べる最良の方法は、ケースを開けることではなく、ソフトウェアを起動して、その動作を見ることである。

気まぐれな行動

アインシュタインの特殊相対性理論と一般相対性理論が果敢にもニュートン物理学の正統性に挑んだのを皮切りに、二十世紀は、数々の印象的な科学的偉業を達成した。相対性理論は、水星の特異な軌道を説明することによって、そして星の光が日蝕の時に太陽付近でどのように曲がるかを正確に予測することによって、その正しさを証明した。アメリカが長崎と広島に原子爆弾を落として、世界は、アインシュタインの理論が正しいことを、きわめて暴力的な形で目撃することになった。

では、人間科学については、そして「人間の本性」を明らかにする試みについては、どうだろうか？　人類学者はこれまで、世界のあちこちのエキゾチックな島々や大都市の少数民族居住区のなかに入って行き、一風変わった文化や奇妙で驚くべき儀礼や信念についての興味深い話をもち帰って来た。ヒトの本性と文化が世界の各地で、そして時代によって、どの点で似ていて、どの点で異なるのかについて、壮大で包括的な理論を構築する試みもいくつか行なわれてきた。しかし、やがて時が経つうちに、そうした機能主義や構造主義といった理論は消え去るか、疑問視されるようになった。プリンストン高等研究所の著名な人類学者、クリフォード・ギアツはいみじくも、人類学は実験室にこもって実験をするのとはわけが違うと言っている。彼は、エディプス・コンプレックスがトロブリアンド島民では「変形」しているということを示そうとした研究も、プエブロ・インディアンに少しも攻撃的なところがないという理論も、「科学的に検証され、確認された」仮説ではなく、解釈なのだ、と言う。

ヒトの行動は、気まぐれで予測がつかない。小説『ある無名人の日記』〔訳注　イギリスの作家、ジョージ・グロススミスの1888－89年発表のユーモア小説〕の控えめな主人公、プーター氏は20年間このかた毎朝ロンドンのシティ地区行きの8時45分発の乗合馬車に乗ってきたが、だから明日も必ずその馬車に乗ると言い切ることはできない。実際のところ、停留所に行くまでに一悶着あって、馬車に乗り遅れることだってある。一方、水星の軌道は、相対性理論が天体の運動のニュートン力学を精密にしてくれたので、正確に予測することが可能であり、そして気まぐれな小惑星や彗星が衝突でもしないかぎり（とは言っても、これも予測可能だが）、太陽そのものが燃え尽きるまで、その運動パターンをとり続けるだろう。

日々の行動がもつ可能性には、限りがない。レストランで料理が運ばれてくるのを待っているところを想像してみよう。あなたは昼食を食べそこなって腹ペコだ。注文したサーロインのミディアムに焼けた肉のことを考えただけで、パヴロフのイヌのようによだれが出そうになっている。ウエイターが料理をもってくるが、ステーキは注文通りに焼けておらず、黒く焦げていて、しかもゴム長靴みたいな硬さだ。がっかりしたあなたは、さて、どうするだろうか？　突っ返すか？　ひと騒ぎするか？　こりゃ焼きすぎだとウエイターに言って、とりあえず食べてみるか？　別のが焼けるまでじっと我慢して待つか？　あるいはそのレストランはやめにして、代わりにバーガーキングにでも行くか？

ここで、部屋のなかに塵の粒子が漂っていて、窓から入ってくる太陽の光に照らされている場面を想像してみよう。この粒子は、三次元空間内で特定の動き方をするが、その動きは多くの変数の影響を受ける。窓から入ってくる風、空気を暖め空気中の粒子を上昇させる太陽光、空気の流れから派生する予測不能な渦や旋風、そして（おそらく稀にしか起こらないが）空中に浮遊するほかの粒子との衝突、などである。さらに、大気中を落下する物体の場合と同様、塵の粒子にも重力と空気抵抗が作用する。その結果、動きは紆余曲折を重ね、こっちに曲がったかと思えば、次の瞬間にはあっちに曲がったりする。ある時点では、これらの複数の力が同時に作用する。太陽の熱や重力のように、力のいくつかが互いに逆の方向に作用し、相殺し合うこともある。また、複数の力の作用の方向が一致して、動きが加速することだってある。

塵の粒子はこのように多くの力に翻弄されるが、人間の行動も同様である。私たちにも、あらゆる方向からさまざまな生物学的・認知的・文化的な力がかかっている。それらのいくつかの力は打ち消し合い、またいくつかは同じ方向に作用するかもしれない。2つの本能的傾向が互いに対立することもある。しかしそれは、これらの力が共在しえないということではない。どんな軌跡を描くかを明らかにするのがかなり難しいということなのだ。私たちが暴力を促す適応的メカニズムをもちながら、協力行動を促す適応的メカニズムももっているからと言って、これらの力についての説明が混乱しているということにはならない。私たちにはさまざまな方向から力がかかっているが、ここでは、これらの力を解きほぐし、それぞれの起源を説明してみたい。

カオス理論が私たちに教えるのは、塵の粒子の軌跡をまえもって予測するのは、不可能ではないにしてもきわめて難しい、ということだ。その理由は、バタフライ効果――中国の1匹のチョウの羽ばたきが、最終的に地球の裏側のカリブ海のハリケーンの進路に影響をおよぼす――と関係している。カオス的システムでは、初期条件の小さな変化が最終結果に決定的な影響をおよぼすが、これは物理世界だけでなく、人間行動についても言える。私たちの行動の予測がつかないのは、そこにチョウの羽ばたきと同じく大災害をもたらす可能性をもった、あまりにも多くの要因が関係しているからである。そしてこれをますます複雑にしているのは、人間が自由意志をもっているように見えることである。

人間の行動の大部分は、驚くほど複雑なプロセスである。それは、本能的、生理的、理性的、情動的なさまざまな要因の産物であり、それゆえ予測は困難になる。光がついたら反応するという実験をしてみるとわかるのは、その反応時間が変動し、しかもその変動が一定のパターンを示さない、ということである。こういったランダムな出力は、ライオンに追われている時なら、役に立つかもしれない。予測できないような具合に急に向きを変えたり、左右にジャンプしたりするので、無事に逃げおおせる可能性が多少は増すからである。このように、ランダムさは、神経の構造が本来的にもっている性質である。あなたは、ある晩はおとなしくステーキを食べるかもしれないが、次の晩はウエイターに文句を言うかもしれない。

とは言っても、サヴァンナではどういう生活をしていたかや、初期人類が多くの出来事にどのように反応していたかについて、妥当な仮定を立てることはできる。この地上の基本的な物理法則は、過去にも同じだった。夜と昼があり、太陽の光と雨があり、そして気温の変動があった。登るべき丘があり、渡るべき川があり、そして季節によって旱魃があった。ヒトを捕食する幾種類もの動物——とくに大型のネコ科——もいた（ヒトがそれらの動物に食べられたことを示す骨がいくつも見つかっている）。ホミニッドは、猛獣の餌食になるという危険とつねに隣り合わせのところにいた。そして、これら大型のネコ科にとっての（おそらくはホミニッドにとっても）獲物である、アンテロープやシカなどの草食動物の群れもいた。植物も栄養を提供したが、毒のある実をつけることがあるだけでなく、有毒の昆虫が潜んでいる可能性もあった。

ほぼ確実に言えるのは、その生活が哺乳類の生活様式の基本原則の通りだったということである。サヴァンナのホミニッドは食べ、夜は暖をとって眠らなければならなかった。加齢とともに成長・発達し、思春期を過ぎ、性行為をした。女性は妊娠・出産し、子どもを育てた。彼女たちは男性よりも華奢で、力も弱かった。彼女たちは、一生の間にそう多くの子をもうけることはできなかった。これに対して、男性は強く、妊娠させることのできる女性の数に限界はなかった。この性差のもつ意味については、あとの章で詳しく述べる。この点は、本書のなかで見てゆくストーリーにとってきわめて重要だ。

これらはすべて、確実にそうだと言えるものである。ホミニッドは、きょうだい、親や子の死がつねにそばにあった。病気や怪我もあった。身体が弱かったり、負傷してしまった場合には、食べ物や世話をほかの人に頼るしかなかった。それができなければ、死が待っていた。乳幼児の死亡率は高かったろうし、寿命も短かった。

サヴァンナの草原は、物質的資源が無尽蔵にあるわけではなかった。この楽園――というよりも、あらゆる楽園を足し合わせて平均したようなところ――は、木の実がたわわに実る豊かな土地などではなく、肥った子ウシが屠殺されるのをおとなしく待っているわけでもなかった。獲物、食用の植物、水や隠れ場所といった資源が有限であるということは、それらをめぐって競争があったということを意味する。種間の競争だけでなく、種内の競争もあった。つまり、ヒトどうしが闘いを交えていたかもしれない。

これらの物質的事実には、遺伝子を中心とする進化についてのいくつかの基本的真実が含まれている。この半世紀のうちに、自然淘汰がどのように作用するかについて多くのことがわかってきた。この自然淘汰の論理は、きわめて強力な説明を提供する。その核心にあるのは「利己的」遺伝子の考え方である。あとで見るように、利己的遺伝子は、ヒトの心の進化的発達と現在のヒトの心の性質の両方に大きな影響をおよぼしている。そして、資源や配偶相手をめぐる競争に影響を与えているだけでなく、私たちの性生活や家族生活の条件をも規定している。

私たちが立てる仮定のほとんどは、もろく不確実な証拠――土中に埋まっていた動物やホミニッドの骨や歯、石器、そしてホミニッドの野営地・狩猟地・食物の加工場所を示す遺物の配置パターン――にもとづいている。集団のサイズや食生活の詳細についてのこれらの推測が妥当かどうかは、なんとも言いがたい。とは言え、私たちは、考古学の力を過小評価すべきではない。というのも、古い骨から多くのことがわかるからである。

現在、ヒトという種の形成過程で祖先が暮らしていた環境について、たくさんのことが明らかにされつつある。私たちの心と本能が進化をとげたのは、サヴァンナの環境であり、この環境条件こそが、どの心的適応が自然淘汰の網をくぐり抜けるかを決めるのに大きな役割をはたしたのである。

自然淘汰と適応

なにが身体的適応かを言うのは、それほど難しくない。マルハナバチのストロー状の舌は、花の奥にある蜜を吸うのに最適だ。一方、「蜜泥棒」と呼ばれる舌の短い種類のハチは、花のつけねを噛み、穴を開けてそこから蜜を吸うことによって、この問題を解決している。同様に、大部分の鳥の羽は、羽ばたき・急降下・急上昇という目的にかなっている。これは、羽が飛ぶために「デザイン」されたということではなく、たんに、より効率的な羽を作り上げる遺伝子を受け継いだ個体は生き残る確率が高く、それゆえ子孫を残す確率も高かった、ということである。したがって、「X」という特性がYという機能に適応していると言う時、そこに意図やデザインといった意味合いはない。

マルハナバチの舌や鳥の羽は、それらが割り当てられた仕事をするのに最適である。生物の適応がもつ簡潔さ、対称性、効率性は、自然界のいたるところに見られる。とは言え、進化は完璧ではない。自然淘汰がある特定の問題に対する最良で、「もっとも安上がり」で、もっとも簡潔な解決法を与えると考えてしまうなら、大きな間違いをおかすことになる。多くの適応は、あたかも有能で優秀な生物学エンジニアがなしとげた仕事のように見えるが、一方で、拙速で、考えの甘い、ところどころ下手くそに仕上がった製品のように見える例もある。私たちの眼はそうした例である。確かに私たちの眼は、きわめて鮮明にものをとらえ、色を見分けることができる。眼が正常にはたらく時、一瞬で自動的に焦点が合い、自動的に露出が決まる。さらに、自動的に衛生的な状態を保ち、眼窩のなかにしっかり保護されている。しかし、私たちの多くは近視になるし、[注]白内障にもなる。そして、重大な「デザイン」上の欠点がひとつある。それは、光を受けとる網膜の細胞層が血管や神経の層の背後にあり、これらの「配管」が障害物になって、網膜に届く光の量が少なくなることである。この構造では必然的に、網膜に、血管と神経を脳につなげるための通り道ができてしまう（これが盲点にあた

［注］しかし、ヒトに近視が多いことの原因の少なくともひとつは、子どもの頃に読書を強いられるためだという示唆もある。印刷された文字を目にするようになってからたかだか18世代［訳注　グーテンベルクの活版印刷術の普及以来ということ］しか経っていないことを考えると、私は、進化は近視にほとんど影響を与えていないと思う。

る)。さらに深刻な問題は、この構造のせいで、網膜が剥離しやすくなるということだ。光を受けとる網膜の層は、手前にあったほうがはるかによい。イカやタコなどの頭足類は、こうしたよいほうの「デザイン」の眼をもっている。

進化が不完全なのは、それがたえず変化し続けるプロセスだからだ。ヒトの眼は、皮膚の表面にある光を感受する細胞の集まりから進化した。これらの細胞が神経を介して脳とつながるようになり、眼の基本構造が決まってしまうと、進化は後戻りができず、そのシステムを根本から作り直すことはできなくなる。後戻りといった変化はまず起こりえない。

問題をさらに複雑にしているのは、自然淘汰があらゆる種類の淘汰圧を同時的に含んでいる、ということである。たとえば、視力に関して言えば、単純で容易な淘汰が起こるのではない。視力が良くなれば、身体の別の側面にもその影響が波及する。ほかの目的のために適応したはずの脳の部位の能力を、視覚情報の処理にあてるということもあるかもしれない。ひとつの適応が個々に独立して起こるのではなく、たくさんの折衷、そして間に合わせと手直しの結果が、私たちなのだ。

このよい例は、内耳の小骨である槌骨《つちこつ》と砧骨《きぬたこつ》だ。これらは、ヒトでは、鼓膜を振るわす音の振動を増幅して伝える役目をはたす。これらの微小な骨は、爬虫類の下顎や魚類の鰓《えら》にある骨といくつもの共通点がある。こうした共通点があるのは、哺乳類も、現在の爬虫類も、そして魚類も、これらの骨を共通の祖先から受け継いでいるからである。違いは、哺乳類がそれらをそれまでとは異なる用途で使うようになった、ということである。したがってこの適応には、これらの骨がかつてはまったく違った用途に使用されていたことによる制約があるが、下顎の骨から耳の骨になるには、その動物種にとってそれが淘汰に有利になるようなステップがあるだけでよかった。自然淘汰は一から同じ過程をいちいち繰り返すわけではないし、ありうるなかで最適の解決法をとるわけでもない。もしヒトの耳を最初からデザインできるとするなら、現在不用の器官を変化させるのではないほうがよいだろう。もし現在の旅客機を熱気球から作ったとしたら、いまよりはるかに効率の悪い代物が空を飛んでいるだろう。

しかしここでは、ヒトの脳が特定の課題をするのに適しているように見えるからと言って、それが実際の適応だということにはならない、ということを強調するに止めよう。動物では、あるものが適応かどうかを見極めるのは、そう難しくない。とりわけ、行動が本能的反応と本能的プロセスだけからなるように見える動物では、そうである。鳥の天体航法も、社会性昆虫のワーカーが行なう労働も、明らかに自然淘汰の結果であり、したがってそれらは遺伝子のなかに組み込まれている。それらはともに、進化の歴史において直面したきわめて複雑な問題の巧妙な解決策であった。鳥も社会性昆虫もそれらの技能を——私たちが文字を読む場合のように——ゼロから習得するという見込みは、ほとんどない。同様に、基本的に一連のランダムな突然変異である、いわゆる「遺伝的浮動」の結果だというのも、ありそうにない。

人間の心は、複雑で柔軟である。私たちは、遺伝子の奴隷ではないものの、その影響を強く受けている。適応を文化などほかのものから区別することは、きわめて難しい。必要なのは、サヴァンナの信号を、人間の活動のめくるめく混乱のなかからとり出すことだ。あるタイプの行動がどの文化にも必ず見られるからと言って、それらが遺伝的に決定されたものだということにはならない。ダニエル・デネットが指摘しているように、槍を使う社会はどの社会も、尖ったほうを前に向けて投げるからと言って、ヒトという種に特有の「尖ったほうを前にして投げる」遺伝子があるわけではない。

社会化の重要性

赤ちゃんが目を開けてまわりの世界にあるものをとらえ始める時、神経発達の複雑なプロセスが始まっている。いくつもの本能――新生児に備わっている生存のためのたくさんの道具――のスイッチが、ひとつずつオンになる。

しかし、適切な刺激が入ってこなければ、脳は発達しない。スーザン・グリーンフィールドは、その著『脳が心を生みだすとき』のなかで、片眼が盲の状態で育った6歳の男の子の例を紹介している。盲の原因を突き止めるために眼科医がさまざまな検査をして調べたが、悪いところは見つからなかった。その後、それまでの病歴を調べてみると、赤ちゃんの時、軽い感染症の治療で、2週間ほどその眼に眼帯をかけたことがあることが判明した。結果として、その眼から入ってくる信号を処理するはずの神経回路が適切に発達せず（それらは別の用途に使われるようになったのかもしれない）、その眼は用をなさなくなってしまったのだ。

ヒトの本性の発達にとって、生育環境はきわめて重要である。これが如実に示されるのは、人間から隔離されて育った子どもの事例である。1975年にドイツの映画監督ヴェルナー・ヘルツォークが制作した感動的な映画、『カスパー・ハウザーの謎』は、実際に1820年代にあった、カスパーという若者の実話にもとづいている。カスパーは、ほかの人間との接触がない状態で、地下牢に閉じ込められて子ども時代を送った。理由はわからないが彼は解放され、親切な村人たちに発見され、保護される。彼は、話すとか怖がるとかいったいくつもの基本的本能を失っていた。その後彼は、人間らしくなるためにそれらを習得しなければならなかったが、不十分なままだった。

「野生」児――野生で育った（オオカミやほかの野生動物に育てられた）子どもたち――は、ヒトの本性を考える上で稀有な事例を提供する。信憑性のある野生児の例はほとんどないし、そうした例が厳密さや客観性をもって研究されたこともない。とは言え、それらの例は、人間の本性の発達がまわりの人々や文化にどのように依存するかについて、多少とも洞察を与えてくれる。

1920年、インドの片田舎で孤児院を営んでいた牧師のJ・シングは、彼の村から数マイル離れたジャングルに「人間の姿をした化け物」がいるという噂を耳にした。身体は人間のようだが、恐ろしい頭をした化け物がいるというのだ。この話はシングの好奇心をかきたて、武器をもった男たちを引き連れて、ジャングルを捜索することにした。

彼らは、二階屋ほどの高さのあるシロアリの巨大なアリ塚にたどり着いた。塚のまわりには大きな穴が7つあり、アリ塚の中心の入り口へと通じていた。シングたちは、アリ塚を見張り、化け物が現われるのを辛抱強く待った。夕闇が迫りつつあった時、穴のひとつからおとなのオオカミの頭が現われ、それに続いて、何頭かのオオカミと2頭の子どものオオカミも姿を現わした。そしてそのあと四つん這いで出てきたのは、人間の形をした1頭の化け物だった。体つきは原始人の子どものようで、頭は髪で覆われたボールのようだった。シングは、そのなかに鋭い2つの眼が覗いているのを見た。

この化け物は、四つん這いのままジャングルのなかに走り去った。シングは、もっと多くの助っ人を連れに、そして道具をとりに戻った。アリ塚を壊し、なかにいるオオカミたちを煙でいぶし出すという作戦をとることにしたのだ。ちょうどアリ塚から鋤で土をすくいとった時だった。1頭のおとなのメスがそこから飛び出てきて、シングの連れに射ち殺された。アリ塚の中心に向かって掘り進んでいくと、そこには2頭の子オオカミと2人の「化け物」がいた。彼らは、隅で互いに身を寄せ合い、歯をむき出して抵抗した。シングたちは、彼らを布に包み込んで捕獲し、連れ帰った。

化け物は2人の女の子で、そのうちひとりは幼児だった。顔は、伸びた髪で見えなかった。やがて彼女たちは抵抗しなくなり、シングがミルクと水を与えることができるまでになった。シングは、彼女たちの伸び放題の髪を切り、カマラとアマラという名前をつけた。彼の推定では、カマラは8歳ぐらいで、アマラは1歳半ぐらいだった。

この2人の女の子の行動は、明らかに人間のものではなかった。野生生活の特徴をもっていたし、その身体は、ただれや切り傷や腫れ物だらけだった。身体の関節は固まって動かなくなっており、四つ足で歩くだけで、二本足で立つことがまったくできなかった。彼女たちは夜行性で、昼間は寝て、夜に起きて活動的になった。シングは、彼女たちの視覚が夜に適応するようになっているようだと書いている。信じがたいことだが、彼女たちは、暗闇のなかでも容易にものを見ることができたという。好物も生肉だった。カマラは、遠くからでも肉のにおいを嗅ぎ分けることができた。一度は、孤児院の敷地の外に捨ててあったニワトリの内臓を食べている現場をつかまえられたことがあった。彼女たちは、ものを食べる時には手を使わず、オオカミのように、皿や鉢に自分の口をもっていった。コミユニケーションの片鱗も示さず、シングがはじめて意味のある発音を耳にするのは、かなりあとになってからだった。彼女たちは、時とところをかまわず大小便をし、子ネコのように一緒に丸くなって眠った。

ほどなく、彼女たちは(おそらく保護と愛情がほしかったのだろう)、シングの妻に愛着を示し始めた。しだいにシングにも信頼を寄せ、じゃれるようにはなったが、ことばやしぐさの理解は、もっとも基本的なレベルにとどまったままだった。

1年も経たないうちに、2人は、重い赤痢にかかった。その身体には、回虫もたくさん寄生していた。彼女たちはしだいに衰弱してゆき、飲み物や薬を口にあてがった時しか動けなくなっていた。ある日、年長のほうのカマラは回復の兆しを見せ始めたが、その翌日、アマラは息を引きとった。アマラが死んだ時にカマラはアマラのもとを去るのを拒んだ、とシングは記している。カマラは、アマラの顔に触わり、閉じた瞼を開けようとした。カマラの目からは2粒の涙が落ちたという。それから6日間、カマラは隅にうずくまり、シングたちが声をかけても、撫でても、それに応えようとはしなかった。

カマラは時には食べ過ぎて、具合が悪くなることもあった。動物を自分で殺すことはなかったが、見つけた腐肉を持ち帰ったり、動物の死骸に群がるワシを追い払うこともあった。彼女は時には、孤児院のまわりに動物の死骸を隠すこともあった。また、甘いものが好きになった。

遅々としてはいたが、カマラは、「はい」や「着る(着るもの)」といった単語をいくつか習得し始め、孤児院の何人かの幼児の名前も覚えた。色もわかり、また(少なくともシングたちの目の届くところでは）トイレも使えるまでになった。しかしカマラは、それ以上の進歩を見せることはなかった。シングの家族と孤児たちと9年を過ごしたあと、病にかかり、亡くなった［訳注　シングのこの報告は、のちの調査で捏造の疑いが濃厚であることが判明している］。

ミドナプールのオオカミ少女は、基本的欲求を伝える以上のことはできなかった。この話は、養育、経験、そして育つ際の社会的環境がきわめて重要だということを示している。世界をあつかう私たちの認知メカニズムは――顔の認知であれ、言語習得であれ、情動の発達であれ――、自然に出現するわけではない。ある時点を過ぎてしまうと、それらの「スイッチ」をオンにするのが手遅れになるのだ。

ちょうど子どもの発達のように、進化のプロセスは文化の成長と絡み合っている。「文化」は、進化が最終的に今日あるような私たちを作るよりもずっと前から始まっていた。クリフォード・ギアツのことばを借りると、確かに飛行機の発明はヒトの生物学的適応を生み出してはいないが、これは数百万年前に発明された道具には必ずしもあてはまらない。石器は、ホミニッドの文化の一部であり、ホモ・ハビリスの発明した――石で石を叩き割って作る――簡単な包丁である剥片石器は、ヒト特有の親指とほかの指との対向性、姿勢や歯の大きさの進化、そして（とりわけ重要だが）手先の器用さや空間的推理のような心的能力の進化に影響を与えたかもしれない。

現代の私たちの生活――欲求、欲望、希望、悩み――に目を向け、それらすべてを進化の点から簡単に説明してみることは、興味をそそる。しかし、これには注意が必要だ。クリフォード・ギアツは、人類についての研究が複雑な説明を単純化するものであってはならない、と主張している。その説明は単純な叙述を複雑な叙述におきかえることからなるべきであって、その際に、単純な叙述の場合と同程度の明快さがなければならない、とギアツは言う。

私たちの進化の過去は、強力な影響力をおよぼしている。人間行動の遺伝的要素は、つねに文化というプリズムを通して屈折する。遺伝子は、ヒトの心では、ちょうど映画で脚本家がはたすのと同じような役割をはたす。映画は脚本をもとに作られるが、どのようなものに仕上がるかは、監督、演出家、編集担当などによって決まる。会話の一部は、撮影の際に即興で考え出されるかもしれないし、時には脚本家がクビになって、脚本が書き直されることもあるだろう。それに、私の好きな劇作家、ルイジ・ピランデッロなら言いそうだが、映画には、見る観客の数だけの解釈がある。

本書は、進化論の新たな領域におけるさまざまの理論と発見を探ったものであり、『人間の本能』というシリーズのテレビ番組の制作とタイアップする形で書かれた。本書ができたのも、冒頭の「謝辞」に述べたように、この番組を制作したBBCの有能な友人たちに、そしてもうひとつの番組『原始人と歩く』(この番組に関与できたことは幸せだった)を制作した、同じく有能な友人たちによるところが大きい。

本書で展開される数々の考えの最良のもののほとんどは、残念ながら私のものではない。とは言え、誤り(解釈や仮定の間違い)があるとすれば、それはすべて私に責任がある。もっとも興味深い理論の多くはいまも議論の的であり、そのうちのいくつかは長い間人々の強い反感を買ってきた。しかし、私は本書のなかで、ヒトであるとはどういうことか、身体だけでなく、心も進化の産物だというのはどういうことかについて、多くのことを明らかにしたいと思う。本能という見えざる手は、私たちの生活のいたるところにあり、それがどのような情動の形をとるかを明らかにすれば、私たち自身のほんとうの姿が見えてくるに違いない。

1章　生きるための本能

闘争か逃走か《ファイト・オア・フライト》

霧の立ち込めたある冬の夜、あなたはひとり家路についた。今日はいろんなことがあって疲れ切っている。一刻も早く家に帰り着いて、自分の部屋でくつろぎたいと思っている。そんなことを考えながら歩いていると、あなたよりも速い、明らかになんらかの意図をもった足音が背後でしているのに気づく。肩越しにちらりと見ると、暗い街灯の明かりのなか、男があなたに近づいてきている。あなたが歩くのよりも速く、しかもあなたをじっと見ているようだ。あたりにはだれもいない。いるのは、あなたとその見知らぬ男だけだ。家までの道のりが急に遠く感じられ、突然恐怖に襲われる。心臓がドキドキ高鳴り始め、口が渇き、わが家の玄関まで一気に駆け出したい欲求にかられる。

なぜこのような恐怖に襲われるかというと、それにはきわめて単純な理由がある。身体のなかは、大騒ぎになっているのだ。生物学的なサイレンが鳴り響き、警告が出続けている。危険そうな男の存在を感じるや、電光石火、あなたの脳と自律神経系——消化管、心臓、血管、肺を自動的に制御しているシステム——がオーバーヒート状態になり、大量のアドレナリンが放出される。これが、あなたの内部にホルモンの連鎖反応を引き起こし、驚くほど速く強力な化学的リレー競争が起こって、危険な状態からあなたを脱出させるのに備える。数分の1秒も経たないうちに、あなたの脳のなかの視床下部がコルチコトロピン放出ホルモン（CRH）と呼ばれる物質を出し始め、この物質は次に脳下垂体に警告の信号を送って、アドレノコルチコトロピン（ACTH）を生産させる。そして血流中の異常に高いレベルのACTHは、腎臓のすぐそばの副腎に警戒信号を送り、コルチゾルの生産が開始される。

これらのホルモンは、正確にしかも複雑に組み合わせられている。それらが生み出される速さを考えてみてほしい——恐怖や攻撃に対する身体反応は、ほんの瞬時に起こるのだ。これらの化学的警鐘は身体の内部に即座に鳴り響き、私たちは（だれもが経験したことのあるあの）激しい恐怖に襲われる。アドレナリンは、心臓を激しく鼓動させ、心拍数は一気に安静時の2倍から3倍にはね上がる。ふつうの状態でこれと同じだけ心拍数を上げるには、自転車のペダルを少なくとも15分ほど一生懸命漕ぎ続けなくてはならない。ところが、恐怖に襲われるや、心拍数はほんの数秒のうちに3倍にはね上がるのだ。同時に呼吸も速くなり、血はたちまちに身体の隅々にまで行きわたるようになる。胃や皮膚のようなあまり重要ではない場所の血管は収縮して、そこにあった血液を、四肢の筋肉の拡張状態にある血管へと移し変える。ここで、速められた呼吸によって得られた多めの酸素と燃料が、脅威から逃れるために、あるいは脅威と闘うためにフルに活用される。身体が利用できるエネルギーのどの一滴も、近寄る脅威からあなたを救うために必要であり、当然、さっき食べた昼食のサンドイッチを胃が消化するのは後回しになる。

アドレナリンとコルチゾルが血中に放出され続けると、瞳孔が開いて暗闇や影のなかでものがよく見えるようになり、まわりの動きを鋭敏にとらえることができるようになる。痛みも抑えられ、傷をものともせずに逃げることができる。緊急用に蓄えられていたブドウ糖が体内に放出され、筋活動のとりわけ強烈な瞬発力が可能になる。重い傷に対処するために、免疫系も動員される。あっと言う間に、あなたの身体は、一目散に逃げるのにも闘うのにも（危険な状況を切り抜けるにはどちらかしかない）、最適な身体的・心理的準備状態を作り出す。

見知らぬ男は手が届くところまで近づいてきた。ところが、見覚えのある手袋を差し出している。あなたは、道すがら片方の手袋を落としたのだ。身体の力が抜け、いままでのこの緊張はなんだったのだろう、とあなたは思う。面接を受ける前の緊張にせよ、人前でスピーチをする直前の口や喉の渇きにせよ、夜中に大きな音で飛び起きて心臓がドキドキ言う場合にせよ、これは、私たちの身体が過度に反応することがあるということを示している。では、この身体的・心理的反応はなにに由来するのだろう？　私たちは、子ども時代に危急の場合に呼吸を速めるのを教わったわけではないし、意識的に心臓の鼓動を速くしたり、アドレナリンを分泌するように身体に命令できるわけでもない。私たちが実際に体験するのは、もっとも古い時代のヒトの祖先が体験したことにつながっている。その反応は、数十万年や数百万年も前には、ほとんど間違いなく生死を分けたものだった。この反応は、私たちが現代の文明社会に生きてはいるものの、いまだに石器時代の脳と身体をもっているという顕著な事実に気づかせてくれる。
もちろん、ストレスホルモンに対するこの反応の起源は、私たちの直接の祖先よりもはるか以前にさかのぼる。哺乳類以外の動物でさえ、基本的には同じような反応をする。試しに、水槽のなかをゆっくり泳いでいるキンギョを驚かせてみよう。水のなかに網か彼らを脅すものをおくと、きわめて似た反応が即座に起きる。キンギョのヒレが、すぐ逃げることができるように突き出て、鰓と口が速くぱくぱく開閉する。この恐怖反応は、遠い昔から受け継がれてきたホルモン、アドレナリンによって引き起こされる。

私たちヒトの初期の祖先は、きわめて危険で脅威だらけの環境のなかで暮らしていた。彼らが最初に木から降りて東アフリカのサヴァンナの草原にその命運を賭けた時、お腹を空かせた獰猛な捕食者がそこらじゅうにいた。私たちの祖先には、大型類人猿やほかの大型の陸棲哺乳類――とりわけ大型のネコ科――がもっているような強い力がなかった。アンテロープやガゼルのように敏捷に動くこともできなかったし、飛ぶこともできず、とくに水中の生活に適していたわけでもなかった。感覚もとくに鋭いわけではなかった。暗闇では見えないし、数百メートル先の獲物がたてる草の擦れる音が聴きとれるほど耳がよいわけでもなかった。鼻ときては、多くのものを嗅ぎ分けることなどできなかった。赤ん坊は、無力でまわりのおとなに依存しなければならず、親たちは、自分が生き残るという実際的問題を脇において、子どもたちの面倒を見なければならなかった。さらに、これらの無防備な裸の原始のヒトは、食料、安全な場所、配偶相手を求めて草原を移動する際には、アフリカの焼けつくような熱と闘わねばならなかった。一か所にとどまると、飢餓や、忍び寄ってくる捕食者に襲われる危険があった。しかし、たえず場所を変えて移動していると、今度は、未知のものや、なにか恐ろしい生き物に遭遇するという試練が待ち構えていた。そいつらの恐ろしいことと言ったら！

今日なら、現実に体験しうる脅威は街角ですれ違う怪しげな人物かもしれないが、私たちの遠い祖先にとって、それは、遭遇するおそれのある獰猛なサーベルタイガー（剣歯トラ）やほかの捕食者だった。サーベルタイガーの一種、スミロドンは、化石からすると、現在のライオンよりも体長が30センチほど短かったが、体重は2倍もあった。チータやヒョウには、アフリカの平原を疾走する際にバランスをとる役目をはたす優雅な長い尾があるが、これに対して、スミロドンの尾は太く短かった。その身体は、敏捷な動きと激しい攻撃を可能にする、瞬発力に富む筋肉のかたまりだった。

スミロドンは、群れで狩りをしていたようだ。そうだとわかるのは、発見されているこの巨大ネコの化石の標本に、傷の治癒のあとが見られるからである。これらの多くはひどい傷で、負傷した直後にはその個体は狩りができなかったはずだから、傷が癒えるまで、群れの仲間が食べ物をもってきてくれたのだろう。スミロドンは、喉の舌骨《ぜっこつ》の構造からするとうなることができたが、現在のネコ科の捕食動物と同じく獲物に忍び寄る時には、音をたてなかったはずだ。獲物をじっと待ち伏せ、驚いたアンテロープや偶蹄類の動物に猛烈な勢いで襲いかかり、そのあとは長くカーブした剣のような歯を使って、獲物の腹部や喉を切り裂いたのに違いない。

スミロドンのような捕食者が初期人類を襲って食べていた可能性は、きわめて高い。南アフリカのスワートクランズの洞窟で古生物学者は、約２００万年前の地層から、初期人類、ホモ・ハビリスの頭骨を発見した。その骨は、推定年齢が11歳の子どものもので、猛獣に襲われた形跡があった。頭骨には2か所に穴があいていて、ヒョウの2本の犬歯の位置とぴったり重なった。この子は、ひとたまりもなくやられたのだろう。大のおとなの男性でさえ、この敏捷で力の強い大型ネコ科に襲われたら、なす術《すべ》はなかったろう。

生き残る可能性を最大にするために、すべての生き物は、危険や死から身を守らねばならず、たえず敵を警戒し、怖がり、闘うか逃げるかする必要がある。自己保存と種の生き残りが至上命令である。進化の観点から言えば、恐怖を感じない動物はまず生き残れないだろうから、そういった性質をもたらす遺伝子が受け継がれることもないだろう。現在、地球上には60億の人間が暮らしており、人類は、この地球上のすべての生命の歴史のなかで、もっとも成功している。私たちの初期の祖先は、捕食者や脅威からうまく身を守る方法を飛躍的に発達させ、進化させたのに違いない。それらの方法は、生き残るために不可欠の生理的・心理的反応であり、それらはいまも私たちのなかの奥深いところに存在する。

本能の座

私たちの本能すべての制御センターが、脳と脊髄である。1950年代、アメリカの国立精神衛生研究所（NIMH）の傑出した神経心理学者、ポール・マクリーン博士は、ヒトの脳が3つの部分からなるという考えを提唱した。彼はこれを「三位一体」説と呼んだ。その説によれば、両生類から陸棲哺乳類へと、そして霊長類へと進化するにつれて脳は大きくなったが、それは構造や組織の完全な再編成によってではなく、中核となる古い脳に「建て増し」すること――別の言い方をすると、改良を加えること――によってなされたのだ、という。

まず最初にあったのが、いわゆる「爬虫類脳」である。これは、すべての爬虫類に見られる古くからの中核であり、呼吸、血液循環、消化といったもっとも基本的な機能を支えている。また、性行動、攻撃や怒りといった、かなり基本的な行動にも関わっている。ヒトでは、この爬虫類脳は、脳の基礎部分として脊髄の上に位置する。

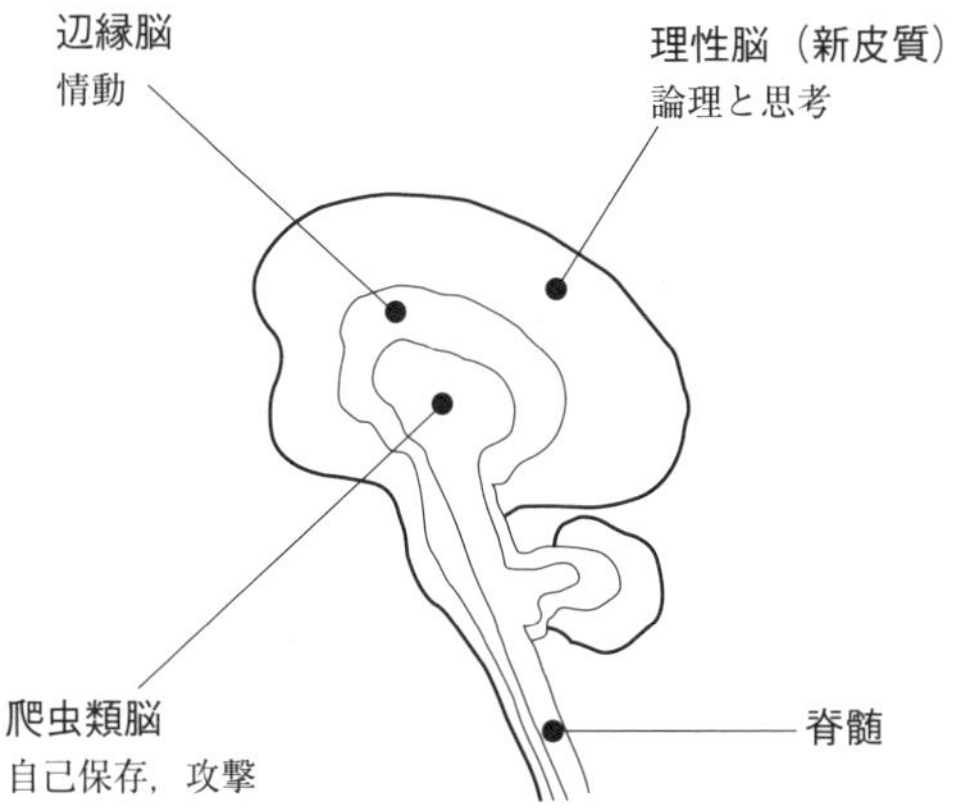

三位一体脳

この基本的な脳を包み込むようにしてあるのが、マクリーンが「辺縁脳」と呼ぶ脳である。辺縁脳がなければ、基本的な種類の情動しかもてない。爬虫類には辺縁脳がなく、自分の子どもにかまうことはない。産んだ卵を放棄することはよくあるし、時にはそれを食べてしまうことさえある。本書のもとになったテレビ番組の収録では、愛情のない産卵と子育てというものをじかに見ることができた。私たちが観察したのは、中米の海にいる大型のカメであるオサガメである。メスのオサガメは、海岸で産卵すると、卵に適当に砂をかけただけで、海に帰ってゆく。残された卵からかえるちっちゃな子ガメたちは、海までの危険が待ち構えている道のりを自力で這っていかねばならない。そのほとんどは、捕食者のお腹のなかに入ってしまう。子どもを守るということを含め、より基本的な情動の多くが発達するのは、さらに進化して、より高等な動物が辺縁脳を発達させるのを待たねばならなかった。愛情、悲しみ、嫉妬のような感情は、辺縁脳にその起源がある。

脳がさらに大きなものに進化するにつれて、第三の部分、新皮質が生じた。マクリーンのモデルでは、新皮質の脳はやがて論理と思考をもたらし、ヒトでは話す、計画する、書くといったプロセスを生じさせた。

マクリーンが主張するように脳をこういうふうにきっちり3つに分けることができるかについては異論も多いが、彼のアプローチそのものは、哺乳類の脳がどのように進化したかを考える上で、大きなヒントになる。辺縁脳を私たちの本能の（すべてではないにしても）多くが生じる部分とみなせるというのは、ほぼ正しいだろう。この辺縁脳には、海馬、視床、視床下部、扁桃核のような部位が含まれ、記憶、性に関わる行動の多くや、ホルモン、食行動、快感、他者との競争などに関わる。

今日、ヒトの本能の神経学的理解は、これまでになかったレベルに達している。脳そのものと、脳がどのように機能するかについての理解の最近の進展は、その秘密の多くに新たな光をあててきた。もっとも興味深いテーマのひとつが、闘争‐逃走反応を司る座――恐怖を担当する脳の部位――の研究であった。それは、2・5センチほどの長さで、脳の奥深くにあり、アーモンドに似た形をしている。その名を扁桃核という。

恐怖心は脳のどこにある？

医学は、その歴史の大半を通じて、脳の驚くべき秘密をほとんど明らかにしてこなかった。死後にアルコールやホルマリンに漬けられている脳は、なんの変哲もない灰色のかたまりで、古く硬くなったキノコのように、のっぺりとしている。どのようにすれば、医者は、このずっしりと重い器官から、いまは亡きその持ち主が生きていた時の複雑きわまりない行為や思考や感情のことを教えてもらえるだろうか？　切ってみても、わかることはなかった。さまざまの機能や能力がどこにあるかを示す、目でわかる手がかりは、どこにもなかった。脳の組織は密度が均一だから、X線で撮影しても、写るのは暗い影にすぎなかった。神経学者や病理学者は、身体や精神を患った人の場合には、死後に脳を解剖してわかったことと生前の症状とを結びつけることができた。たとえば、突然色が見えなくなるという症状や、重度の記憶障害の症状は、怪我や卒中によって物理的に損傷した脳の領域と対応する――ただし、脳が壊れていたり、はたらきが異常であったとしても、見ただけではまったくわからないことも多い。では、神経学者はどのようにして、呼吸や睡眠のような基本的機能が脳のどこでコントロールされているとわかったのだろうか？　記憶のようなとても複雑な能力がどこにあるかをどのようにして突き止めたのだろうか？　愛、憎悪、恐怖、軽蔑といった複雑な情動の場合、脳の場所を突き止めるのはそう簡単にはいかないように見えた。

しかし、磁気共鳴画像（ＭＲＩ）と呼ばれる技術の出現は、画期的な進歩であり、生きている人間の脳活動の理解に革命を起こしている。いまや脳がどのように考え感じるかを実際に画像として見ることができる。脳のいくつもの断面を撮影し、それらをコンピュータで解析することによって、詳細な立体像を作り上げることができるのだ。

ＭＲＩはどのようにはたらくのだろうか？　ふだんは思いもよらないが、鍵は、身体がたんなる血と肉ではないということにある。身体の各部分は原子からなっているが、原子は微小な磁石のようなもので、それぞれが地球のように南北の極をもっている。身体の部分を強力な磁場をもつスキャナーの内側におくと、その組織のなかの原子はみな、磁石のように、北の極が同じ方向を向いて整列する。この時に、整列している原子に大量の電磁波を急に照射すると、どの原子も回転運動を始める。そうなった時に電磁波を切ると、原子はもとの南北の方向に戻ろうとし、その時に今度は自らが電磁波を発する。スキャナー内のセンサーは、この電磁波をキャッチする。しかし、ここで巧妙なのは、異なる組織ごとに原子の回転速度が異なるため、スキャナー上ではそれぞれの組織を識別できるということにある。こうしてその情報が全体の像に加えられて、最終的な画像が完成する。

私が不思議に思うのは、ＭＲＩの土台にある原理は１９４６年に発見されていたのに（この原理の発見者、フェリックス・ブロッホとエドワード・パーセルはノーベル物理学賞を受賞した）、それが最初は医療には使えないと思われていたことだ。その時に応用が考えられていたのは、無生物の物質や人工物の内部を見ることだった。１９７１年になってやっと、科学者たちは、生きている生物組織を見るのにＭＲＩが使えるのではないかと考え始め、身体内部の原子が共鳴するかどうか、像を得るにしてもそれがどれだけ大変かをめぐって、喧々諤々の議論が交わされた。

1970年代初め、私は、ハマースミス病院で、ウサギを用いてどのように卵子がファロピアン管のなかに運ばれるのかを調べていた。これは重要な研究だった。というのは、その研究がかなり有効な新しい避妊法を開発できる可能性を秘めていたからであり、とりわけ開発途上国では人口爆発によって避妊の社会的必要性が急務の問題になりつつあった。この時偶然にも、ハマースミス病院は、MRIの研究とその利用に乗り出した最初の医療機関だった。スキャナーは現在でも100万ポンド（2億円）ほどするが、実験研究をしていた同僚たちは、自分たちでそれを組み立てた。彼らは、電線、トランジスタ、廃棄されたラジオの部品、旧式の計算装置、スクラップの金属片、粘着テープ、紐といったように、使えるものはなんでも使った。あごひげを生やしたこれらの変わり者にしか見えない同僚たちは、暗い地下の部屋にこもったまま（飲みに出てくる時以外）姿を見せることがなかったが、パブで一緒にビールを飲んだ勢いで、私は、生きたウサギの内部を見ることができると信じ込まされてしまった。その結果、ハマースミス病院に勤めている人間でさえその存在を知らないような地下の部屋へと降りてゆく羽目になった。彼らは、自分たちの機械がウサギを傷つけることなどないと請け合った（ずっとあとになってわかったのだが、私のウサギが彼らの実験台になった最初のウサギだった）。とは言え、私は、外側に巨大な電磁石のついたブンブン唸り声をあげているこの奇妙な機械のなかにウサギのローラを入れた時には、ローラにほんとうに申し訳ないことをしたと思った。しかし、スキャンをし始めて50分ほどが経ってようやく、原始的なブラウン管（おそらくは軍の放出品の店で仕入れてきたものだった）の画面にローラのお腹のなかがぼんやり映り始めた時には、私たちは興奮して小躍りした。ローラにはとくに変わった様子は見られなかった（おそらく映像がぼんやりした砂嵐のようなものでしかなかったからかもしれない）。いくら頑張ったところで、この映像からでは私のウサギたちの身体の内部を見ることはできない、と私は感じた。それで、実験はここで打ち切りにしたのだった。

しかし、私が関心を失ってしまってからほんの10年ほどの間に、ＭＲＩは医療画像診断の世界に革命を起こすことになった。１９７０年代に身体全体を画像化する技術を発展させたあと、ＭＲＩは、脳の内部を撮影するという用途に特化した装置になった。脳の異なる組織がわずかに異なる信号を発し、その違いにもとづいてきわめて詳細で鮮明な画像を得ることができるということがわかったのだ。１９９２年に、この技術はさらに精密になり、機能的ＭＲＩ（ｆＭＲＩ）が開発された。この装置によって、脳の異なる領域の実際の活動をかなり詳しく観察することが可能になった。脳の奥で起こる微細な変化をリアルタイムで見ることができ、知的活動を調べることができた。それから間もなく、スキャナーのなかに横になった被験者に質問をして、脳の異なる領域が活動する様子を観察することもできるようになった。そして現在では、ｆＭＲＩは、動作を制御している脳部位や、思考が生じる部位、そして情動を感じる部位の正確な位置が確認できる画像を作ることができ、それをリアルタイムで見ることができるまでになっている。

ＭＲＩの発展と時を同じくして、もうひとつ重要な新しい技術、陽電子放出断層撮影法（ＰＥＴ）も開発された。この脳画像撮影法は、半減期の短い放射性同位元素を微量だけ体内に入れ、この同位元素が放出する粒子が体内の電子と衝突するのを観察するという方法であり、コンピュータ処理された美しい脳画像をもたらした。ＰＥＴを使うと、たとえば脳内の血流量や代謝の変化が測定できる。

fMRIやPETなどの機能画像法は、最初の頃は、感覚刺激に対して脳がどのような反応を示すかを調べるのに使われた。初期の研究者たちは、スキャナーのなかの被験者がフラッシュ光を見せられると、脳の後部にある視覚皮質が明るく輝くのを観察して喜んだ。その後、ハマースミス病院の同僚たちは、痛みの刺激に対する反応を観察するのにPETを使った（被験者は涙ぐましいほど献身的な人たちだった）。しかし、これらのテクニックは急速に発展し、これから紹介するように、いまやきわめて洗練されたものになっている。人類の歴史のなかではじめて、私たちは、どこが興奮や失望を、あるいは心の痛みや恐怖を感じ「させ」、そしてそれはなぜなのかについて、目を見張る真実の一部を知り始めている。

扁桃核

数年前、ある女性（論文や本ではSMという仮名で呼ばれている）がてんかん発作でアイオワ州の地方病院に搬送された。MRIを用いてその病巣を突き止めようとしていた医師たちは、思いがけないことを発見した。脳の両側の扁桃核が壊れていたのだ。事実、彼女はウルバッハ－ヴィーテ病として知られる珍しい症状を呈していた。これは、扁桃核にカルシウムが少しずつ蓄積し、やがて扁桃体を機能させなくする病気である。

SMの症例は、脳のなかのちっぽけなアーモンド形の器官が情動の処理においてきわめて重要な役割をはたしていることを示す貴重な機会となった。研究者たちは、彼女にさまざまな心理テストを行なった。たとえば、さまざまな感情を表出している人の写真を示して、その感情が理解できるか、あるいは場合によってはそれを覚えていられるかを調べた。彼女は、「ドリス・デイ・テスト」と呼ばれる感情判断テストの一部ができなかった。女優のドリス・デイが恐怖で叫び声をあげている映画の一場面を示されたが、答えに窮して、逆に「いったい彼女はなにをしてるの？」と聞いたほどだ。実際のところ、彼女は怖がっている人の写真を示されると、見るからに混乱した。さらに、怒りや驚愕といったほかのネガティヴな感情を読みとることも困難だった。ところが、幸せや喜びのようなポジティヴな感情に対する反応はまったく正常だった。

恐怖の処理だけに専門化した脳システムが進化したのは、私たちの祖先が生き延びるために恐怖反応がきわめて重要だったからである。扁桃核の位置は、恐怖の処理の特質を知る手がかりになる。扁桃核は、感覚入力を処理するほかの脳領域とも、また心拍数や呼吸数といった生理的反応をコントロールする自律神経系ともつながっている。それは、神経の交差点、すなわち脳の経路のネットワークの中継地点であり、危険にさらされた時、すぐに活動ができるように準備態勢に入る、いわば特殊な「危急反応ユニット」である。

これは、次のようにはたらく。あなたが、森のなかを散策していて、行く手に長くくねくねしたものがあるのがちらりと見えたとしよう。「ヘビだ！」と思う前に、あなたの扁桃核は恐怖反応の引き金を引き、身体のなかでは生化学的な連鎖反応が始まり、身体の状態をこの潜在的脅威に対処できるようにする。扁桃核は、危険を示すものとしてヘビを認識し、その結果、身体は即応できるような生理的状態――闘うか逃げるか――に入る。

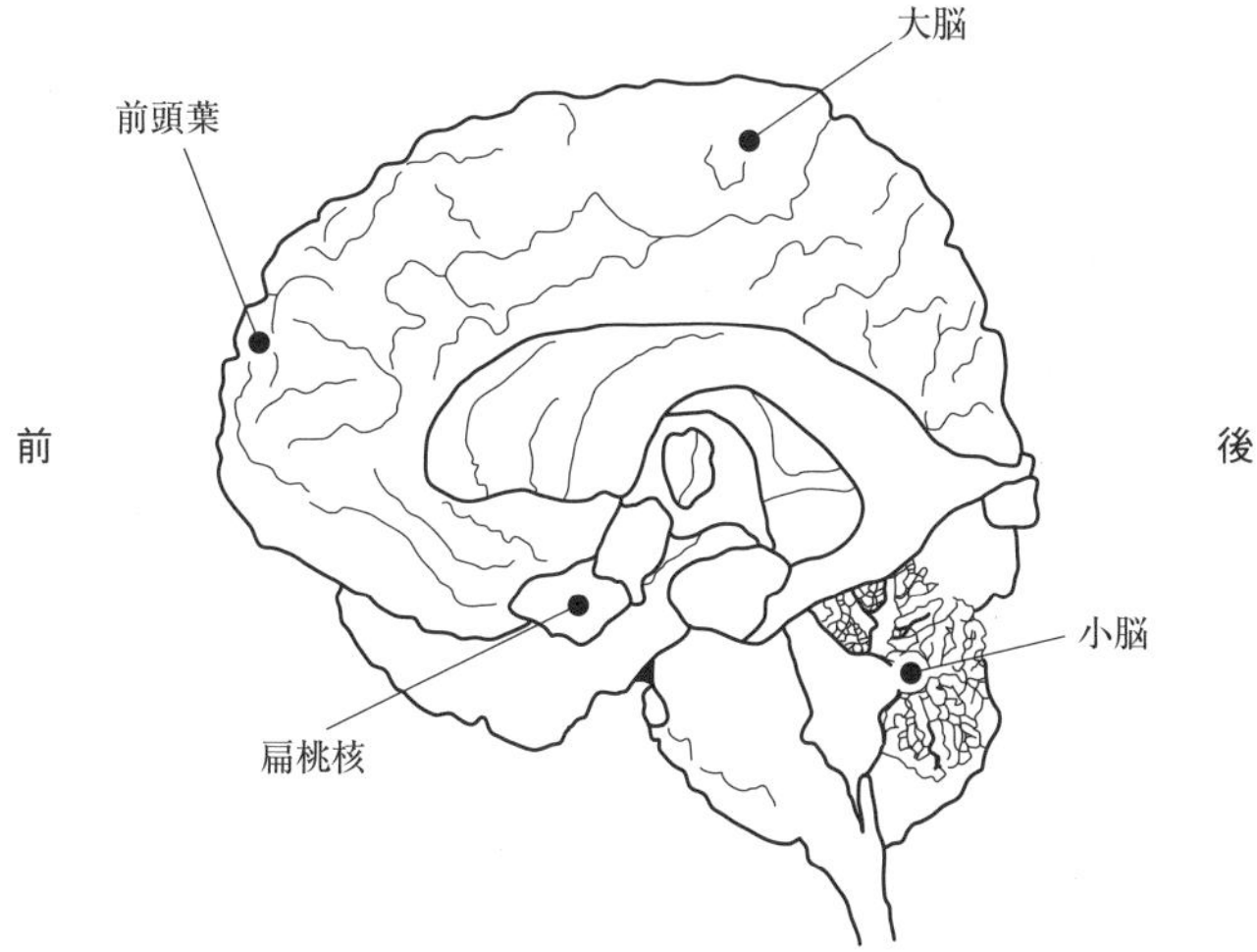

扁桃核

しかし扁桃核で興味深いのは、大きな脳をもった私たちヒトでさえ、まず反応が生じ、その次に考えるということである。神経科学者、ジョゼフ・ルドゥー（ニューヨーク大学神経科学センター教授）の研究は、恐怖反応のいくつかの重要な事実を明らかにしている。ルドゥーのチームは、眼や耳と扁桃核との連絡が特別な超高速の経路だということを示した。このことは、扁桃核が未処理の生《なま》の感覚情報を受けとっているということを意味する。つまり、高次の意識的な脳の関与はなく、扁桃核にどうすべきかを指示する認知的な処理もない。このように、私たちのもっとも原始的な情動反応、進むか戻るかは、即座に引き起こされ、意識的思考や自覚に先行する。実際、精神医学者のデイヴィッド・アマラル（カリフォルニア大学デイヴィス校神経科学センター教授）が発見したように、扁桃核と前頭前野——プランと推理を司る部分——の間には（ほかの脳領域の間よりも）はるかに多くの連絡がある。これこそが、なぜ恐怖が意識的にも論理的にも抑えつけるのが難しいのかという、ひとつの理由である。

私たちの脳は、考えるより先に感じるように、さらに電光石火で感じるように配線されているため、扁桃核はよく間違いをおかす。ヘビに見えたものは、実はヘビではないかもしれず、その場合には、この高まった警戒状態は必要ではない。最終的には、大脳皮質が扁桃核に追いつき、すぐれた処理能力でその問題をあつかう。行く手にあるそれは動いていない、頭も尻尾もない、ヘビのような模様もない。なんだ、ただの木の枝じゃないか。意識的な思考が入り込んで、緊張した筋肉を緩ませ、心臓もドキドキ言わなくなり、身体のなかを駆けめぐっていたアドレナリンももとの状態に戻る。

しかし、バカな間違いをしたからといって、扁桃核に文句を言ってはいけない。情動がまずはたらいて、そのあとで意識的思考がはたらくというのは、それなりの正当な理由があるのだ。もし情動がすぐにはたらかなければ、私たちはみな、とっくの昔にヘビに咬まれていただろう。ここで言いたいのは、脅威的な状況では、考えているだけの時間的余裕はないので、間違うことはあっても、死ぬよりとにかく安全をとったほうがつねによい、ということだ。

恐怖の進化的起源

私たちの祖先が恐怖を感じることには、明確な利点があった。恐怖は、祖先の防御メカニズムのスイッチをオンにして、手足をすぐ動かせる状態にし、生き延びるために信じられないことをさせる。

確かに今日でも、体長5メートルもあるニシキヘビと闘ったとか、クロクマの巨体を素手で一発のパンチでノックアウトしたとか、アドレナリンの驚異的な力を物語るエピソードがある。本能的な恐怖反応が、人間の体力の限界を超えてしまうという例もある。ほんとうに、おばあちゃんが、車輪の下敷きになりかかった孫を助けるために小型トラックを持ち上げたりできるものなのだろうか？

強力な生化学的連鎖反応の引き金となるこの無意識的な直接的反応は明らかに、ヒトの本能の典型的な例である。しかし、これそのものはなにに由来するのだろうか？　この過程が迅速で自動的だという事実は、私たちの脳には生まれた時からすでに、危険に対する反応プログラムが備わっているということを強く示唆する。このことをもう少し詳しく考えてみよう。どのようにして反応すべきものを知るのだろうか？　私たちはほんとうに、ヘビやそのほかの危険な生き物に対して、恐怖と嫌悪をもって反応するようにプログラムされているのだろうか？　どの赤ちゃんも、その小さな脳に遺伝的にヘビの記憶が刻み込まれていて、だから森の道でヘビ――あるいは落ちている曲がった小枝――を見たとたんに凍りついたようになってしまうのだろうか？

チャールズ・ダーウィンは、その通りだと確信していた。彼は次のように書いている。「子どもの漠とした、だがリアルな恐怖は、まったく経験によらないものなので、古代の原始的な時代を通して、実際の危険と救いがたい迷信の影響が受け継がれてきたものなのではなかろうか？」このあとで彼は、こうした子ども時代の恐怖がおとなになるにつれて消失することが多いとも述べている。通常子どもは暗闇を怖がるが、その恐怖はふつうはおとなまで続くことはない。ダーウィンは、こうした恐怖が、遺伝的「先祖返り」のように見えるものに似ていると考えた。ヒトの胚（胎児）には、発生初期に鰓《えら》に似た構造が生じたり、それよりもあとの時期には水かきのような四肢が生じたりする。もちろん、発生に異常が生じないかぎり、水かきに似たものはすぐに手と足になるし、「鰓」はすぐに跡形もなく消え去ってしまう。このような構造物は、ヒトの進化の歴史における初期の段階の遺物と考えることができる。したがって、おそらく、これとある程度同じように――個人差はあるかもしれないが――原始的な心の遺物があってもおかしくない。

しかし、ダーウィンは正しかったのだろうか？　成長するにつれて学習がきわめて大きな影響を与えるようになると考えられているのに、恐怖はほんとうに生まれつき組み込まれているのだろうか？ほかのことと同様、私たちになにを恐れ、なにを恐れるべきでないかを教えるのは、環境から得られる経験ではないのだろうか？

パヴロフと条件づけ可能な心

私が12歳の少年だった頃、イヴァン・ペトロヴィッチ・パヴロフは、最初にあこがれた科学者のひとりだった。父の本棚にあったパヴロフの翻訳本『条件反射』をこっそり持ち出し、生理学の研究と身体のはたらきを知った時の戦慄はいまも忘れられない。パヴロフは、１８４９年中央ロシアのリャザンという小さな村に生まれた。両親は、彼を牧師（聖職者）にしたかったが、本人は、当時のロシアの傑出した何人かの生理学者やチャールズ・ダーウィンの著作の影響を受けて、科学の道に進むことを決意した。最初は、消化のしくみと唾液がどうはたらくかに大きな関心を寄せていたが、その後イヌを使っての実験が「条件づけられた」反射、すなわち学習性の反射の本質の理解へと道を拓いた。これらの先駆的な実験は、いくつかのきわめて基本的なタイプの行動——身体の器官のはたらきに影響を与える本能に近い行動——が学習可能だ、ということを示した。パヴロフのもっとも有名な実験は、イヌの前で光を点灯し、数秒後にエサを与えるというものである。これを何度も繰り返し、光がつくと必ず数秒後にはエサが現われるようにした。これを数日続けると、イヌは、光が点灯しただけで、エサが見えなくても（あるいはそのにおいがしなくとも）、唾液が出るようになった。これらのイヌはしっかり条件づけられて、その脳はいまや、あたかもエサのにおいが鼻孔に入り込んできたかのように、エサが出てくるということを予期し、それを消化するための準備として唾液を分泌し始めたのだ。

　パヴロフは刺激を変化させ、エサが現われる前にベルを鳴らしてみた。するとまったく同じことが起こった。イヌのもっとも基本的な心的過程は、それまでだれも可能だとは考えなかったようなやり方で学習するように見えた。しかし同程度に興味深いのは、ベルを繰り返し鳴らしてエサがまったく現われなくすると、イヌは最終的に、ベルの音を聞いても唾液を分泌しなくなったことである。

　パヴロフ自身は、精神分析を知る機会はほとんどなかったし、心よりも身体のはたらきのほうに関心があった。しかしイヌでの条件反射の観察が、精神病的な行動を説明するのに役立つかもしれないとも考えていた。パヴロフのイヌは、「行動主義者」にもらい受けられ、いわば彼らのマスコットになった。この心理学者の一派は、心が学習によって、そしてその時に痛みや快感や恐怖や幸福感を経験することによって作られ、そこには無限の可能性があると考えた。彼らはヒトの心を、生まれて以降に経験する出来事によってプログラムされるのを待っている「白紙《タブラ・ラサ》」と見なし、複雑な理論を作り上げた。

もし行動主義者のこの考えが正しいなら、ヘビに対する私たちの脳の反応を、子どもの頃に兄貴がヘビを怖がっているところを見たとか、自分自身がヘビで危ない目に遭ったとかに原因を求めることができるかもしれない。この生涯続くヘビに対する恐怖反応が、映画の『レイダース・失われたアーク《聖櫃》』でインディ・ジョーンズがヘビのうじゃうじゃいる恐ろしい穴に投げ込まれるシーンを見た時に呼び覚まされた人もいたかもしれない。

恐怖がひとつの問題だとすれば、もうひとつ別の問題がある。それは恐怖症である。恐怖症の一般的な定義は、実際の危険に比して極端なほど不釣り合いな不安によって引き起こされる持続的な恐怖である。私が毒ヘビがうようよしている穴に投げ込まれるなんてことはまず起こりえないし、唯一起こりえるとしたら、動物園のような安全な環境で毒ヘビを見るという可能性だが、それでもとにかくそうした状況なら、私の恐怖の衝動に火がつくかもしれない。もしこの反応が行きすぎたものになって、繰り返されるなら、それが恐怖症である。

パヴロフは、しようと思えば、イヌを恐怖症にできただろう。スタンリー・キューブリックの映画、『時計仕掛けのオレンジ』に登場する主人公のアレックスが受けた嫌悪療法のように、ベルが鳴ったらエサをやる代わりに、電気ショックを与えることもできたかもしれない。ベルが鳴るたびに、イヌはショックが来なくとも怯えただろう。恐怖症もこれと同じように、経験を通して「学習」されるのだろうか？　精神医学の専門誌に載っているようなかなり奇妙な恐怖症のいくつかは、進化的な説明をしようとしても無理なように思える。知られている恐怖症のリストを見れば、これは一目瞭然だ。リストには、ピーナツバター恐怖症とかピン恐怖症、赤面恐怖症、ピエロ恐怖症、カワウソ恐怖症、黄色恐怖症といったものまである。どうすれば、これらをサヴァンナで暮らしていた時代と関連づけることができるだろうか？　進化の過去において、ピエロが大きな役割をはたしていたとは考えにくい[注]。

恐怖が子どもの頃に家族やまわりの者からどの程度学習されるものなのかを明らかにするために、巧妙な実験が行なわれた。まず、実験室で育った一群のアカゲザルをほんもののヘビに直面させた。これらのサルは、それまでにヘビというものを見たことがなかったが、まったく恐怖を示さず、不安がることもなかった。少なくともアカゲザルの場合は、生まれてから自然に現われるヘビへの遺伝的恐怖というものはないように見える。しかし、野性のサルはヘビへの恐怖を示す。実験室で育ったサルは、こうした恐怖を野生のサルから学ぶことができるだろうか？　野生のサルを生きた大蛇と対面させ、恐怖におののいたところを、実験室で育ったサルに見せた。興味深いことに、実験室で育ったサルにそのあとヘビを近づけると（オモチャのヘビであっても）、同じような恐怖の反応を示した。彼らは、怖がることを学習したのだ。後日テストしてみると、この効果が持続するものだということもわかった。実験室で育ったサルに、野生のサルが大蛇に直面した場面のビデオを見せた場合も、同

［注］　しかしもちろん、ピエロは、絵の具を塗って素顔や表情を隠すので、私たちには、彼らがなにを思っているかがわからず、彼らはきわめて不気味な存在になる。何人かの映画監督がこのことに注目して、映画のなかでピエロをうまく使っている。

様の効果があった。

ここまではいいだろう。恐怖を教えることは可能なようだし、サルの心は、ちょうどパヴロフのイヌのように、学習可能なように見える。しかし、この話には実はもうひと捻りある。研究者は、魔法使いのように悪知恵をはたらかせて、実験をもうひとつ行ない、野生のサルを再度ヘビに直面させた。しかし、そのサルを脇で傍観する実験室で育ったサルには、鏡をうまく配置することによって、ヘビではなく花束を見せた。野生のサルはもちろん、恐怖におののく反応を示した。実験室で育ったサルはそれまで、ヘビだけでなく、花も見たことはなかった。したがって、花が危険なものかどうかは知らなかった。このサルは、野生のサルが花を怖がっているのを見たので、花への恐怖を同じように獲得しただろうか？　答えはノーだ。サルは、あとからゼラニウムの花束を提示されても、まったく恐怖を示さなかったのだ。

それはあたかも、ヘビへの恐怖がサルの心のハードウェアのなかで休眠状態にあって、条件が整った時、あるいはほかのサルの適切な反応を「見た」時に、スイッチが入るかのようである。いくらサルに花を怖がるように条件づけを試みても、条件づけることはできない。つまり、サルの恐怖は、生得的な本能と経験とがしっかり組み合わさることによって引き出され、その組み合わせが脳の特定の恐怖回路をオンにするのである。

社会生物学は動物の社会行動の進化をあつかう分野だが、この社会生物学の創始者のひとり、E・O・ウィルソンは、このプロセスを、フィルムで撮影することにたとえた。カメラで写真を撮ると、フィルムの上に像は存在するが、目には見えず、現像しなければ出現しない。それは、色合いやコントラストの異なるさまざまな明暗の像として現像されるかもしれないし、あるいは現像されないかもしれない。しかし、フィルムの上に像があることには変わりがない。ヘビを怖がる私たちの本能は、フィルムに焼きついているようなもので、現像されるのを待っている。

パヴロフは、進化を考慮に入れなかった。ヘビと花の実験は、霊長類の心についてのもうひとつの仮説を支持し、私たちの現在の心のしくみに進化の歴史が大きな役割をはたしていることを明らかにしている。タブラ・ラサ、すなわちなにも書かれていない石板がある――ゼロからなんでも学習できる能力をもつ――のではなく、恐怖症の学習にはある種の明確な制約があり、それは私たちの遺伝子に深く根ざしているように思われる。

確かに、ごく珍しい種類の恐怖症を除けば、残りの大部分の恐怖症は、4つの明確なカテゴリーに分類できる。それらはどれも、サヴァンナで生活していた私たちの遠い祖先にとっては明らかに意味のあるものであった。ひとつは、ヘビ、クモ、昆虫などの動物に対する恐怖である。2つめは、高所や暗所といった自然環境に対する恐怖。3つめは、血や怪我に対する恐怖。そして4つめは、狭い空間に閉じ込められるといった危険な状態に対する恐怖である。明らかに、初期人類にとって、こうした脅威を感じることは、生き延びるために有用なメカニズムであった。これらの危険を感じとって回避する能力をもっていた者は、生き延び子孫をもうける可能性がより高く、これらの恐怖も次の世代へと受け継がれていっただろう。時代の変化とともに新たな恐怖も生じてきたが、私たちの脳の太古のプログラミングは、現在もはっきりと存在するのだ。

パヴロフの現代版の実験で得られたある興味深い結果が、このような恐怖をプログラミングしている遺伝子がどこにあるかを突き止めるのに一役買っている。アメリカのNIMH（国立精神衛生研究所）で行なわれた2つの異なる研究では、マウスに、軽度の電気ショックを与える前に、光やブザー音を提示した。もちろんマウスは、電気ショックとこの手がかりを結びつけるようになり、手がかり刺激が提示されると、電気ショックが来ない時も、恐怖で動かなくなった。しかし興味深いことに、個体差もあって、激しい恐怖反応を示すマウスもいた。さまざまな遺伝子マーカーを用いて、研究者たちは、この反応の違いに寄与している遺伝子をマウスのゲノムのなかに見つけ出した。彼らは、それが第1染色体上にあると考えている。

最近、スペインのグラタコス博士の研究チームは、不安障害やパニック障害をもつ人々の遺伝子研究を行なっている。彼らが関心を寄せているのは、第15染色体上の重要と目されるDNA領域である。彼らは、恐怖症の患者では、第15染色体のDNAの一部が重複していたり、反復が多かったりする人がいることを発見した。第15染色体のこの特定領域は、長さとしては短いほうで（約1700万文字）、そこには59ほどの遺伝子が入っている。これらの遺伝子のうち少なくとも4つは、脳の機能に重要な役割をはたすタンパク質を作り出している。それらは、ニューロトロフィン3受容体と3種類のニコチン性アセチルコリン受容体である。しかし、同じく興味深いのは、この染色体に異常があっても、過度の不安、パニックや恐怖症が見られない人たちが少数ながらいる、ということである。このことは、これらの人たちには、この染色体の領域を制御して、その悪影響を避けるはたらきをもつほかの遺伝子がある可能性を示している。

しかし、オックスフォードのウェルカム・トラスト基金人間遺伝学センターのジョナサン・フリント博士が言っているように、行動の障害における遺伝的要因を解明しようとするなら、研究者には相当の覚悟が必要である。この分野に比べ、ほかの人間遺伝学の分野は、それほど激しい攻撃にはあってこなかった。「この分野がこれまでに受けてきた試練について紹介するなら、少なくとも1冊の本が書ける」と、フリントは言う。遺伝学者は、特定の精神病的な行動を分類し線引きをすることに加え、いくつもの遺伝子が相互作用し合う場合には、そのほんとうの問題がなにかを見極めなければならない。そしてフリントによれば、精神病の分類（それ自体議論の余地があるが）はある程度信頼できるにしても、それは必ずしも生物学的な遺伝的側面と対応するわけではない。一卵性双生児のように遺伝的に同一の人たちでさえ、自閉症や統合失調症の遺伝的傾向を共有していて、しかも同じ家庭で育っても、結果が大きく異なることがある。

これらのDNAがヒトの脳にどのような効果をおよぼすのかはまだよくわかっていないが、ありそうなのは、脳のなかの神経細胞の特定の受容体が恐怖反応に関係しているという可能性である。注意してほしいのは、ここでは恐怖症の「ための」単一遺伝子があるということを言っているのではない。言いたいのは、いま私たちは、恐怖という複雑な情動の基本にある遺伝的原因——私たちのだれもが程度の差こそあれ遺伝的に受け継いでいるもの——を発見する心ときめく出発点にいるかもしれないということである。あとの章で見るように、進化的観点からヒトの心を考えることについては、その支持が日増しに強まりつつあるものの、この見方を極端なところまで推し進めるのは危険である。ヒトの行動を、私たちの進化的過去だけによる産物と考えることには、慎重になる必要がある。

古代の記憶

先ほどは、サルがどのようにしてヘビに対する恐怖を学習（あるいは「再学習」）するかを紹介した。それは、あたかもサルが、特定の社会的環境においてスイッチが入るような一種の「遺伝的記憶」をもっているかのようであった。私たちにも、祖先のホミニッドから受け継いでいる遺伝的記憶（自然淘汰のきわめてゆっくりとしたプロセスを通して数百万年の間に形成された記憶）――いわば私たちの進化的過去との結びつき――があるのだろうか？

進化の信じられないほどゆっくりとした歩みはきっと、そうした「記憶」が私たちの遺伝子に書き込まれるのを可能にしたに違いない。アウストラロピテクス、ホモ・エレクトゥスなど、原始的なタイプのヒトが生きていた時代の物理環境について考えてみよう。私たちの祖先は、森林が乾燥してサヴァンナに出ることになって以来、ほぼ恒常的な環境のなかで300万年にわたってその生活を送った。気の遠くなるような数の世代がこの環境を故郷として経験し、この環境に適応し、その適応を次の世代へと受け渡した。もし現代の私たち自身の心の深いところを探したとするなら、サヴァンナのある種の遺伝的「記憶」を見つけることができるかもしれない。それまで一度も訪れたことはないのに、東アフリカの平原に立つと、故郷に帰ってきたようななつかしさが自然にこみあげてくるのではないだろうか？

ある興味深い研究は、確かに私たちがヒトの古代の故郷を無意識的に好むということを示している。

研究者たちは、8歳から80歳までさまざまな年齢の人に、さまざまな環境の写真を見せた。写真はサヴァンナ、落葉樹や針葉樹の森、熱帯雨林、砂漠などを写したもので、このなかでどこに行ってみたいかを聞いた。驚くべきことに、8歳児はみな、遊び場や庭で過ごす時間が多いのに、例外なくサヴァンナを選んだのだ。年齢が上がると、森が好まれるようになった。砂漠や熱帯雨林を好む者はいなかった。

どうして8歳児は、数百万年前の私たちの祖先が好んだ環境を好むのだろうか？　子どもたちの心理構造は確かに、まだ十分に社会化されておらず、生得的な心に近い。年齢を重ねるにつれて、現代生活における社会化と私たち自身の生活経験とが、かなり強い影響力をもつようになる。たとえば私たちは、自分がよく知っていたり、過ごす時間の多い環境を快適だと思うようになるだろう。

化石の発掘で有名なリーキー一家のひとり、リチャード・リーキーは次のように言っている。「アフリカを訪れる人々のほとんどが、ほかのところでは感じたことのないようななにかを感じる。……これは、巣に帰るハトや回遊するサケがもっているような、故郷がわかり、そこに帰る能力である。あなたには、ここが故郷のように感じられる。ここにいることが自然なように感じるのだ」。このように、おそらくこの好みは、進化的故郷の生得的な記憶の存在を――そこに帰りたいという潜在的な欲求をも――示しているのかもしれない。

サヴァンナの生活

サヴァンナは、自然の恵みにあふれているにもかかわらず（逆に恵みにあふれているからこそ）、すでに見たように、生活するには危険な場所だった。私たちの祖先が草原を好んだように、敏捷で獰猛な捕食者もまたそうだった。逃げるか闘うかという万能の反応それ自体は、私たちの祖先が生き延びるのを保証するものではなかった。彼らは、捕食者や危険なものが見えたら心も身体もまずすぐ反応するという以上のものを必要とした。必要とされたのは、攻撃を逃れて生き続けることだった。身体が逃げるか闘うかできるようになったあとは、その日その日を生活してゆくという、かなり厳しい仕事をこなしてゆかなければならなかった。とは言っても、どのようにして？

350万年前の鮮新世中期のある日、タンザニアのセレンゲティ平原の東の端にあるラエトリで、火山灰の降り積もった場所を2人の猿人が横切った。彼らがどこから来てどこに行こうとしたのかは推測できるのみだが、わかっているのは、こうした広々とした草原を移動することはおそらく彼らの日課の一部だったということだ（実際のところ、食料や水を見つけるには、それしか方法がない）。この2人は、一方が他方のあとを一列になって歩いた——東アフリカのサヴァンナで日々繰り返されていたことだった。しかし、このように足跡が残っているのは、近くにあるサディマンの火山が大量の細かな灰を降らせた直後で、それが柔らかな灰色の雪のように平原を覆っていたからである。この灰はカーボナタイトという物質を含んでいた。これは湿ると、水分を含んだセメントのように粘り気が出る。明け方に雨が降ったのに違いない。2人の猿人がそこを歩き、そのあとに足跡が残された。ほどなく、ウマの祖先であるヒッパリオンもそこを通り、はっきりわかる足跡を残している。そして昇ってきた太陽がカーボナタイトを乾かし、全部で54の足跡を固め、その後その上にさらに灰が降り積もり、これらの足跡を350万年の間封印したのだった。

1978年、リチャードの母、メアリー・リーキーがこの地域で発掘調査を行なっていた。彼女のチームは、それまで多くの動物の足跡を発見していたが、だれも初期のホミニッドの足跡を発見するとは予想もしていなかった。驚くべき偶然の出来事——火山灰が柔らかに降り積もり、その上に雨が降り注ぎ、太陽がそれを乾かし、そしてその上に新たに火山灰が降った——が、それらの足跡をそのままの形で残していた。それらの足跡は、私たちの祖先のぼんやりとした痕跡であり、気の遠くなるぐらい昔になされた旅の、明瞭な記録であった。

なぜ、昔の足跡がそれほど驚くべきことだったのだろうか？　メアリーと彼女のチームにとっては、それはごく単純で、火を見るより明らかなことだった。ホミニッドは、二本足で歩いていたのだ。見つかったのは、350万年ほど前に、四つ足で歩くのではなく、直立で歩行する「猿人」がいたという最初の証拠だった。彼らはおそらく、アウストラロピテクス・アファレンシスと呼ばれる種に属していた。この数年前、エチオピアのハダールでこの種の女性の骨が驚くべきほど完全な状態で見つかった。彼女はルーシーと名づけられ、これ以後考古学の歴史のなかでもっとも有名な化石人骨になった。ラエトリの足跡は、ルーシーが二本足で歩くことができたという強力な証拠だった。実は考古学者は、ルーシーの骨格の構造からそうではないかと疑っていたのだが、骨だけからそこまで言うことはできずにいたのだった。

というわけで、私たちの祖先は、それまで考えられていたよりもはるか以前から二足で歩行していた。初期の人類を四足でなく二足で歩かせる引き金となったのは、いったいなんだったのだろう？ある人々は、それが、チンパンジーに似た姿勢のまま低木のてっぺんになった熟した果実をとるためだった、と推測した。また、ほかの人々は、生き残る上で二足歩行は日常的に大きな利点があったと考えている。すなわち、二足歩行なら、はるか遠くまで移動できたし、直立の姿勢なら、太陽からの熱をそれほど吸収しなくてすむので（赤道の直下やその付近では、真昼に直射日光にさらされるのは頭のてっぺんだけだ）熱くならずにいられたし、その結果、より広い（おそらくより多くの収穫のある）土地で狩猟採集ができた。

私たちの祖先に二本足で立ち上がらせたのがどのような出来事であったにせよ、直立姿勢が、ヒトという種が生き残り成功する上で重要な鍵になったのは間違いない。生まれて数時間の新生児を見てみれば、私たちの遠い祖先の歩行の本能の痕跡を見ることができるだろう。新生児には、生後数時間の間だけ歩行反射があり、あたかも太古の生き残り戦略を無意識に行なっているかのように見える。もちろん新生児は自分の身体を支えることなどできないが、まっすぐ立ててやると、歩こうとしているかのように、脚が動くのがはっきり観察できる。この反射はすぐに消失し、その後最初にちゃんと歩けるようになるまで、ハイハイの時期を通って発達していかなければならない。しかし、直立二足歩行の本能は、はっきり見てとれる。

ホミニッドにとって、二足歩行はきわめて重要なこととも連動していた——実際、それが彼らに最初に四足歩行を捨てさせた理由のひとつだったのかもしれない。直立することによって、手が自由になったのだ。私たちは、焼けつくような草原を移動してゆく時にも、ものを持ってゆくことができた。おそらく、食料を携えて行っただろうし、母親は赤ちゃんを抱いて行っただろう。果実も植物も効率よくとることができた。しかし、もっと重要な変化はまだ起こらなかった。その変化が起こるには、もうしばらく（100万年かそこら）時間がかかったが、これらの初期のホミニッドがアウストラロピテクスからホモ属——私たち現代人に直接つながる系統——へと進化すると、手を使って石器を作り始めたのだ。

生きるための道具

道具の製作は、初期人類の発展において鍵を握る能力だった。この能力は、大きな脳をもった結果だったが、おそらく道具を製作することも脳が大きくなるための刺激になった。道具製作が、のちの言語能力の発達と同様、ヒトの本能の一部であるのは、おそらく間違いない。ホモ・ハビリス（ホモ属の最初の種で、ルーシーの属していたアウストラロピテクスの子孫と考えられている）は、東アフリカと南アフリカにその生活ぶりをうかがわせる興味深い手がかりを残している。それは、切ったり叩いたりする素朴な石器を作るために意図的に石を割った際にできるいくつもの破片である。ホモ・ハビリスは当時なら「手先が器用」と言われていたかもしれないが、それらの道具を作るのは、さほど複雑ではなかった。フリント石を用意して、別の石で強く叩く——自分の指を叩かないように気をつけながら――だけでよかった。よく訓練されたチンパンジーも、これぐらいはできる（野生チンパンジーでも石器使用の観察報告がある）。これらの割れた石は、剥片石器《フレーク》と呼ばれている。この石器は、腹を空かしたホモ・ハビリスにとって大いに役に立ったに違いない。獲物の解体にもってこいの道具として、おそらく縁の鋭くない側を握り、鋭い側を獲物の皮を剥いで骨から肉を切りとるのに使ったのだろう。

ホモ・ハビリスのあとに来るのは、ホモ・エレクトゥス（そしてその姉妹のホモ・エルガスター）である。彼らは、190万年前頃にアフリカを越えて、アジアやヨーロッパに広がり、40万年前頃に初期のホモ・サピエンスが現われる頃まで生きていた。ホモ・エレクトゥスは体型が大幅に改良されていた。その名が示す通り、ほぼ現代人の直立姿勢に近い姿勢をしていたが、とくに彼らを際立たせていたのは、脳の大きさが1000ccかそれ以上にまで増大したことである（現代人の脳の平均的大きさは1350ccだが、これは、体重と比較した時に、ほかの動物でその身体の大きさから予測される脳の大きさの3倍に相当する）。このように脳容量が増加したことが認知能力の増大をもたらしたのは、ほぼ確実である。道具についても、ホモ・エレクトゥスは、手先の器用な祖先よりはさらに一歩先に行った。

ホモ・エレクトゥスの当時の流行の道具は、対称形をしたしずく型の古典的石器のハンドアックス（握斧《あくふ》）や、フリント石などの剥片であるアーモンド形のブレード（石刃《せきじん》）であった。ヨーロッパ、アフリカ、アジアにわたる――東はインドネシアから、西はウィルトシャーまで――太古の遺跡から、おびただしい数のこれらの道具が見つかっている。石をカットしてこれらのハンドアックスを作る（すなわち「石で叩いて石器を作る《ナッピング》」）には、かなりの技巧を必要とする。試しにやってみるとわかるが、私たちでもなんとか最良に近い古代のハンドアックスを作れるようにはなるものの、それには数か月の練習が必要だ。そのプロセスは、フリント石が衝撃でどのように割れるか、叩くほうの石をどれぐらいの角度で持つのがもっともよいか、叩く道具としてシカの角《つの》のような比較的柔らかいものを用いる場合はどうすればよいか、きれいにカーブした先細の縁を作るにはどう周囲を削ればよいかを知るための、すぐれた観察眼を必要とする。ホモ・エレクトゥスは、能力の種類がある程度限られていたにしても、明らかに職人であった。

　私たちの祖先がしずく型のハンドアックスを最終的にマスターしてしまうと、驚くべきことに、そのデザインは１８０万年もの間踏襲され続けた。木製の道具もあったが残らなかったのだと主張する研究者もいるが、中国からテームズ河畔にいたるまで、少なくともこれ以外の石の道具は作られなかったのだ。いずれにしても、ハンドアックスがこれだけ途方もない時間の間同じデザインのままであり続けたのだから、唯一考えられるのは、それが日常生活のなかできわめて重要な役割をはたしており、おそらくホモ・エレクトゥスの成功と生存にとって決定的に重要だったに違いない、ということである。残念ながら、現在の１３５０ccの大きさの脳をもつまでに進化するという幸運をもってさえ、私たちは、ハンドアックスが実際になんのために使われたのかを明確に知っているわけではない。理論的には、獲物の解体に使われたのだろうが、全体的に鋭利なので、刃先が片側だけの単純な剥片石器《フレーク》よりも持ちにくく、危険なのである。土のなかの根を掘り出すために使われたという可能性もなくはないが、これも同様の問題がある。薄めでシャベルの形をした剥片石器のほうがはるかによいし、人間工学的にも適している。ではどうして、古い剥片石器ほどには機能しないこの精巧な道具を、手間暇かけて作らざるをえなかったのだろうか？

突飛な理論もいくつか出されてはいるが、研究者たちは、どちらかと言えば、この問題を考えあぐねている。神経科学者のウィリアム・カルヴィンは、それらが投げる武器として使われたのだと考えている。刃先の鋭い一種の円盤として、水辺で水を飲んでいるアンテロープやガゼルの群れめがけて投げた、というのだ。彼の説は「飛び道具」仮説と呼ばれる。カルヴィンは、初期人類の遺跡に証拠を探すという方法をとるのではなく、アプローチのしかたをがらりと変えて、プロの円盤投げのチャンピオンを連れてきた。すると、ほんの少しの練習で、ハンドアックスは、高速で正確な投擲物と化した。鋭い刃先は、獲物がバランスを崩すほどに、場合によっては獲物を倒してしまうほどに、威力があった。ハンドアックスが1頭にあたると、群れはパニックに陥って逃げ惑うが、あたった1頭はなにがなんだかわからないまま体勢を崩し、混乱のなかで仲間に踏みつけられただろう。狩猟者は、獲物のところまで行って、とどめの一発の石を振り下ろせばよかったのかもしれない。

ハンドアックスについて、ほかの専門家は、この考えに納得していない。単純な肉の解体といった、筋力をそれほど必要としない日常的な使い方をしていたと考えている。彼らは、円盤投げのチャンピオンの代わりに、肉屋に頼んでこの仮説をテストした。ハンドアックスを使ってみた肉屋は、これが骨と肉を分ける道具としてよくできていると言った。しかし、この説明では、なぜ作るのがもっと容易で使いやすい剥片石器で満足しなかったのかが説明できない。

では、ホモ・エレクトゥスが見せびらかし屋だったとしたら、どうだろう？　私たちはみな、それがヒトの際立った特徴のひとつだということを知っている。これらの精巧でグレードアップした道具には、とくにこれといった実用的理由もなかったし、獲物をしとめるという使い方もしなかったのかもしれない。おそらく、技能の誇示――これはいわば、私たちの祖先にとっては、クジャクの尾羽のようなものだった――はたんに、女性を引きつける競争手段として生じたのかもしれない。実際になにに使われたのかはともかく、ハンドアックスが示しているのは、自分たちに合うように環境を作り上げる――生存を可能にするように環境を作り変える――という、ヒトに特有の能力の基礎である。

狩猟者としてのヒト

ヒトが生き残ってゆくためのもっとも基本的な法則から言えるのは、私たちの祖先が食べ物を確実に手に入れる方法を発展させなければならなかったということだ。それはどのように起こったのだろうか？　明らかなのは、ホモ・サピエンスがこの50万年の間にヨーロッパ一帯に広がっていくにつれて、獲物の狩りのしかたや殺し方を学んだ、ということである。最近、北ドイツの露天掘りの炭坑から、トウヒの木を加工して作った長い槍が3本出土した。それらは、1・8メートルもの長さがあり、一方の先端が尖り、投げ槍の形をしていた。同じくトウヒ製の短いものも見つかったが、一方の端に溝があり、石の刃をそこにはめ込んでいたことを物語っていた。それらは40万年前のものと推定され、これまでに発見された石器以外の道具としては最古のもので、その時代のヒトの狩猟能力を示す強力な証拠である。とは言え、これでも、ヒトの進化の年表から言えば、まだかなりあとのほうである。それ以前となると、剥片石器《フレーク》やハンドアックスのような石器についても、実際にどのように使われていたかはほとんどわかっていない。

1950年代、解剖学の教授でもあった考古学者のレイモンド・ダートは、南アフリカのマカパンスガットと呼ばれる洞窟で大量の動物の骨を発見した。彼は、おそらくそこが300万年か400万年前にアウストラロピテクスが雨風をしのいでいた住居だったと考えた。骨の多くは、ハイエナのような太古のイヌ科の動物の身体の一部で、それらの骨片には削った溝や擦った傷がついていた。ダートには、それらが貯蔵されていたように見えたので、ある目的のために一か所に集められたのだと考えた。その目的とは、武器としての使用である。原始的な大型のハイエナの下顎の骨は、なにかを突き刺すのにはもってこいだったろうし、ホミニッドにとって、ほかの動物を刺し殺すのにも、ひょっとするとお互いを刺し殺すのにも使われたのかもしれない。

この骨の山が武器の隠し場所だという考えは、ヒトの狩猟能力を示す証拠として注目を浴びた。石器が発明されるよりもずっと以前に、類人猿に似た私たちの祖先は、激しい狩りのためにこれらの骨——転がっていたのを拾ってきたのかもしれないし、屍からとってきたのかも、あるいは獲物の骨だったのかもしれないが——を使っていたのだ。ダートは、これこそがホミニッドの決定的特徴であり、私たちの系統が大型類人猿から分かれた理由だと考えた。彼はこの説を「殺し屋猿人」仮説と呼び、私たちの祖先のホミニッドを狩猟者とみなし、この狩猟能力こそが私たちを特別なものにしたと主張した。

狩猟者としてのヒトという考え方は魅力的ではあるものの、見解が一致しているのは、私たちの祖先がシミタールキャットやヒョウのようなサヴァンナのほかの主だった肉食獣と筋力と敏捷さの点で競い合わなければならなかったということである。現代の考古学者や古生物学者のほとんどは、初期人類が熟達した狩猟者ではなかったと考えている。現実には、初期人類は、狩猟の専門家たち――水辺で水を飲むために集まっている草食動物の群れにそっと忍び寄る大型のネコ科の動物や、狩りにすぐれたイヌ科の動物――と競い合うだけの体力も、敏捷さも、もち合わせてはいなかった。宙を飛ぶ石をどれほど完璧に作ろうとも、剣のような鋭い歯にかなうはずはなかった。

肉食者

肉食は異論の多いテーマだ。狩猟者としてのヒト、「殺し屋猿人」は、もちろん徹底的な肉食だったと考えられるが、おそらく、新鮮な肉の食事を日々自分と家族に提供するだけの獲物を捕獲する技能をもっていたのかもしれない。

では、採集についてはどうだろうか？　かつて、私たちの祖先が菜食だったということを理由に、菜食主義を唱えた人たちがいた。もし私たちの祖先の自然な食事が長きにわたって野菜、果実、豆類だけだったのなら、こういった種類の食事だけをとっていれば、私たちももっとずっと健康なのに違いない、というわけだ。一部の人々はこれをさらに推し進めて、もしアウストラロピテクスが甘い果実だけを食べていたのなら、私たちもそうすべきだ、と主張している。

500万-600万年前には、私たちの祖先の食料の大部分は、おそらく野菜や果実だったが、化石の証拠から、その後――獲物を自らの手で殺さなかったにしても――肉が常食になったことを示す有力な状況証拠がある。剥片石器《フレーク》とハンドアックスは肉の解体のために使われたのだろうが、それらは必ずしも自らの手で獲物をつかまえて殺した、ということを意味しない。死肉を漁ったほうが容易であり、ライオンが食べ残した獲物――たとえばシカやガゼル――を発見して、残った肉を骨から剥ぎ取るために石器を使ったのかもしれない。これは確かに、狩猟をするヒトに比べれば魅力的な生活様式ではないが、より現実的で、より可能性が高いように見える。

肉をどのようにして手に入れていたにせよ、明らかなのは、私たちの祖先がそれを食べていたということだ。ホミニッドの遺物の近くから化石化した動物の骨が出土することがあるが、その骨には、鋭利な石器でつけたらしい痕が見られるのだ。ある程度大きな骨は、おそらくなかにある美味な骨髄を食べるために壊され、石で砕かれた。そしてこれら古い痕跡を顕微鏡で観察すると、多くの場合、大型肉食獣がつけた歯の痕の上に刃物の痕があるというのがわかる。つまり、大型のネコ科動物か、ほかの肉食獣が獲物をしとめ、その残ったものを私たちの祖先がいただいていたのだ。

現代に近い時代のホミニッドの骨も、肉食であったという強力な証拠を提供する。オックスフォード大学の研究チームを中心にして最近行なわれた研究では、3万年ほど前のヒトの下顎の化石が化学的に分析された。彼らは、同じ時期に生きていたほかの動物(オオカミ、マンモス、ホラアナグマ)の骨の組成も調べた。骨のなかの炭素と窒素の安定同位体の違い――言ってみれば、個々の食べ物の痕跡――を測定したのだ。木の幹につく年輪のように、私たちの骨には、食べた食べ物の痕跡が残る。結果は驚くべきものだった。これらの人々の食事は、肉がほとんどだったのだ。しかも、比較の対象となった肉食獣とほぼ同じ程度に肉を食べていた。おそらくヒト狩猟者仮説は、そう的外れではなかった。確かに、日々植物や野菜に頼ることなく、すべての食事を肉でまかなうことは、死肉を漁るだけでは無理だったろう。

いずれにしても、初期人類が菜食者でなかったのは明らかだ。ホモ・エレクトゥスがアフリカを出て、北ヨーロッパやアジアへと移動していった時、その気候のゆえに、純粋な菜食は実質的に不可能だったろう。氷河期の北方の寒冷な気候にあっては、植物はごく限られていたろうし、冬場ではとくにそうだったはずだ。現在極北で生活を営む人々も、相当な量の肉を食べる。たとえば、イヌイットの人々では、肉はその食料の9割を占める。

危険な食べ物

アフリカの焼けつくような暑さのなか、動物の肉——獲ったものにせよ、漁ったものにせよ——を食べるということについて考えてみよう。私たちの祖先のアウストラロピテクスは、おいしそうなミツユビウマのステーキやアンテロープのタンの晩餐を支度したかもしれないが、そこには危険が潜んでいた。肉には、危険な病原体や寄生虫がいた。添え料理のホミニッド風サラダにしても、災いをもたらす可能性があった。植物には毒素が多量に含まれている場合があるからだ。たとえば、芽キャベツは、チオシアン酸アリルと呼ばれる化学物質——多くの人（とくに子ども）が苦く感じる弱い毒性の化学物質——を含んでいる。黒コショウは、発ガン物質を含んでいる（微量なら問題ないので、スープに入れるのを止めないでほしい）。ナツメグも、多量に食べると死に至るほど毒性の強い物質を含んでいる。

植物が食べられるのを防ぐために毒物を作るように進化したのに対抗して、私たちもそれを避ける方法を進化させた。悪臭とまずい味は、有害物質の存在を示すことが多い。もし注意せずに有毒なものを食べてしまった場合でも、私たちにはさらなる防衛線がある。吐き出しや、嘔吐や、下痢である。もしあなたが妊娠したことがあったら、食べ物についての、私たちの祖先の生き残りのための能力のいくつかを経験したことになる。実際つわりは、進化の点から説明できるように思える。

胎児の主要な器官は、受胎後6週から14週の間に発生・発達する。ちょうどこれとほぼ時を同じくして、胎児を子宮のなかで安定な状態にするために主導権が母親から胎児に移るので、一時的に母親の免疫系の防御が低下する。その結果、妊娠した女性は、この時期はとりわけバクテリアやウイルスに感染しやすくなる。たとえば、多少古くなった肉は、トキソプラズマのような寄生虫を含んでいることが多い。私たちの身体は通常、なんの問題もなくこういった病原体を破壊するのだが、妊娠の初期にあっては感染しやすく、流産の引き金にもなる。何千世代もかけて、私たちは、成長しつつある胎児を危険な毒物から守るための戦略を進化させてきたように見える。

妊娠した女性はつねに吐き気を感じるだけでなく、特定の種類の食べ物に対する強い嫌悪も経験する。世界中、16か国の7万9千人の妊婦を調べた最近の研究では、66％が妊娠初期になんらかの吐き気を経験したと報告しているが、興味深いことに、その約3分の1の女性が動物性の食べ物（とりわけ肉、魚、卵）に対して強い嫌悪を感じたと報告している。妊娠初期の3か月が過ぎ、胎児が脆弱な時期を脱すると、食べ物の栄養価がその危険性を上回り、症状は通常は消失する。こうしたつわりは、妊婦にとってきわめて不快なものだが、このメカニズムこそ、私たちの祖先が健康な子どもを産む上で大きな役割をはたしていた。そしてそのメカニズムは次の世代へと受け継がれた。たとえ私たちの暮らしが冷蔵庫と「賞味期限の長い」食品の世代であっても、数十万年にわたって研ぎ澄まされてきた私たちのなかの石器時代の生存本能は、依然として強力である。

肥満の問題

お腹を空かせたホモ・ハビリスの場合も、豪華なディナー・パーティの場合も、健康な食生活の基本は同じだ。すなわち、適切な栄養素を適量食べ、有害な毒物を避けることである。これらは、おいしいものを食べたいという本能の背後にある原動力である。しかし、生活は大きく様変わりし、手に入る食物も変わったため、かつては生存に役立ったはずの本能が、現在では自己破壊的にはたらく場合がある。

マクドナルドは、年間300億ドル（3兆6千億円）といった途方もない額を売り上げる。アメリカの小学生のなかには、現在のローマ教皇やアメリカ大統領の名前を知らない子もたくさんいるのに、ロナルド・マクドナルドの名前なら、96％の子が知っている。これだけ有名で、これだけの売り上げがあるのはなぜだろう？　その答えは、ヒトが脂肪と糖には目がないからだ。もっとも高カロリーの食物は、大量の脂肪（とりわけ肉）と糖（とりわけ熟した果実）を含んでいるが、サヴァンナで暮らしていた私たちの祖先にとって、肉と熟した果実を手に入れることはそう簡単なことではなかった。これらの食物への欲求が強まるほど、それらを見つけようという努力も増していっただろう。脂肪と糖を求めるように遺伝的にプログラムされていて、その欲求を満たすことのできた者は、結果として、より強くより体力があって、食糧の欠乏に耐え、子孫も多く残しただろう。彼らは、進化の観点から見ると、あらゆる点で有望であった。

ここで、これらのホミニッドが食べた肉の量を考えてみよう。場合によっては、その食料の大半が肉からなっていた。彼らは、脂肪の多量摂取に関係する現代病——心臓病、高血圧症、肥満など——にはならなかったのだろうか？　アラスカのナナミウート族、オーストラリアのアボリジニ、あるいはアフリカのクン族のような現代の狩猟採集社会を見てみると、これらの種類の病気がまず見あたらない。さらに興味深いことに、彼らは昔から血中のコレステロール値がきわめて低いのだ。

サヴァンナにいる野生の獲物は、食用に交配されたでっぷりした、あまり運動をしないウシに比べ、脂肪分がはるかに少ない（後者が25～30％なのに対し、4％しかない）。これは、なぜ、シカやヤギュウの肉が、食用のウシやブタの肉に比べて水分が少なく硬いかという理由である。野生動物では、多価不飽和脂肪も5倍ほど多かった。現在のウシには、より危険な飽和脂肪が多量にある。ウシを家畜化することはまた、牛乳、生クリームやチーズなど、脂肪分に富む安価な乳製品をもたらした。マクドナルドは、私たち人間の嗜好を標的にすることによって大当たりした。チーズバーガー、フライ、ミルクシェイクは、多量の高エネルギー脂肪を含んでいるからだ。これに加えて、糖に対する嗜好は現在では、熟した果実に含まれる健康によい果糖によってではなく、ほとんどは清涼飲料、チョコレート、菓子、そしてすべての種類の加工食品の形で、精糖によって満たされている。

クン族やナナミウート族の人を見てすぐ気がつくのは、彼らが細身で健康で、高い運動能力をもっていることだ。工業国で都市生活をしている人々と比べるなら、この違いは歴然としている。現在、肥満の問題はとりわけ西洋で蔓延しており、ファーストフードの世界展開にともなって、開発途上国にもこの問題が広がりつつある。驚くことに、アメリカ合衆国の５８００万人の成人（成人全体の半数弱）が太りすぎであり、それとは別に4人に1人は、臨床的な基準からすると肥満である。心臓血管疾患の約70％は、太りすぎや肥満に直接関係している。食欲は、私たちの生存本能であったものを、自らを害するどうしようもない大食漢に変えてしまっている。

　だが、大部分の人たちにとって、ダイエットがうまくゆくことはまずない。多くの研究が行なわれてきたが、それらは次のような同じ結論に到達している。ダイエットを試みたうちの約95％の人は、体重がまったく減らなかったか、あるいは減らすことができた場合でも、その後もとの体重に戻ってしまうのである。いまも、いたるところでダイエットの試みは続けられている。アメリカの国民は、マクドナルドの年間売り上げに匹敵するお金を、自分の体重を落とすという無駄な努力のために使っている。

　実は、カロリー摂取を減らす努力をしても、あまり効果は期待できない。なぜだろう？　この場合も、私たちの遠い祖先のことを考えてみよう。ヒトの身体は、食料の乏しい時代にデザインされたものである。サヴァンナでの生活は、多くの点で、とりわけ食料が手に入るかどうかという点で、ひじょうに不安定だった。身体は飢餓の時にも、体重をできるだけ維持しなければならなかった。この事実が、現代人のダイエット体験に反映されている。食べる量を減らし始めると、身体は、それをかつてのサヴァンナの飢餓として認識し、ただちに代謝率を低下させる。週に0・5キロ程度の減量でさえ、こうした反応を開始させる引き金となる。言いかえると、食べる量を減らすほど、ふたたび体重を増やすには、少量を食べるだけでよい。

「運動」量を比べるのに、10段階の目盛りのものさしがあるとしよう。1には、たとえばホーマー・シンプソン［訳注　アニメ『ザ・シンプソンズ』の主人公一家の肥満体の父親］が該当し、10には毎日数時間をトレーニングに費やすプロのスポーツ選手が該当する。運動量が4か5以上の人では、食べる量と運動量との間には直接的な関係がある。運動すればするほど、食べる量も増えるが、運動量の段階が上のほうになっても、体重にはほとんど変化がない。彼らの身体は、運動量の増加に見合うだけ食べるようにさせ、この追加されたエネルギーは燃やされるので、太ることはない。しかし、運動量が4以下の人の場合には、この関係が成り立たない。初期人類はおそらく運動量が4以上だったろう。サヴァンナでは三時のおやつでも食べながらアンテロープの群れについて井戸端会議をしているような暇など、なかったはずだ。水を調達し、木の根を集め、ハンドアックスや剥片石器を作り、赤ん坊の世話をするなど、やるべき仕事は山ほどあった。動物の死肉を漁るにも、数時間も歩かなければならなかったろうし、生きた獲物を狩るなら、走らねばならなかったろう。最適なのは、摂取したカロリーをすべて燃やすことだった。これが今日でも、体重を減らすには、なぜ運動をして代謝率を上げるほうが、食べる量を減らすよりもはるかに効果的なのかの理由である。

現代人になる

高カロリーの食べ物を欲しがる傾向は現代では問題になるが、300万年前には、思いがけない驚くべき結果をもたらした。肉のおかげで、脳は、豊富な栄養とカロリーを得て大きくなることができ、最終的には現在のサイズにまで到達した。

私たちの脳は、身体に占める重量は2％でしかないのに、消費するエネルギー量は身体全体の20％を占める。この点でヒトの脳は、維持費がとても高くつく器官であり、つねに15ワットの電球と同じだけの負担を身体にかける。実際のところヒトは、高性能のスーパーコンピュータを使っているのに対し、ほかの動物はポケット電卓でことを行なっているようなものだ。

ウシやウサギのように大量の草を食べるには、巨大でしかも長い胃や腸が必要だが、これはそれほど効率的ではない。エネルギーを食う新しい大きな脳を養うために、私たちの消化管はより短く、エネルギー効率のよいものにならざるをえなかった。これが可能だったのは、なにをおいても、私たちの祖先が、肉に由来する良質のタンパク質と脂肪を食べるように動機づけされていたからである。150万年ほどまえ、火を利用し始めると、調理のしかたを学び、これもまた肉やある種の野菜を消化しやすいものに変えた。このように、肉に対する私たちの嗜好が、より短い胃腸と大きな脳をもたらし、大きな脳をもったホミニッドの台頭という革命の引き金になったように思える。次の章ではこの出来事をとりあげよう。

2章　成長する脳

弱き者、その名は赤ちゃん

1996年、現職を退いた温厚な古生物学者、アンドレ・ケイザー博士は、フランス人研究者たちとともに、南アフリカのヨハネスブルグから65キロほどのところにあるドリモーレンの洞窟で堆積層を発掘中だった。価値ある化石を発見するのに必要なのは忍耐力と、そして細心の注意だ。「こてを片手に掘り進む時のあの感じは、掘った者じゃないとわからんね」とケイザーは言う。「骨はもろくて、ほんの少しの衝撃で壊れてしまうから、掘る時は怖くてたまらないんだ」。そして突然、驚くような発見があった。洞窟の床面から4・5メートル下方を掘っていた時に、人骨が見つかったのだ。泥と砂のなかに200万年の間埋まっていた骨だった。2つの頭蓋骨が慎重に掘り出された。頭蓋の骨はとくに薄く、華奢だった。数百万年の間環境がたえず変化してきたことを考えれば、これらの骨が残っていることそのものが奇跡だ。このような壊れやすい人骨が残ることはまずめったにない。しかし、これらの頭蓋骨でとりわけ興味を引いたのは、それらがホミニッドの子どもの骨だったという点だ。

それまで、初期人類の子どもの化石を見つけた研究者はいなかった。2人の子どものうちひとりは、推定年齢が3歳ほどで、私たちの直系の祖先、ヒトの初期の系統に属していた。もうひとりのほうは、ホミニッドの一系統、アウストラロピテクス・ロブストゥスに属す10か月の幼児だった。この系統は、小さな脳をもち、身体のがっしりした菜食者で、少なくとも100万年前に絶滅した。これらの頭蓋骨が私の目を引いたのは、3歳の子どものほうがグレープフルーツ大の頭蓋をもっていたことである（ケイザー博士によると、現代のヒトの胎児の頭蓋とほぼ同じ大きさだという）。

この2人の子どもが洞窟のなかの互いに近くから見つかったということは、両者が同じ時期に生きていたということを意味するわけではない。おそらくは、生きていた時期は、1万年かそこら違っていたのかもしれないが（年代測定法の精度から言うと、そんなところだろう）、人の住まない同じ洞窟にたまたま埋まり、ゆっくりと堆積物のなかに沈殿してゆき、それから200万年の月日が流れたということとなのだろう。

なにが原因でこの2人の幼い子どもたちは死んだのだろう？　餓死か、凍死か？　それともなにか恐ろしい病や伝染病にやられたのか？　おそらく、彼らの遺体は洞窟に運び込まれ、死体を漁る動物がその一部を食べたのかもしれない。ケイザー博士は、大型のネコ科の動物が彼らをここまで引きずってきたのではないかと推測している。

わかっているのは、この初期人類の子どもの歯が生え変わりつつあったということだ。下顎には2

本の乳歯が残っており、それを永久臼歯が押しのけようとしている状態のまま、200万年の間、時間が止まっていた。これらの子どもについてはっきり言えるのは、食べ物、温かさ、保護を確実にするために、そしてサヴァンナを徘徊する獰猛な捕食動物から身を守るために、彼らが完全に母親に依存していたということだ。ホミニッドの赤ちゃんは、現代のヒトの赤ちゃんと同様、生まれてから数か月の間、まったく無力で、か弱かった。

ここでしばし、ヒトの赤ちゃんとチンパンジーの赤ちゃんとを比べてみよう。チンパンジーの赤ちゃんが子宮のなかにいる期間は、230-240日ほどで、ヒトの赤ちゃんよりも少しだけ短い。生まれた直後は自分ではほとんどなにもできないが、24時間以内に、本能的にうまく這うことができるようになり、それから2日もすると、お乳を吸うために母親の身体によじのぼるようになる。握力はかなりのもので、母親の移動の際も、助けを借りずにその身体にしがみついている。ヒトの赤ちゃんは、チンパンジーよりも授乳期間がほんの少し長いだけだが、生後3日目のチンパンジーの赤ちゃん程度の力と運動能力を備えるようになるには、9か月かかる。実際、ヒトの新生児は、放っておかれたら、2日ともたないだろう。ものははっきり見えず、まわりの世界は詳細を欠いてぼんやり見えるだけである。動くこともまったく未発達の状態にある。ものを握ることと、母親に抱かれている時に乳房に口をもってゆくことだけはできる。それに、はじめて子をもった親なら実感することだが、とにかくよく泣く。しかし、新生児ができるのはこの程度だ。ヒトの赤ちゃんが最初の1年で経験する発達のほとんどすべて――認知、運動能力、視覚の発達――は、チンパンジーなら子宮にいる時に起こっていることだ。私たちヒトは未熟な状態で生まれる。もしチンパンジーと同じ発達レベルで生まれるとしたら、18か月という途方もない長さの妊娠期間が必要になる。系統発生の点でいとこにあたる類人猿と比べると、私たちは実質的に胎児の状態で生まれるのだ！

ヒトの発達の大部分が生まれてから起こるというのはつまり、子どもは数年間は親に全面的に頼らざるをえないということを意味する。親が子どもを守り育てるのにかける時間と労力は莫大だ。なぜヒトがこれほど無力で弱い子ども時代を経るように進化したのかには、なにか強い理由があるのに違いない。あらゆる欲求を満たすためにそんなに長い期間ほかの人間に頼り切るという危険をおかしてまで重要なものとは、いったいなんだろうか？　その答えが見つかりそうなのは、この大きくて高性能の脳をおいてほかにない。

大きな脳、大きな頭

新生児からおとなへと成長するにつれて、ヒトの脳はおよそ4倍の大きさになる。この大きくなった脳のおかげで、太古の私たちの祖先は生存競争を勝ち抜くことができたが、そこにはきわめて重大な制約がひとつあった。それは女性の骨盤の大きさである。産道を通ることのできる頭の大きさには、物理的な限界がある。お産の時には骨盤がほんの少し伸縮するし、赤ちゃんの頭も安全な程度に圧迫することは可能だが、もし頭が産道よりもかなり大きいなら、重大な結果になりかねない。赤ちゃんが産道を通って出てこれなかったり、あるいは赤ちゃんの頭蓋は柔らかいので、必然的にその内側の脳が大きく傷ついてしまったりする。ある理論の示唆するところでは、骨盤自体の大きさは、二足歩行――四つ足ではなく、二本の脚で歩く――による限界がある。骨盤の構造は、私たちの直立姿勢にとって決定的に重要である。もし骨盤がいまよりもっと大きかったら、骨盤は脊柱をしっかり支えることができないだろう。つまり、もし赤ちゃんがそれだけ大きな脳（すなわち頭）をもって生まれてくるなら、女性はいまより幅広の骨盤をもつようになるだろうが、それによって歩行が極度に制約され、むしろ四つ足で歩いたほうがよくなる。

実際そうなのだが、出産経験のある女性ならわかるように、骨盤はほぼその限界にある。過去300万－400万年にわたって、骨盤は広くなってはきたものの、女性は依然として出産時の陣痛を経験しなければならない。ほかの動物のメスは、ヒトの女性が経験するほどの陣痛を体験することはないようだ。カール・セーガンは、その著書『エデンの恐竜』のなかで、知能の進化と陣痛の関係は『創世記』のなかでほのめかされていると指摘している。善悪の知恵の木の果実を食べた罰として、イヴは神から「おまえは苦しんで子を産む」と言われた。脳は知恵をもって大きくなり、脳が大きくなったことが、少なくとも出産する母親には痛みをもたらすようになった。

このように、おとなの脳のたった4分の1の大きさの脳をもって未熟なまま生まれることとの危険性と、骨格が直立歩行の際に全身を支えなくてはならないということとの間には、綱引きのように対立する関係がある。確かに、異なる種類の淘汰圧がそれぞれどれぐらい強いかや、どのようにしてそれらの淘汰圧が（たとえば100万年間にわたるホミニッドの歴史のなかで）調和を保っているのかは、正確にはわかりようがない。私たちにできるのは、いまある情報をもとに推測することだけだ。二足歩行は、実際にそんなに重要だったのだろうか？　確かに、子育てには膨大なエネルギーが必要だということを考えると、それが脳を大きくしないというひとつの大きな理由になったはずではないだろうか？　この謎に取り組むには、数多くの異なるやり方がある。おそらくそれは、女性が、妊娠期間があまりに長いために、家族や集団が彼女の面倒を見てやらなければ、猛獣に襲われたり飢えたりしてしまうということに関係している。認知、記憶、社会的技能などの増加にともなって、脳を大きくする必要性は、考慮すべきほかのいかなるものも凌駕するほどに、強かったということなのだろう。

赤ちゃんの本能

新生児を観察すると、どのようにしてヒトの本能――数十万年（あるいは少なくとも数万年）の間ほとんど変わることのなかった遺伝的プログラム――がまわりの世界を探索するよう仕向けるのか、どのようにしてまわりのものや他者を理解しようとするのか、どのようにして親との絆を築くのか、そしてもっとも重要なことだが、どのようにして自身の生存を確実なものにするのかがよくわかる。ここで忘れてはならないのは、私たちの遺伝的遺産がすべて生存に関わっており、その遺産は、狩猟するおとなにとってと同様、新生児にとっても同程度に重要なものだということである。

すでに見たように、ヒトの赤ちゃんは、身体に比べてきわめて大きな頭をもって生まれてくるのに、ほとんど未発達で、無力である。新生児は、強力な本能的行動を通して、親から食べさせてもらい、着るものを替えてもらい、危険なけものやいたずらをするおじたちに眼を光らせてもらわなければならない。結局のところ、赤ちゃんは自分ではなにもできないものの、泣き声、信号、においやそのほかの仕掛けのきわめて洗練されたシステムを使って、授乳や世話をしてもらうことを確実にする。

赤ちゃんがこの世に生まれ出るその最初の瞬間から、泣くという本能が産院の廊下にこだまする。赤ちゃんの泣き声は重要な信号だ――一種のSOSで、母親に「私に注意を向けて」というメッセージを伝える。泣き声は、新生児が防御の最前線で使う武器である。注意を喚起しないということはまずないし、もし赤ちゃんが寒さや不快、痛みや空腹を感じているのなら、泣くということが最初の反応になる。もしオムツを替える必要があったり、お腹が空いたりすると、泣いて世話の必要性を訴える。たまたまおとなが、たとえば食料を集めに赤ちゃんのもとを離れたとすると、赤ちゃんは、その身体の大きさに比して途方もない音量で泣き叫ぶ。実際、その泣き声をおとなの身体の大きさで考えると、音量は削岩機のドリル音に匹敵する！　一方、母親の本能にも、赤ちゃんの泣き声にはほとんど抗うことができないようななにかがある。

母親や父親の注意を喚起するために声を出すことは、ヒトの赤ちゃんだけのものではない。動物の多くはこれと似たような戦略を用いるが、とりわけ鳥は鳴き声を使う。巣のなかのヒナも、幼い時にはまったく無力であり、親から給餌してもらう必要がある。彼らも、羽が生えそろって飛ぶ準備ができ、身を守れるようになるまで、「ピーピー」鳴き続ける。

赤ちゃんは、いざとなれば、無意識的ではあるが、自己利益の小さなかたまりと化す。親を愛情でメロメロにして、相当の時間と労力を自分に割かせるが、この時に用いられる感情操作のテクニックは、数十万年の進化の時間のなかで、磨きがかけられ、洗練されてきたものだ。

赤ちゃんフェロモン

いまも昔も、知られているほとんどすべての文化において、母親は、育児という仕事に最大の労力を費やす。授乳は、その仕事のもっとも重要な部分であり、この時に母子間の絆が形成されてゆく。一方、赤ちゃんにとっての最優先課題は、母親の乳房がすぐそばにあって、母親がほかのことをしなくてはいけない時も、つねに乳が飲めることを確実にすることである。

しかし父親もまた、赤ちゃんを暖かくし、食べ物を与え、幸せにする役割をはたす。次の章で見るように、男性に浮気をさせないために女性が用いる方法はいくつかあるが、やはり歴史的には、男性が家族に食物と安全を提供するという重要な役目を担ってきたのは、ほぼ間違いない。母親に幼い子がいて、それゆえ攻撃や飢えの危険にさらされている時には、とりわけそうだ。しかし、男性をしっかりつかまえるという確実な方法をもっているのは、母親だけではない。最近行なわれたスウェーデンの研究は、新生児は父親を引きつけるために巧妙な方法を進化させてきた、ということを示している。その方法とはにおいである。

実験ではまず、生後2、3週齢の新生児と、2歳から4歳の幼児が一堂に集められた。実験者は、それぞれの子どもを入浴させ、においのない石鹸を使って身体を洗ったあと、新しい白い肌着を着せた。肌着は汗が染み込むように数日着てもらった。子どもたちの出番はそこまでである。次に、それらの肌着を実験室にもってきて、男女のおとなの実験参加者（親もいたし、子どものいない人もいた）ににおいを嗅いでもらった。実験参加者は、記号を付した3種類の肌着——新生児が着た肌着、幼児が着た肌着、対照条件として着用していない肌着——のにおいを嗅ぎ、どの記号の肌着のにおいが好きかを答えた。結果は驚くべきものだった。女性は、幼児と新生児の肌着の違いがわからなかった。実際、大部分の女性は、着ていない肌着のにおいが好きと答えた。しかし男性は、とりわけ子どもがいる男性は、新生児の着た肌着がはっきり好きだと答えたのだ。

においは時には、心に作用する刺激として、驚くほど強力だ。だれにも経験があるように、子どもの頃に嗅いだ特別なにおい——綿菓子だとか、アスファルトだとか、飼っていたペットのにおいだとか——を嗅ぐと、突然、昔の思い出が、時にはその感情をともなって、よみがえってくることがある。私たちの脳は、においを細かく嗅ぎ分ける力の大部分を失っている。確かに私たちは、ほかの多くの哺乳動物に比べて、におい嗅ぎ競争では最下位近くに位置するが、依然として——意識的な場合もあるし、無意識的な場合もあるが——空気中の少量のにおい物質を感じとり、それがなにかがわかる。

赤ちゃんは、これを最大限に利用するという戦略をとっているようだ。新生児のTシャツのにおいの成分を分析した研究から、そのにおいにはフェロモンが含まれていることがわかった。フェロモンはふつうはにおいとして意識されることなく、鼻中隔の特殊な神経束を通して、脳の情動の中枢に直接送られる（これに対して、通常のにおいは、嗅覚神経を通して脳に送られる）。

この「においのトラップ」は、赤ちゃんが父親をそばにいさせてなにかをしてもらうのを確実にするために、進化してきたのだろうか？　おそらくそうだ。しかし、もうひとつ別の説明もある。赤ちゃんは、暴力や身に迫った危険に敏感だ。実際、生まれて間もない時期の赤ちゃんには、闘争－逃走反応の最初の徴候を見ることができる。それは「モロー」反射と呼ばれる反射である。大きな音を耳にすると、両腕を前に突き出し、その腕を組んで防御するような姿勢をとり、そのあと緊張を緩める。数週間後、この防御の本能は「驚愕」反応へと発達する。これは、あたかもボディブローを食らうのを予期しているかのように、口を大きく開けて（おそらくはより多くの酸素を取り込むためだろう）、頭を低くし、肩と腕を下げる。

赤ちゃんのフェロモンが、まわりのおとなの男性の暴力や攻撃を抑えるのに用いられているなどということが、ありうるだろうか？　この研究のリーダーであるカリン・ベングストソンは、そのフェロモンが鎮静効果をもっており、攻撃性――狩猟と闘争という、男性の昔ながらの役割に由来する性質――を弱めるようにはたらく、と考えている。赤ちゃんから見れば、男性の攻撃性や暴力傾向は危険であり、赤ちゃんは、大きな声で呼ばれたり投げ渡されたりするよりも、とりわけ抱っこされてあやされるほうを好む。将来的には、こうした特殊なフェロモンをもとに人工的な赤ちゃんの芳香が合成され、犯罪的な暴力傾向をもつ男性を鎮めるのに使われたりするかもしれない。

赤ちゃんと顔

自分の要求や欲求に気づいてもらうために、ヒトの赤ちゃんが用いているのは、声やにおいだけではない。生まれて間もなく、赤ちゃんは、おとながする表情をまねし始める。おとなが微笑むと、微笑みを返す。おとなが眉をひそめると、ちょっとだけ眉をひそめる。親たちにとっては、これがたまらなくかわいらしく感じる（赤の他人にはそうではないかもしれないが）。私は最近たまたま、ハマースミス病院の新生児でこれを試す機会があった。BBCのテレビ番組『われらが時代の子ども』［訳注　西暦2000年《ミレニアム》に生まれた赤ちゃんたちを成人になるまで追跡調査して毎年放映する科学ドキュメンタリー］の撮影で、プロデューサーのひとりが、生まれて数時間しか経っていない赤ちゃんに私がしかめっ面をして、赤ちゃんがそのまねをするところを撮りたがった。ところが、私の場合は全然うまくいかなかった。口ひげが悪かったのかもしれない。しかし、私は新たな才能を発見した。私がベッドから抱き上げてしかめっ面をして見せたとたん、赤ちゃんは、ひとり残らず眠りに落ちたのだ。これを見て、お母さんがたはみな感心しきっていたが、撮影班のほうは思うようにいかないので気を揉んでいた。私のところの長女、タニヤは赤ちゃんの頃よくむずかったが、その時にこの才能を発見していたらと思う。残念。

　たとえそれが生まれたばかりの時には——私が実験してみた生後数時間の赤ちゃんのように——それほどよくは機能しないとしても、この本能的な仕掛けによって、赤ちゃんは、両親たちに驚くほどの感情的影響をおよぼすことがわかる。これは、絆の形成——親と子の間の深く強力な感情的結びつきの成長——のプロセスにとってきわめて重要である。このプロセスの核心には、赤ちゃんがヒトの顔を認知できるということがある。

　新生児は、顔とさまざまなものとを一緒に見た時には、顔に大きな興味を示す。とりわけ、2つの目と鼻と口からなる基本的配列に見入る。彼らの視力が悪いということやその時点ではまわりの世界をほとんど理解していないということを考えると、その能力には目を見張るものがある。しかし新生児は、顔や表情の意味や重要性がわかっているわけではない——こうしたことがわかり始めるのは、6か月齢を過ぎてからである。彼らをそのように反応するようプログラムしているのは純粋に本能であって、この反応が親を錯覚させて、その反応がなかった場合よりもより多くの愛情と注意を注いで、世話し守ってもらえるようにするのだ。私たちは、赤ちゃんの微笑む顔に私たち自身の愛情や情動の反応を投影するのだが、赤ちゃんのほうは遺伝的な指令に従っているにすぎない。

こう書くと、これが親子の間に絆ができ始める最初の神秘的な時のようには思えないかもしれないが、すぐに愛着のプロセスが始まり、赤ちゃんは自分の親を認識して、親と見知らぬ人とを見分けることができるようになる。赤ちゃんは、自分を世話し、食べ物を与え、守ってくれるおとなに大きな関心をもって反応し始める。おとなは、役に立たなければ、なにものでもない。

異なる人の顔を識別する能力は、昔から人間なら必ずもっている確固たる能力だと考えられてきた。どうやら脳のなかには、この機能だけを司るよう進化してきた特別な領野があるようだ。この知見は、特別な種類の脳損傷の研究から得られたものである。脳損傷は時に、無生物や動物を認識するのにはなんの問題もないのに、顔を認識することだけに障害をもつ患者を生じさせることがある。これとは別の領野を損傷した患者は、人を認識はできるが、ものを認識することができない。これらの症例から、脳には顔やものをあつかう特定の領野があることが示唆される。

顔の認知については、その特別な領野の場所がわかっている。それは、右耳のすぐ後ろあたりにある。不運にも相貌失認と呼ばれる珍しい障害をもつ人は、脳のその部分に損傷がある。この障害では、家族や友人を顔で見分けることができなくなり、新しい顔を覚えることもできない。相貌失認を実際に経験してみると、あるいはそうした人に直接接してみると、こうした能力が日常生活においていかに重要な役割をはたしているかに驚く。

セシリア・バーマンは、相貌失認をもつ若い女性だ。彼女は、顔がわからないというのはどういうことなのか、こうした障害をもつ人がどうして間が抜けているように見えたり、知的な障害があるように見えたりするのかを、わかりやすく述べている。もちろん問題は、ふつうの人ならなに気なくしているような対人行動がうまくできないということにある。相貌失認患者にとっては、人の顔は意味をもたないので、相手がだれかを知る手がかりは、その人の着ているもの、声や髪、場合によっては手などになる。バーマンによると、相貌失認患者の多くは、職場や学校では、自分のまわりの人たちがどんな服装をしているかを覚えておき、それを使って相手がだれかを知るという。実際に問題になるのは、人に挨拶する時だ。というのは、知人に会った時に、数秒以内に挨拶しなければ、愛想をつかされてお終いだからだ。だから、相貌失認患者は、はじめて会う人であっても知っているようなふりをし、相手の名前を言う事態になることを避けながら、近況について質問をしてカマをかけたりする。セシリア・バーマンの興味深いホームページ（www.prosopagnosia.com）では、自分のおかれた奇妙な状況を、健常者がいくつかの小石を前にした時の状況にたとえている。さまざまな小石の写真にフレッド、ダニエル、マチルダというように名前をつけたあと、それぞれのもっている特徴からどのように区別するか――右側がちょっとだけ尖っているとか、表面がつるつるぴかぴかしているとか、真ん中にひびが入っているとか――について述べている。

顔の認知は、もっとも基本的な意味で、社会生活のなかで中心的な位置を占める。人間であることは、とりもなおさず、ほかの人間とともに暮らし、関係を築くことである。まわりの人や知人がわからなければ、世界に向かって開かれた、この唯一の特別な窓がないことになる。[注] ほとんどの人は、この窓のおかげで、数百、あるいは少なくても数十の顔を見分けることができ、顔の表情（とりわけ乳幼児の表情）も的確に解釈することができる。これも、もうひとつの適応メカニズムだ。このことは、乳幼児が生後1年から2年の間実はそれほど無力ではないことを物語っている。おとなは、いま赤ちゃんが幸せか、嫌がっているか、怖がっているか、お腹が空いているのか、わかるのだ。

注目すべきことに、この逆も言えるということが、研究からわかっている。私たちが赤ちゃんの顔に感情を読みとるのとほぼ同じように、彼らも私たちの顔に感情を読みとることができる。もし母親が――招かれざる侵入者や危険な捕食者の存在によって、あるいは崖っぷちに立っていることによって――怯えているように見えると、赤ちゃんはそれを感じる。赤ちゃんはまた、おとなの声の調子からも、状況がよくないことを感じとる。ある巧妙な実験では、母親が自分の赤ちゃんに、微笑みながら怖がっている声で呼びかけ、また怖がる表情をしながら陽気な声で呼びかけた。明らかに、赤ちゃんはこれらの信号の矛盾がわかった。というのは、かわいそうに、赤ちゃんは混乱して、極度の興奮状態に陥ったからである。

遊び

ヒトの子どもは、世界のなかで生きてゆくのを助ける、もうひとつのほぼ普遍的な本能をもつようになった。子どものごっこ遊びやオモチャが日々を生きるのに関係があるわけがないと思う人もいるかもしれないが、研究が示すところによれば、遊びは、ある重要な目的をもった、きわめて有意義な、深いところに根ざした本能である。

動物の世界を見てみると、遊ぶという行動が実はかなり珍しいものだということがわかる。カササギやカラスのように数種の賢い鳥では、遊ぶのが時折観察されるが、遊びがよく見られるのは哺乳類だけである。遊びは、動物によってはきわめて危険なこともある。子どものオットセイの死亡の80％は、遊びに熱中していて近寄る捕食者に気づかないために起こる。ヒトの幼児は、バービー人形やレゴで怪我をすることはまずないものの、はしゃぎまわるのにエネルギーの15％を消費しているという推定がある。進化の観点からすると、これはとても高くつく行動だ。こうした活動が起こるのには、たんに楽しいというだけでなく、なにか明確な理由があるのに違いない。

［注］　興味深いことに、実験によると、相貌失認患者は、見知らぬ人を見た時には皮膚の電気伝導率に変化が見られるが、「知っている」はずの人を見た時には変化がない。この反応は、脳の意識下の部分、辺縁系がコントロールしている。つまり、相貌失認患者は、どの顔が見知らぬ人で、どの顔が知り合いかを意識下では「知っている」が、その情報にアクセスできないという可能性がある。

オーストラリアで行なわれた最新の研究では、脳の大きさと遊び好きとの間には興味深い関係が示されている。イルカから齧歯類《げっしるい》や有袋類《ゆうたいるい》まで、15種類の異なる目《もく》の哺乳動物を比較したところ、（身体の大きさに比して）大きな脳をもつ動物ほど遊びに費やす時間が長かった。さらに、有袋類といった特定のグループについて細かく見てみると、ウォンバットは、その近縁にあたる無精で小さな脳をもったコアラに比べると、はるかに遊び好きだということもわかった。

子どもが遊んでいるところを観察すると、彼らがおとなの行動を練習していることが多いということに気づくだろう。1歳児は、遊びのなかで共感を示すし、3歳になる頃には、積極的に「ごっこ遊び（ふり遊び）」をするようになり、おとなの役割をまねし、それぞれの人形や人物（時にはそれが空想上のものである場合もある）に信念、感情、行為を投影する。おとなの世界の生活を「試してみる」という、このもって生まれた本能は、コミュニケーションや訓練の重要な手段である。私たちの大きな脳は生後の数年という時間と経験を通して発達してゆくのだから、進化の解決法のひとつは、遊びを通して、感情や生活の理解を形作る（その結果、複雑なおとなの世界を生き延びるための準備が整う）ことであるように思える。

学習の起源

よちよち歩きの子どもは、学習の点では、スポンジのようになんでも吸収する。歩き回り、まわりの環境を操作し、ほかの人々との間に関係を築き、さらに彼らとコミュニケーションし始めるためにはいくつもの技能が必要だが、ヒトの心には、それらを獲得するだけの準備がある。顔の認知、空間認知、ことばを話し理解する能力など、乳幼児の時期と子ども時代に出現する認知能力はみな、環境とまわりにいる人々とにある程度依存する。

これらの技能を学習する私たちの驚くべき能力は、進化心理学のなかでもっとも強力に主張されている説のひとつをもたらした。その説によれば、私たちは、複雑な心理メカニズム（「モジュール」）を備えた心をもって生まれてくる。言いかえると、ヒトの心は、アーミーナイフのようなものだ。それは、用途がそれぞれ明確に異なるいくつもの既成の道具からなり、それらはウマのひづめから石をほじくり出すためというより、文法の基本を理解するために、あるいはヘビやクモを怖がるように作られているのだ。この説の支持者のひとりは、著名な言語理論家、ノーム・チョムスキーだ。彼は、私たちはみな脳のなかに、言語の習得を可能ならしめる生得的構造をもって生まれてくる――あるいは少なくとも、胎児から乳幼児へと成長していくなかで、これらの構造を生み出す遺伝的プログラムをもっている――と考えている。彼が示唆したのは、どの文化の言語も、この生まれつきの心理学的「モジュール」を反映する「普遍文法」――あらゆる言語の文を作り上げる類似のやり方――をもっているということであった。

確かに、赤ちゃんは音声を好むように見える。新生児は、たとえばベルの音よりも、話されていることばに大きな興味を示す。では、新生児がなににどの程度興味をもっているかは、どうすれば知ることができるだろう？　確かに、彼らは泣くこと、ミルクを飲むこと、排便をすることに忙しい。ひとつの方法は、小さなセンサーがついたオモチャの乳首を用いる。どれぐらい強く吸うかを測るのだ。

見えるものや聞こえるものが赤ちゃんの注意を引くと、乳首を吸う速度や強さが変化する。この巧妙な方法を利用すると、赤ちゃんの脳の発達についていくつかのことがわかる。赤ちゃんは、母親の声に多くの注意を向ける。実は、子宮にいる時からすでに、母親の声の調子と音質に「注意を向けている」らしい。

フィンランドで最近行なわれている研究によると、驚くべきことに、赤ん坊は、眠っている間も、新しい単語の音を聞き分けることを学習できる。45人ほどの新生児を3つの群に分け、第一の群の新生児は、夜眠っている間中、それまでに聞いたことのない一連の母音を母親が繰り返すのをテープに録ったものを聞いた。第二の群は、いつも聞いている母音が繰り返されるテープを聞き、第三の群はなにも聞かずに、静かな環境のなかで眠った。翌朝のテストでは、それらの聞いたことのない母音を聞かされると、第一の群の新生児は、ほかの2群とは異なる脳波を示し、それらを聞き慣れた音として聞いていることを示していた。

脳には生得的な言語「モジュール」があるということを支持する別の証拠についても考えてみよう。脳の特定の部位が外傷や脳卒中によって壊れてしまうと、言語の処理に明確で奇妙な影響が出ることがある。たとえば、適切な単語を見つけることができなくなる。こうした障害をもつ患者は、「私の、あ……その、欲しいのが、んー、あれ、その、名前が……切符なんだけど、あそこへ行く、ほら、あの、んー」といったように、もっとも基本的な名詞や動詞や名前でさえ頭に浮かばず、探し続けるが、文の構造は完璧に理解している。この場合、記憶のほかの側面は一般にはこの影響を受けない。脳のその近くの部位を損傷した別の患者は、これとは正反対の障害を抱えている。彼らは、単語はすぐ思い出せるが、たとえば「切符列車のエジンバラをくれよ」のように、それらを正しい順序で並べることができない。文法がわからなくなってしまったのだ。簡単な文ならなんとか言えることがあるが、複雑な文は作ることができなくなる。

もしモジュール説の通りなら、私たちはみな、ヒトのさまざまな本能と行動の様式について配線済みであり、これらは、アボリジニの狩猟民からウィスコンシンのダンスの女王まで、人類みなが共有している、ということになる。これらのモジュールの基本形は、胎児期の発生・発達を通して、さらにその後の新生児の時期を通して形成されるが、人間であれば、それらはみな同じである。それらは、その人が育つ環境や文化の違いにはよらない。もちろん、タイミングの違いはあるかもしれない——ある認知能力は、赤ん坊がまわりの人間からどの程度刺激を受けるかによって、出現するのが早くなったり遅くなったりすることはあるだろう。モジュールのスイッチが入らないということもあるかもしれないが、モジュールそのものは、私たちの進化の歴史の直接の結果として存在する。これが、サヴァンナで生きるという問題に対して自然淘汰が見出した心による解決法である。カリフォルニア大学サンタバーバラ校のジョン・トゥービーとレーダ・コズミデスは、これを、特定の錠に合うよう作られてきた鍵にたとえた。解決法は、解くべき適応問題に合っていなければならない。身近な例をあげると、私たちの高所恐怖は、崖から落ちるという危険に完全に対応している。よく言われるように、モジュール説が示唆するのは、もし現代にもっとも近い時代に生きていたホミニッドの赤ちゃんを現代の都市に連れてくることができたとしたら、サヴァンナ用の脳のモジュールをもったこの子は、現代人の子どもと同様に、ことば、社会性、認知能力をたちまち身につけるだろう、ということだ。

しかしモジュール説は、白熱した論争を呼んでいる。アメリカのスタンフォード大学を拠点に活躍する進化学者、ポール・エーリックは、脳は複雑であるがゆえにこういった特殊で細かなやり方でコードされていないということを根拠に、進化心理学者が間違っていると断言する。

脳は、1千億の神経細胞をもち、それらの間には想像を絶するほどの数の連絡があって、神経ネットワークを構成している。砂粒ほどの大きさの脳の部分でも、10億ものシナプスがある。エーリックは、もし私たちの遺伝子のひとつひとつが脳のシナプス形成を担当しているとするなら、遺伝子ひとつあたりは、1兆ものシナプスの形成の設計図をもつ必要が出てくる、と指摘している。こんなことはどうしたって不可能であり、それぞれの遺伝子は、これだけの量の情報を保持することなどできない。加えて、私たちの遺伝子は、身体の部品に関する情報や、ほかの複雑な器官のはたらきを司る情報など、膨大な量の情報も伝えなければならない。それらがみな脳の発生・発達に充てられているわけがない。エーリックは、この「遺伝子不足」こそ、なぜ赤ちゃんがあんなに無力な状態で生まれてくるのかという理由だ、と考えている。彼は、私たちの脳が可塑性に富み、だからこそ人々や文化やまわりの環境との相互作用が脳を「作り上げる」上で欠かせないのだ、と確信している。私たちの遺伝子は、指針となんらかの基本的指示を与えるが、まわりの環境は、遺伝子では到達できないところまで私たちを連れて行き、胎児から乳児へ、そしてそれ以降の段階への発達の過程において、脳のなかに連絡の形成を引き起こす。

エーリックの見方では、ヒトの脳は、古くてやたらと広い家のようなもので、長い時間にわたって住む人たちが次々と入れ替わってゆくうちに、建て増しされ、改築され、内装を変えられ、一部はとり壊されてまた建て直されてきた。使いようのない場所があったり、切り妻が釣り合っていなかったり、しっくいが安っぽかったりというのは、その気まぐれさ、柔軟さ、個性の表われである。一方、モジュール説では、ヒトの心はハイテクのプレハブ住宅のようなもので、詳細な設計図と規格に従って、その場ですぐ建てられる。そこには、お金をかけた立派な庭なんてないし、気分屋の作った窓枠なんてものもない。これらの家は、エネルギー効率がよくて、細部にわたってきちんとデザインされており、できあがりはどれもほとんど同じである。

ヒトの脳のこの2つのモデルは、本能をどう見るかに大きな影響を与えてきた。もし、私たちがもっぱら環境と学習のプロセスに影響されているのなら、おそらく、ヒトの性質は普遍的というわけにはいかないだろう。イヌイットの子どもの本能は、エセックスの子どもの本能とは違った発達をとげるだろう。もし、モジュール説が正しいということになれば、ホモ・サピエンスの心は、イヌイットの少女の場合もエセックスの少女の場合も変わりないと確信をもって言えるだろう。

互いに戦線を張り塹壕を掘って始めた戦いは、激しい長期戦の様相を呈するだろう。モジュール説は、進化心理学の核心にある。もしモジュール説を正しいと考えるなら、自然淘汰は、これまで想像されてきた以上に、私たちの心的ツールキットを徹底的に磨き上げ、洗練してきたので、私たちの心的モジュールは適切な時にスイッチが入るしくみになっている、ということになるだろう。このことが示唆するのは、エーリックのような人々が認める用意があるよりも、私たちの心は完成度が高いということになる。エーリックや彼と似たよう考え方をとる研究者は、私たちの心の形を作り整えるだけの余地を、環境のなかに多く残しておきたいと考えている。

成長する脳

この点で、私は、物理学者で哲学者のエマーソン・ピューの示唆――もし人間の心というものが私たちが理解できるほどに単純なものなら、私たちはそれほど単純だということになる――にうなずきたくなる。しかし、広く受け入れられているのは、現代のホモ・サピエンスは、そのホミニッドの祖先と比べて、認知能力や技能の点で、そしてもちろん脳の大きさの点でも、これまでになかったような知能の頂点に到達している、ということである。このことは、脳をとりあげる際に、次のような重要で議論百出の問題をもたらす。進化の過程で、私たちの太古の祖先が大きな脳をもつに至ったその決定的な引き金とは、なんだったのだろう？

これらはるか昔のホミニッドがどんな心をもっていたかは、謎に包まれたままだ。運よく川床や洞窟の堆積物の下から頭骨が掘り出されることがあるが、それらの遺物から、かつて生きていた祖先の日々の生活についてなにかがほんとうにわかるのだろうか？　現代医学は、MRIやPETのような画期的な画像技術が登場するまで、ヒトの脳のはたらきについて知ろうと懸命な努力を重ねてきたものの、その歩みは遅々として進まなかった。ホミニッドの頭骨から情報を得るのに腐心する研究者たちの歩みも同様だった。肉体がなく、調べるべき脳組織もなく、あるのは古い時代の頭蓋という頑丈な容れ物だけだった。頭蓋の化石から300万年前に生きていたホミニッドの心の構造を推測するのは、たとえれば、CDケースからシンフォニーを再現しようとするようなものだろう。

　場合によっては、脳内の構造についてある種のきわめて基本的な情報を得ることがある。頭蓋の内壁についた線や溝は、血液の道筋を示している以外に、間接的ながら、脳のさまざまな部分の物理的な構造も示している。たとえば、いくつかの初期人類の頭蓋骨には、ブローカ野――現代人ではここに言語発声の中枢がある――と呼ばれる部位の痕跡がある。

　けれども、一般には、神経組織をとり囲んでいる厚い保護膜が、頭蓋の内壁にそれらの細部が跡を残すことをほぼ不可能にしている。事実、どのようにしてホミニッドの脳が配線されていたかはまだ知られていないし、その神経回路がどの程度複雑だったのかもわからない。それに、これらのごく少数の貴重な頭蓋骨にブローカ野があるという証拠を得たとしても、どうすれば、初期人類ではそこが現在と同じ使われ方をしたと言うことができるだろうか？　ホミニッドの心を理解しようという試みは、そこである程度暗礁に乗り上げてしまうようにも思える。しかし、落胆して、この企てそのものをあきらめてしまってはいけない。この暗闇には、一条の光が差し込んでいる。頭蓋の化石は、使いものにならないわけではない。ホミニッドの脳の大きさを知ることが、きわめて貴重な情報を提供するのだ。

　脳は、頭蓋のなかにすっぽり収まっている。頭蓋化石の内側の鋳型は容易にとることができ、その鋳型から脳の容積が簡単に割り出せる。こうした鋳型は、驚くべき事実を物語る。ヒトの脳の大きさは3倍にもなったのだ。これは、ほかに例を見ない大きな進化的飛躍だった。古い時代のホモ・ハビリスは、かわいそうにも500ccの脳でなんとかしなければならなかった。その後わずか200万年も経たないうちに、現代のホモ・サピエンスのごく初期の例が出現した時には、脳は、最大で1500ccといった、桁外れの大きさで、大幅に改良されたモデルに様変わりしていた。いったい、この飛躍的な増大を後押ししたものはなんだったのか？　脳のこの驚くべき増大が、私たちの進化の道筋を決定づけた。これこそ、500万年にわたる歴史——チンパンジーに似た祖先から、ホミニッドを通って、現在のホモ・サピエンスへと進化するのにかかった時間——の核心部分だ。

脳の大きさと身体の大きさ

動物のほとんどは、脳の大きさが身体の大きさと相関する。これは次のような理由による。身体が大きくなるほど、循環器系や消化管といった、もっとも基本的な生理過程を制御し調整するための処理能力も高くなる必要がある。さらに、運動技能のための認知能力や、求愛や摂食といった本能行動のためのプログラミングも必要である。たとえば、マッコウクジラの脳は8キロほどの重さになるのに対し、ヒトの脳は1・5キロだが、だからと言って、マッコウクジラが高い知能の持ち主だということにはならない。地球上でもっとも大きなその身体（37トンにもなる）を制御するためには、巨大な神経組織が必要だからだ。

ヒトは明らかに典型ではない。ヒトでは、脳は体重の2％を占め、この値は身体が私たちと同じ大きさの霊長類に予想される脳の3倍に相当する。チャールズ・ダーウィンも、1871年に『人間の由来』のなかで、脳の大きさを考える際には、身体の大きさを考慮する必要がある、と記している。

「身体に対する脳の大きさの割合は、ゴリラやオランウータンに比べてヒトではかなり大きく、これがヒトの知的能力と密接に関係しているのは間違いない」。

しかし、カリフォルニア大学ロサンゼルス校のハリー・ジェリソンが、身体の大きさに対する脳の大きさを示す指標、「脳化指数（EQ）」の概念を定式化したのは、ほんの30年前のことだ。このEQを計算してみると、たとえばイエネコは1・0で、身体の制御に必要な適正な大きさの脳であり、ネコを本能的にすぐれたハンターにしている。イヌのEQはおよそ1・8だ（ジャーナリストのベンジャミン・ミーのことばを借りると、「考えるためにちょっとだけ余分な脳が与えられている」）。チンパンジーは3・0であり、ヒトは7・4という法外な値になる。

ジェリソンは、進化の歴史を通してEQがどう変化してきたのかをたどろうとした。ジェリソンが示したのは、脳の進化においては、EQが長い間ずっと一定のままで、爆発的にEQの値が増える時期が何度かあったということである。ジェリソンの研究では、イルカはヒトの脳と身体の大きさの比にかなり近い唯一の動物である。バンドウイルカのEQは5・6である。興味深いのは、EQが高いこれらの動物はみな、複雑な社会集団で生活し、ほかのメンバーと緊密な相互作用をする傾向が強いということである。

多くの人々は、イルカをひじょうに利口な動物だと信じている。イルカに簡単な手話を教え込んでいる研究者によれば、その利口さはチンパンジーに匹敵するという。しかし、ちょっと意地悪なことを言えば、ジャンプして輪をくぐるとか、水中でお互いにクリック音を発し合うとかいったことは、人間のような認知能力をもっているという証拠としてはお粗末だ。とは言え、イルカに惚れ込んでいる人たちは、私たちがおそらくは理解できないようなイルカ特有のほかの認知能力こそ、ヒト並みの知能の証拠なのだと主張するかもしれない。

大きければいいってもんじゃない

なぜ脳の大きさが3倍になったかという疑問に一言で答えるなら、賢いほうがいいに決まっているからだ。賢ければ狩りがよくできるし、より長く生き延びるし、子を残すのもうまくやるし、その子たちの生き残りも確実にするはずだから、賢い人間は自然淘汰によって選ばれるだろう。しかし、大きいことは必ずよいことなのだろうか？

現代の知能の尺度、IQについて考えてみよう。現代人の脳の大きさは、知能の高さとは——少なくともIQの数値とは——必ずしも対応しない。しかしここで強調しておかなければならないのは、IQ（知能指数）は、もはや一般には知能を測る客観的指標とはみなされていない、ということである。知能テストそのものが西洋の知的・論理的伝統に偏っていると考えられているし、IQの値は練習によって上げることもできる。専門家の間では、ほんとうの知能とはなにか、どうすれば知能を定義できるかについて、一致した見解すらない。しかし、論理的・抽象的思考の能力を大ざっぱに測るものとしてなら、IQは使える。脳の大きさが知能と直接関係しているという考えは、二十世紀初頭の神経学者や解剖学者の間では広く信じられていたが、その当時の何人かの傑出した天才たち——寛大にも、自分の遺体を科学的研究に献じた人たち——の脳には、これといった際立った特徴が見られなかったことから、この説は疑問視されるようになった。実際、彼らの脳はがっかりするほど、ありきたりの脳だった。より最近の研究がはっきり示しているところでは、とくに小さな脳をもっている人々も、ほとんどの場合ほぼふつうのＩＱの値を示す。実際、７５０ccの大きさの脳の人であっても（この大きさはホモ・エレクトゥスのおとなの平均的な脳の大きさだ）、ＩＱは低くはなかった。

このように、知能それ自体は、より大きな脳を必ずしも必要とするわけではない。とは言え、賢いだけでは、サヴァンナでは成功できない。ＩＱテストはおもに、論理問題やことば遊びや数学クイズからなるが、そのどれも、１００万年や２００万年前の私たちの祖先の生活では、さほど重要なものではなかった。しかしほかの研究は、もうひとつ別の重要な要因があったとしている。結局のところ、大きさがすべてではないようなのだ。というのは、時がたつにつれて、脳の構造の実際の構成にも大きな変化があったからである。

ハーヴァード大学のテレンス・ディーコンが出した説は、常識的な考えに反して、私たちヒトの知的な脳と類人猿のあまり聡明とは言えない脳とを分ける唯一もっとも重要な違いは、脳全体の大きさにあるのではない、と主張する。重要な違いは、前頭前野と呼ばれる脳領域が不釣り合いなほどに大きくなったことと、この領域とほかの脳領域との関係にある。1章で紹介したように、大脳皮質は、三位一体脳のなかでもっとも新しく進化した部分であり、ヒトらしさの根幹にある高次の思考やプラン作りに関わっている。ディーコンによれば、ヒトほどの身体の大きさの類人猿がいたとすると、ヒトの前頭前野は、その仮説的類人猿で予想される前頭前野の2倍以上の大きさがあるという。さらに重要なのは、このスケールアップが、前頭前野の大きさにおいてだけでなく、その複雑さや、ほかの皮質領域との連絡と制御の程度においても起こった、ということである。言いかえると、前頭前野は、脳のほかの領野がそれまで行けなかったところにまで枝を伸ばし始めたのだ。進化しつつある脳では、この前頭前野とその高次の機能が優位な地位を占めることになった。

私たちの祖先の脳のなかでどんな発達が起こっていたかはともかく、脳の大きさの一定量の増加は、初期人類になんらかの利点をもたらした。少しでも大きな脳をもっていれば、生き残りや繁殖に有利だったろうが、なぜ有利だったのかは、なかなかの難問だ。脳が大きくなり変化したということは、実際にはなにをもたらしたのだろうか？　知能を急速に進化させる道に私たちの祖先を導いた、脳がもたらした信じられないほどの淘汰の推進力とは、なんだったのだろう？　それは、私たち人間が前屈みの少し間の抜けた猿人に由来するということを最初にダーウィンが示唆して以来、人類学者、神経学者、古生物学者を悩ませてきた問題である。いずれにしても、私たちは依然として、この300万年間に起こった、ほかと不釣り合いなほどの脳の増大（この時間の間に脳容量は3倍になった）を説明する必要がある。たんにこれを偶然の出来事として片づけることはできない。ここでは、どんな答えがありうるのかを考えてみよう。

脳の冷却装置説

なぜヒトの脳がこれほど急速に大きくなったのかという、より実際的な仮説を検討してみよう。初期のホミニッドは、東アフリカの焼けつくようなサヴァンナでなんとか生活していた。脳の組織は、オーバーヒートにからきし弱い。ニューロンは、気温が4度か5度高くなっただけで、ほとんど機能しなくなってしまうのだ。アメリカの人類学者、ディーン・フォークは、自動車のエンジンの性能がそれを冷却するラジエターの能力によって制約されるということにヒントを得て、このアイデアをヒトの脳にもあてはめた。

ヒトの脳は、自動車のエンジンと同様、正常にはたらくためには、クールな状態に保たれていなければならない。もしある動物の脳がうまくはたらかないなら、脳が制御している身体もまた正常に動かないだろう。したがって、オーバーヒートする脳は、競争が支配する自然界にあっては消え去る運命にある。脳の冷却の利点は、頭の内側の導出静脈が大規模なネットワークを作るように進化したことによってもたらされ、これが効率的な熱の放散を可能にした。これがさらに、ホモ・サピエンスの大きな脳の進化と優位をもたらすことになったのかもしれない。読者のなかには、そう言えば、男性の禿げ頭は冷却にも役立つので（女性にはあいにくだが）、ヒトの脳の新たな増大の舞台を準備中なのかもしれないと考えた人もいるかもしれない。

もっと重大なことだが、血液を冷却するのに効率的なシステムは、脳の増大に反応して発達したのだろうか？　それとも逆だろうか？　ここで重要なことは、ある生き物がこんなふうにどんどん進化してしまったのだという言い方は、あまりに単純化しすぎている、ということだ。脳が大きくなるほど、冷却の必要性が増すだけでなく、より大きな頭蓋やより多くの連絡が必要になり、そしてそれに付随した構造も必要になる。単純に「大きな脳へと進化した」と言ってしまうことは、ほかのさまざまな遺伝的変化も同期して起こらなければならないということを見えなくしてしまう。

かりに大きくなった脳が実際に特殊な冷却装置として機能していたとしても、利点のある興味深い副産物をともなっていたかもしれない。脳が大きければ、認知システムにより多くの「冗長さ」をもたせることができる。つまり、ひとつのシステム（たとえば、スペースシャトルのようなものとして登場したのかもしれない。初期人類の脳の改良モデルは、ロケットエンジンの制御とか、着陸装置を制御する油圧式系統の制御とか）がうまくはたらかなかった場合、その代わりをするシステムのほかの部分（たとえば手動の方法）が使える、といったように。同様に、脳の一部が過熱して危険な温度になると、使われていなかった別の領域がとって代わるとか、一群のニューロン（たとえば視覚や運動技能に関与するニューロン群）が損傷すると、ほかのニューロン群がその目的のために使われるようになるとかしたのかもしれない。

冷却装置説は考慮に値する説ではあるが、私の印象としては、可能性は低いと思う。脳は、その成長と維持にかかるエネルギーと栄養の点からも、その発生と発達を制御するのに必要な遺伝子の数の点からも、きわめて高くつく器官である。脳が進化するには途方もない年月がかかっているのだから、それはもっと重要なことを解決するためだったに違いない。確かに、冷却するということがそれほどに重要だったのなら、それにはもっと簡単な方法がいくらでもあったはずである。どうして、イヌのように、大きな舌をもたなかったのだろうか？　舌でハアハア言うのも、熱を放散する単純で効率的な方法のひとつであり、しかも舌なら、脳ほどのエネルギーを使わなくてすむはずだ。

食欲旺盛な器官

よく知られているように、現代人の脳は食欲旺盛な器官だ。血中の酸素とエネルギーの約20％を消費する。脳は体重の2％しかないので、これは驚異的な消費量だ。脳での消費量は、ほかの身体器官に比べると、その大きさあたり10倍の消費量になる。しかも脳は、昼夜休みなくはたらき続ける一種のエンジンなのに、ガソリンタンクがついていない。脳は、エネルギーを貯蔵しておけず、それゆえ、円滑に機能するためには、日常的だがもっとも重要な仕事のひとつとして、たえず新しいエネルギーを確保しなければならない。

一部の研究者は、初期人類が大きな脳を進化させるには、最初は相当高い代謝率を維持しなければならなかったはずだ、と考えている。言いかえると、初期人類は、栄養価の高いタンパク質と炭水化物に富む食べ物を手に入れる必要があった。すでに見たように、肉を見つけ食べたいという欲求と、道具と火をそのために使うことによって、彼らの食料は豊かになっていき、食べ物から得られるエネルギーもより大量になっていった。このことが、彼らの脳の目ざましい成長の引き金になったのではないだろうか？

ここで注意深くなる必要がある。確かに、消費エネルギーの増大が脳の進化に支えを提供したのは明らかだが、そこから一足飛びに、それが脳の進化の原因だと結論づけることはできない。ある動物が脳を大きく成長させるだけのエネルギーをもっているからと言って、そうするとは限らない。そのエネルギーをほかの目的(たとえば、身体をもっと大きくする)に使うこともできるからである。良質の食べ物が私たちの脳の進化の物語のなかでなんらかの大きな役割をはたしていたのは確かだが、それとは別に、もっと重要な次のような要因もあったに違いない。

技能の習得

では、このほかに、ホモ・サピエンスが大きな脳をもっていることをどのように説明できるだろうか? 仮説のひとつは、私たちの脳容量が大きくなる上で淘汰圧となった重要な要因は、「技能の習得」だったというものだ。より多くの技能を身につければ、サヴァンナでは生き延びる確率も高くなっただろうが、そうした多くの技能を身につけるには、大きな脳が必要になる。

特殊な技能をマスターした現代人の脳について考えてみよう。ヴァイオリンをプロ並みに弾くには、とくに左手(弦を押さえるほうの手)の指の驚異的な器用さと協応が必要だし、弦を押さえるのと弓を引くのとを同期させるには、左右の手の協応も必要である。もし一流のヴァイオリニストの脳をMRIで覗いたなら、ヴァイオリニストでない人と比べて、脳のかなり広い領域——右脳の一次運動野——が左手の指を担当しているということがわかるだろう。実際、この領野は2倍から3倍も広い。さらに左右の脳の間にもより多くの連絡がある。このことは、ヴァイオリニストがそうでない人に比べて、左右の手の協応にすぐれていることを説明する。同様にピアニストも、脳のこの皮質領域の神経回路の数が格段に多い。

では、狩りの技能を身につけたホミニッドは、どのようにしてその上達した能力を脳を通して子孫に受け渡すことができたのだろう？　特定の技能を身につけても、それは、彼ら自身の遺伝コードにも、そして彼らの子孫の遺伝コードにも、直接影響をおよぼすわけではなかった。たとえ、特定の技能を一生の間使い続けることによって脳の特定の領域が大きくなったとしても、その変化は決して次の世代に受け継がれることはない。ジャン＝バティスト・ラマルクのような十九世紀の生物学者たちがおかした誤りは、避けなければならない。彼らは、キリンの首が長いのは背丈の高い木から葉を食べるために背伸びをし、それがもう少し長い首をもつ子孫を生み出した、と考えた。だが、自然淘汰はこのようにはたらくわけではない。長い首は、最初はランダムな突然変異――遺伝的アクシデント――によって生じ、そうした首の長い個体はほかの個体よりも多少有利だったのだろう。もし、結果的にこの個体がほかの個体よりも生き残りと繁殖に成功したとするなら、その遺伝的変異は、やがてその集団全体に広まる可能性が高い。

ホモ・エレクトゥスはヴァイオリニストではなかったし、その頃すべての象牙はゾウのもので、ピアノの鍵盤などなかった。しかし明らかなのは、彼らが食べ物を見つけ、果実を採集し、獲物を狩り、道具を作るといった技能を身につけ、これらの技能はすべて相当にすぐれた心的能力を必要とした、ということである。

もし、私たちの祖先がサヴァンナ時代に身につけた認知能力が実際に私たちの遺伝コードに書き込まれているとしたら、心の奥深いところにそれらを見出せるはずである。これらの能力を探るひとつの方法は、男性と女性の認知の違いを検討することかもしれない。数え切れないほどの行動研究が、男性は女性よりも、幾何学や地図読み、あるいは迷路で出口を見つけるといった空間課題にすぐれていることを示してきた。男性は、心のなかで空間をイメージし操作する生得的能力をもっているように見える。この能力は、ドライブでの地図の見方や、狭い駐車スペースに車をバックで入れる競技会でも、発揮される。そうした能力はいまはもう生存の可能性を高める技能とは言えなくなってしまっているが、男性と女性のこうした能力の違いは、数十万年前に私たちの祖先のホミニッドが身につけた特殊な技能と関係しているのではないだろうか？

進化心理学者は、古代には労働の分業があったと指摘する。サヴァンナで男性はもっぱら狩猟を行なっていたので、すぐれた空間技能を発達させた。すなわち、狩りをする者は、自分がどこにいて、獲物がどこにいるかを正確に知っていれば、たくさんの肉を食卓にもって帰ることができただろう。狩りを成功させるためには、時には危険な場所を通って遠くまで出かけて行き、（ほかの猛獣に自分が待ち伏せされることなく）敏捷な獲物を待ち伏せなければならなかった。一方、女性はおもに、木の実や果実を採っていたと考えられる。彼女たちは、これらの食べ物の場所の記憶を助ける技能を発達させたのかもしれない。毎年良質の果実をつける木を覚えておいてそれを見つけるためには、すぐれた視覚的記憶を必要とする。しかし、これらの認知能力の差異は、必ずしも遺伝的なものではなくて、たんに練習と学習の結果なのかもしれない。もし男性と女性とで関心や生活のしかたが異なる（たとえば男性のほうが頻繁に車を運転するとか）のであれば、特定の種類の空間認識や技能が発達するだろう。男を狩猟者として、女を採集者として見る、かなり保守的なこの見方に対しては、少なからぬ人々が反感を抱いている。あとで見るように、性差は、とりわけ性をめぐるさまざまな行動が問題になると、議論が百出する。

男性と女性とで空間的技能が異なるふうに学習されるにせよ、異なるように配線されているにせよ、確かなことは、ヒトが生まれながらに数多くの印象的な認知能力をもっているということである。すでに見たように、新生児は、いくつもの強力な本能をもっている。これこそ、これらの技能が現代人の脳に組み込まれていて、私たちの祖先から遺伝的に受け継がれてきたものだということの証である。しかし、まだ解くべき問題が残っている。それは、ニワトリが先か卵が先かといった類の問題だ。脳の能力の増大と新たな認知技能のどちらが先だったのだろう？　どのようにして、大きな脳なしで新しい技能の能力をもつことが可能なのだろう？　そしてそういったことのために脳を使わないなら、なぜ大きな脳をもつ必要があるのだろう？

ここで、最初の疑問に帰ってみよう。ほんのちょっとだけ大きな脳をもった場合、淘汰の点ではどのような利点があったのだろうか？

ボールドウィン効果

1896年、アメリカの博物学者、ジェイムズ・マーク・ボールドウィンは次のように書いている。「もしヒヨコがおとなのニワトリの代わりにおとなのアヒルをまねたなら、生き延びることができないだろう。学習できることは、いま備わっているものが可能にすることに限られるのであって、泳ぐことはできない。このように、個体発生において、ヒヨコ自身の可能な行為や適応が淘汰されなければばならない」。彼は、獲得された特性が間接的ながら遺伝によって受け継がれるような、進化における「新しい要因」を提案した。ウィリアム・カルヴィンは、この「ボールドウィン効果」を「形が機能を追う」ことと記している。この効果の核心は、行動における変化が先にあり、遺伝子がそれを追うということである。

カルヴィンは、身近な例を用いてこれを説明している。ここで、遺伝コードを古くからのケーキのレシピのようなものだと考えてみよう。あるシェフの料理帳には昔からこのレシピが挟んであるのだが、彼はもうそれを読まずに、記憶を頼りにおいしいケーキを作ることができる。長年にわたって材料の微調整や変更(ここでチョコを多めに入れ、そこで小麦粉を少なめに入れるとか)を加えてきたので、できあがるケーキは最高においしい。このケーキを作ってみたいと思う人はだれでも、レシピを求め、シェフの料理帳にあるレシピの材料を書きとる。しかし時には、書きとる際に誤りが入り込むことがある。たとえばグラムをオンスで書いてしまうとか、卵2個を4個と書いてしまうとかである。その理由がどうあれ、こうした誤りのほとんど(遺伝子のなかに不意に生じる突然変異)は、よくないもの――とてもケーキと言えた代物ではないとか、もとのケーキと同じ風味にならないとか――として捨て去られる。レシピがおかしければ、そのレシピは屑かごに行き、そのケーキは二度と作られることはない。けれども時には、誤りがもとのシェフによってなされた微調整や変更とたまたま同じになって、まったくの偶然から、ケーキの味がよくなるということが起こる。こうした突然変異は大成功だ。ケーキを試食する人はだれもがその改良版レシピを求め、これらの「有用な」誤りは、ケーキ好きの人たちの次の世代全体へと受け継がれてゆく。こうして、多くのコピーがなされ、何度もコピーされ、多くの誤りが入り込んだあとでは、レシピはしだいに、もとのシェフが少々変更を加えたものに近いものになってゆくだろう。なぜならこのシェフのケーキは、ありうるなかでもっともよいものだからである。

このように、もとのレシピ（脳の発達の遺伝的プログラム）とシェフの作ったケーキ（個々の動物の行動）との間にはずれがある。たまたま、ある個体が進化的に有利ななんらかの技能ができるようになると、このずれは、プラスの結果を生む（ケーキがよりおいしいので、より多くの人がそのレシピを求める）。おそらくそれは、直立することのできる、あるいは石をうまく握れる、あるいは石で植物の根を掘り出すのがよくできる猿人に相当する。

ケーキのレシピと同様、遺伝コードは行動よりも時間的に遅れていたのかもしれない。しかし、その最初の行動を強める有益な突然変異が、生き残る確率を高め、次の世代へと受け継がれていったのかもしれない。突然変異が多くなるにつれて、ゆっくりだが、遺伝コードは遅れをとり戻し、その新しい行動に遺伝的基盤を提供した。このように考えると、道具製作にせよ、直立歩行にせよ、最初の価値ある行動は、大きな脳を有益ならしめる引き金になる。淘汰によってより大きな脳が選ばれ、私たちは、直立して歩くことや道具を使うことがさらによくできるようになった。このように、行動、脳、遺伝子、（そしてもっとも重要だが）私たちの祖先が生き残ることとの間には、たえざるフィードバックがあった。

ボールドウィン効果は、より大きな脳がなぜ突然出現したかという問題に対するひとつのありうる答えである。より大きな脳は確かに、とりわけホミニッドの脳の増大の規模が途方もないということを考えるなら、理由もなく出現したはずはない。しかしはたして、石をつかんで投げるといった、生物学的にでなく文化的に伝達されるような行動が、脳の大きさのこうした途方もない増大への拍車でありえたのだろうか？

殺し屋類人猿と飛び道具

動物がより大きな脳をもつことそれ自体は、生存に絶対必要だというわけではない。多くの動物種は、脳－体重比がそれほど大きくなくても、なんとか生き延びている。実際のところ、私たちが狩猟や採集（あるいは残された肉や骨を漁ること）をうまくやるには、また多くの子孫を残すには、そして変化する気候や環境に適応するためには、ある程度の数の脳細胞がありさえすればよい。哺乳類のトップに君臨していた捕食動物（大型のネコ科や大型類人猿）は、人類がその座を奪うまで、大きな成功を収めていた。彼らは、獲物を倒し圧倒することにとりわけすぐれていた（獲物の動物のほうも、それに対する巧妙な対抗手段を発達させることがあったが）。ホモ・サピエンス以外の動物は、脳を大きくせずとも、うまくやっていたように見える。

もちろん、次のようにも言える。ホモ・ハビリスのようにがっしりとして力があった初期人類でさえ、力の点でもスピードの点でも、サヴァンナの大型の肉食獣には太刀打ちできなかった。その代わりに、ヒトの狩猟のやり方を特徴づけるものがあった。それは道具の使用である。ヒトは日常的に道具を作って使う唯一の動物なのだから、なぜヒトの脳が増大したのかについての説明を探すなら、まずはここだろう。

1章で述べたように、狩猟こそヒトの進化（とりわけヒトの脳の進化）の大きな推進力だったという考えを最初に出したのは、レイモンド・ダートである。ダートによれば、「殺し屋の類人猿」こそ、ホモ・サピエンスという学名通りの「賢いヒト」を産んだのだという。ウィリアム・カルヴィンは、脳の大きさの増大は「飛び道具」仮説によって説明できる、とする。1章で紹介したように、カルヴィンは、ヒトがハンドアックス――ヨーロッパ、アフリカ、アジア各地に見られるホモ・エレクトゥスの作ったしずくの形をしたフリント石の石器――を、水を飲むために集まっているアンテロープやほかの草食動物めがけて野球のボールのように投げて、それらの動物をつかまえたのだ、と考えている。

カルヴィンによれば、第一にホミニッドは、石どうしを叩いてハンドアックスを作るという複雑な技能を身につけなければならなかった。これは、高度な器用さと運動技能、そしてどのように石が割れるかという基本的で直観的な理解を必要とした。第二に、動きの速い遠くの標的めがけてそれらを正確に投げるという技能も身につけなければならなかった。このためには、並外れた運動調節と、そして製作と投擲の技能を身につける能力を必要としたはずである。

現代人は確かにチンパンジーよりものを強く正確に投げることができるのに対し、チンパンジーも含めた類人猿は、時折相手を追い払うために枝を放り投げることがある程度である。ヒトと同程度の投擲能力をもつロボットの腕を作ることは、最先端の科学技術の粋を集めてもきわめて難しい。動き、スピード、軌道をうまく調整するのに必要な制御は、途方もなく複雑である。ロボットに石どうしを叩いて割ってハンドアックスを作らせるところを想像するとわかるように、初期人類はきわめて複雑な認知能力を備えていた。

カルヴィンによれば、このこと全体が、神経の途方もない計算力を必要とした。しかし、この仮説にはひとつ明らかな欠点がある。前のところで述べたように、ハンドアックスは、200万年の間ほとんど同じ形とデザインのままだったのだ。自動車やコンピュータのデザインの寿命を考えれば、この200万年というのは途方もない長さの時間である。しかし、ホモ・エレクトゥスとホモ・サピエンスの祖先が生きたこの200万年の間に、脳の大きさは1・5倍に増えた。

更新生前期から中期にわたる200万年の間に、ホミニッドの生活様式には大きな変化があったに違いない。私たちの脳がこれほど大きくなったのには、なにかほかの理由があるのだろうか？　しかし、この時期には新しい道具が発明されることはなく、同じ形をしたハンドアックスが見つかるだけである。真の説明は、ほかのところにあるに違いない。

社会脳

人類学者はこれまで、狩猟や採集の専門知識や技能を伝えるという伝統について記録を残してきた。たとえば、カラハリ砂漠の厳しい環境のなかで生活するクン族（ブッシュマン）などが、そうである。クン族は、十代の頃に、動物の通った跡からその動物の大きさ、重さ、針路、状態を読む方法についてたくさんの知識を習得し、その追跡に熟達する。彼らは、その動物がどれぐらいの年齢か、オスかメスか、脚が不自由かどうかや疲れているかどうかまでもわかる。

こういった種類の情報を見つける能力は、ホミニッドが生き残る確率を全般的に高めたはずであり、これが大きな脳への進化のひとつの要因であったのかもしれない。コツや知識を新たに獲得するだけの能力の余裕をもったホミニッドは、自分たちが大きな長所をもっていることを認識していただろう。この新しい知識は必ずしも、ヘビに対する恐怖や方向感覚のように、私たちの共有する心理的性質の一部になるわけではない。その土地の景観や動物の習性を知ることは、ピアノの弾き方に習熟するのと同じく、進化的適応ではない（ピアニストが、長年の練習を通して自分の脳の構造を変化させてゆくということがあるにしても）。

しかし、これが、私たちが人間的だとみなすものの決定的に重要な部分を支えている。私たちの心には、技能を学習し新しい知識を習得する驚異的な能力があるが、肝心なものはこの学習のプロセスの核心にある。学習するためには、ほかの人とコミュニケーションし合う必要があり、ホミニッドと初期人類の社会的性質――どのように集団で暮らし、集団で食料を見つけ、互いに守り合い、コミュニケーションし合っていたのか――が決定的に重要であった。現生人類の脳について説明を試みるなら、これこそとるべきもっとも刺激的な道だろう。

狩猟は、こうした社会行動のもっとも重要な例である。高性能のライフルの力を借りずに大きな獲物を狩る場合、首尾よくしとめるには、すぐれた身体能力と個々の人間の技能だけでなく、協力も必要になる。ひとりで大きな獲物をしとめることは、まず不可能だ。いったん獲物をしとめてしまうと、今度は分配すること（分け合わなければ、大量の肉が無駄になってしまう）が重要になる。大きな集団では、肉やそのほかの食料を分け合うことは、一種の保険——もし今日なにも収穫がなかったなら、明日はほかの人間が食べ物を分けてくれるだろう——として機能していただろう。

集団で生活し狩猟採集をすることは、だれもが食べ物を分けてもらえて、したがって生き延びる確率が高くなるということを意味したが、そのプロセスは、ホミニッドが互いにコミュニケーションし合えるということに依存していた。それは、ほかの人間がどう反応するかを予測し、協力関係と対立関係を把握する能力を含んでいる。私たち自身の日常的な行動を考えてみよう。私たちは文字通りにほかの人の心を読めるわけではないが、ほかの人々が喋ることに耳を傾け、顔や眼の動きやしぐさを観察し、その行動を理解することに一日の生活の大半を費やす。そして現代では、ほとんどの人は自然にそれができる。これらの技能の発達こそ——これが人間であることの、そして高度な思考の本質だと考える人もいる——、私たちの祖先の脳の大きさの増大の点から見て、真の分水嶺であったに違いない。プランを練る、記憶する、コミュニケーションし合う、自己や他者を意識できるといった一連の能力は、ヒトの進化において、私たちをほかのほとんどの動物から分かつ分岐点であるに違いない。

大きな脳と高い知能は、私たちの進化の歴史において生存に大きく貢献したので、それらは一種のステイタスシンボルになった。それら2つはクジャクの尾羽の神経版とも言える。現代の世界では、大きな脳をもつ人は、異性にとって時にはきわめて魅力的に見えるものになっている。その人は、異性の目にセクシーに映れば映るほど、子孫を多く残す確率も高いだろう。私たちの知能は、ジョークを言わせ、口説き文句を言わせ、あげくのはては詩を書かせる。しかしセックスは、生き残る上できわめて重要であるため、ことばだけに頼ってはいない。次の章では、この性的本能が私たちヒトの性質にいかに深く関わっているかを見ることにしよう。

3章　性とサヴァンナ

セックスと進化

まったく正しい数字だと思うのだが、男性のほとんどが約6分に1回セックスのことを考え、女性も2割が、最低1日に1回はセックスのことを考えるようだ。私たちがもっている本能のなかで、もっとも声が大きいのは性の本能だ。私たちは、セックスにとりつかれている。一見それとは無関係に見える場合でさえ、お金、地位、外見、友情、競争といった、基本的にセックスと繁殖に結びつく活動に多くの時間を費している。人間の生活のこれらすべての側面には、私たちがそれをどう思おうが、性の衝動が複雑に織り込まれている。

私たちの生活は、なぜこれほどまでにセックスに文字通り捧げられているのだろうか？　かつてある人が、性行動は遺伝する、と言ったことがある。なぜなら、あなたの両親がセックスをしなかったなら、あなたは影も形もなく、あなたがセックスすることもないから、というわけだ。私たちの祖先にあたるどの人間も、セックスをした——これは確信をもって言えることだ。当然、その祖先と同じ時代に生きた人々のなかには、子孫を残せなかった者もいただろう。おそらく彼らは、性的に成熟する前に死んでしまったのかもしれないし、セックスをしても妊娠することが（あるいはさせることが）できなかったのかもしれない。あるいは、強さと健康と望ましさの点で順に並んだ列の最後尾にいて、配偶ゲームに参加することができなかったのかもしれない。進化は、セックスに関しては、驚くほどひたむきだ。というのは、自然淘汰は、発達と成熟の時期を生き延びた個体しか繁殖へと行き着けず、子孫を残した個体がそうした競争の「勝者」になるという原理にのみもとづいて作用するからだ。このテストで不合格になる個体はみな、事実上敗者である。基本のところでは、生とは、生き残ることと性行動をすることが、渾然一体になっている。

この地球上にヒトという種が存在すること、それ自体が驚くべきことだ。私は最近何度かアフリカを訪ねたが、そこでとくに印象深かったのは、初期のホミニッドの遺物がほんのわずかしかないということだった。それぞれのホミニッドの種は、ほんのちっぽけな化石を記録として残しただけで、もちろんそれぞれは（とりあえずいまのところはホモ・サピエンスを除いて）絶滅してしまった。アウストラロピテクス・ラミダス（500万年前）、アウストラロピテクス・アファレンシス（300万年前）、アウストラロピテクス・ロブストゥス（200万年前）、ホモ・ハビリス、ホモ・エレクトゥス、そして初期のホモ・サピエンスは、身の危険のある苛酷なサヴァンナでなんとか生き続けたのに違いない。アフリカからヨーロッパに入った私たちの種の初期のメンバーは、数から言うと10人程度だったのではないか、と示唆している研究者もいる。見つかっているすべてのホミニッドの化石全部を一堂に集めても、1台のランドローヴァーの荷台に収まる。おそらく、私たちにつながるホミニッドは、現代のブルーホエールほどに数が少なかった。したがって、自分の子孫を残したいという衝動はきわめて強かったに違いなく、だからこそ私たちはいまここにこうしているのだ。

したがって、もしあなたが自分はなぜ性の本能をもっているのか考えたことがあったとしたら、その答えは、あなたが、性的成功の長い長い物語の一方の端にいるからである。私たちはみな、配偶相手を獲得し、子どもを作るようデザインされている。私たちの遺伝子について言えば、生殖がその本質だ。もちろん、遺伝子はなにかを思ったりするわけではないが（遺伝子は意識をもたない）、遺伝子がひとつの観点をもっていると考えると、ものごとが理解しやすくなる。

いままでは、生きてきた人類のどの人間も、ひとりの男性とひとりの女性の有性生殖の結果であった。しかしおそらく、それほど遠くない将来、遺伝的にひとりの親だけをもつ子どもが生まれてくるようになる。生殖プロセスを操作する技術——30年ほど前には考えられもしなかった展開だ——によって、これまで生き物がとってきた、半数の染色体をもった2つの配偶子（精子と卵子）の合体という方法をとらなくすることができる。代わりに、母親の卵子から染色体を含んだ核をとり除き、そこに、正常な成熟した体細胞（たとえば皮膚の細胞）の核から採取した完全な数の染色体を移植してやるのだ。ある巧妙な化学的操作を施すと、卵は、自分が受精したと錯覚し、分割を開始する。したがって、発生する胚の遺伝的な親はひとりであり、その胚が発生した結果できる子は、一卵性双生児が遺伝的にお互いのコピーであるのと同じように、そのひとりの親のクローン——遺伝的にまったく同一の複製——である。人工的にヒトの胚のクローンを作る試みはすでに行なわれているが、これまでのところ、胚が1日以上生き続けた例はない。これらの胚がほんとうに「生きていて」正常かという点についても、疑いはある。しかし、これから数年内にはこの方法が改良され、倫理や法に触れるにせよ、胚のクローンを女性の子宮に入れ、妊娠させるということが行なわれるかもしれない。

分子遺伝学の目覚しい進展は、とどまるところを知らない。しかし、生殖のプロセスに介入する技術があるとは言え、ふつうのありふれたセックスはこれまで通りに続いてゆくだろう。体外受精やそのほかの人為的技術が、ベッドや暖炉の前の敷物の上での出産におきかわることはない。なぜなら、それが私たちの基本的な本能だからだ。私たちの脳は昔通りのままであり、昔通りの方法を好む。進化はあらゆることのなかでとくに生殖能力を重視するから、セックスは、私たちを人間たらしめているもの——ヒトの基本的性質——の核心にある。これから見てゆくように、私たちの社会行動の多く——競争、協力、子育て、暴力——は、競合するさまざまな衝動にとり巻かれているが、なかでももっとも強い衝動は、子を残したい、セックスをしたい、そしてセックスができるような子を育てたいという欲求である。

ヒトの心の性質に注目する

進化心理学者は、意図的に人類を単一で均質な集団とみなす。これには、それなりの理由がある。進化心理学は、人種、地理的環境、身体的特徴を越えて、ヒトの心がなにを共通にもつかを明らかにしようとする。この見方に従えば、どんな差異も、共通で安定した心理的構造を覆っている表面の皺にすぎない。

この考え方のもとには、明確な進化的根拠がある。ヒトの進化について広く受け入れられている説は、ホモ・サピエンスがアフリカで進化し、そのあとアジアとヨーロッパへ、そして最終的には南北アメリカとオーストラリアへ広がっていった、というものだ。この説（いわゆる「出アフリカ」説）によれば、ヒトの進化の時間のほとんどを通して、人類のどの個人の祖先も、サヴァンナで似たような淘汰圧にさらされてきた。

心の性質が個人間で大きく異なっていることを否定する人は、まずいないだろう。食い意地が張っている人がいたり、暴力的な人がいたり、セックスに対する関心がとりわけ強い人がいたりする。また、同性との性行為に関心がある人もいる。世界中を調べてみると、2％から4％の人々は同性愛の傾向をもっていると推定される。同性愛は、自然淘汰の観点から言えば、究極の行き止まりのはずである。ゲイやレズビアンは、進化的な利点がない。しかし、ヒトだけが同性愛的行動をとる唯一の種ではない。ボノボ（ピグミーチンパンジー）も、同性の相手とも濃厚なペッテングをするのが観察されている。しかし、彼らは異性との通常のセックスもするので、これはそのおまけのようなものだ。これに対して、ヒトでは同性愛の行為しかしないことがあり、もし自分の子をもちたければ、生殖プロセスに人為的に介入するしかない。

しかし、ヒトがまったく適応的でない行動をとることがあるということは、ほんとうに驚くようなことだろうか？　現実には、自然淘汰の予想に反する人間行動はいくらでもある。たとえば、飲酒や喫煙、暴走行為といった、自己破壊的な行動がそうである。同様に、致命的な状態をもたらしうる遺伝病がいくつもあるが、これらはいまだに人間集団内に存在する。生殖を阻害する遺伝子ですら、必ずしもなくなるわけではない。たとえば私の研究グループは、胚を子宮に着床させなくする変異遺伝子を調べ、それが子宮から分泌される粘液がMUC1と呼ばれるタンパク質を欠いているために起こる、ということを明らかにしている。その結果は不妊であり、この場合には体外受精という方法も使えない。[注] したがって、ヒトを、自分の遺伝的適応度を最大にし、できるだけ迅速かつ効率的に繁殖するためにデザインされたマシーンとして考えることもできるが、一方で、多種多様な性質や行動が見られるというのもまた事実である。

　同性愛は、文化的（つまり学習される）現象かもしれないし、遺伝的なものかも、あるいは（もっとも可能性が高いのは）それら2つが合わさったものかもしれないが、どの世代でも少数とはいえ同性愛者はいるので、人間行動のまったく「自然な」側面なのかもしれない。おそらく、同性愛的行動の多くは、多様な性行動のスペクトルの一方の端に位置するにすぎないのかもしれない。もし現代の社会が意識的にも無意識的にも同性愛に圧力をかけなかったなら、彼らの行動は、時にはまったく異なっていた可能性もある。結局のところ、同性愛的感情は、思春期にはよく見られるが、成熟するにつれて、急激に異性愛のほうに傾いてゆく。同性愛は進化的適応に反するように見えるが、このことは、それが道徳的に「悪い」ことだということを意味しない。同性愛的行動を生じさせるメカニズムがどのようなものであれ、より典型的な行動にもとづいて性的本能を説明することは、依然として意味をなす。

　ヒトの心の性質について考える時、一般に私たちがみな同じ心の構造をもっているという事実を念頭におく必要がある。私たちの心は、サヴァンナで生活していた祖先がもっていた心であり、彼らはみな、同一の環境条件と同一の淘汰圧の下でホモ・サピエンスへと進化した。というわけで、本書では法則の例外ではなく、法則そのものに注目する。なぜ一部の人々がああではなくこうなったのか、なぜ特定の心理的好みやふつうとは異なる本能をもっている人がいるのかという疑問は、重要で興味深く示唆に富むが、本書ではとりあげない。本書の目的は、ヒトの本能、すなわち大部分の人々が共有しているものに光をあてることなので、心の個人差の問題は脇におくことにする。

進化心理学者たちはすぐに、自分たちが慎重になる必要があることを自覚した。彼らは、自分たちの仕事が人種差別のイデオロギーの片棒をかついでいるという非難に極度に敏感になった。それ以前の世代は、人間行動の遺伝学説が優生主義を推進するのに使われるのを見たし、ナチズムのエセ科学の土台作りに貢献したという体験ももっていた。しかし、現代の遺伝学者が慎重に指摘しているのは、皮膚の色の違い、毛髪のタイプ、顔の特徴、特定の病気のかかりやすさの違いなどが、表面的な違いでしかない、ということである。この点に関して、私は彼らがまったく正しいと思う。人種間には、重要な身体的差異がほんの少数あるが、人種的・遺伝的タイプの違いに由来する心的差異はなにもないように見える。実際、遺伝子の点から言えば、私のDNAとアフリカのクン族のだれかのDNAとの間にあるわずかな違いは、あなたのDNAとあなたの隣人のDNAとの間にあるわずかな違いと同

［注］　MUC1遺伝子の欠陥は、正常に機能するMUC1タンパク質を人工的に作って、胚が子宮に着床する際に子宮に注入してやれば、回避できる。このタンパク質は、糊のような役割をはたすのだ。興味深いことに、これと似たようなしかたで不妊を生じさせる遺伝子の欠陥が数十ほどあるようだ。

程度なのだ。

しかし、ヒトという種には、もっとも基本的な軋轢がひとつある。男と女の心理の差異は、現実に差異をもたらす唯一の違いだと言われている。2つの性を分ける心理と性行動の隔たりは、広い範囲にわたっていて、しかも深い。

男性と女性の性的態度についての研究、「アメリカにおける性――決定的調査」は1994年に発表されたが、その反響は大きかった。大きな性差の証拠がいくつも得られたのに、「これらの差異が……なんらかの遺伝的指令を反映していると考えるだけの理由はない」と結論づけられていたからだ。進化的説明を好む研究者たちはこの挑発に乗り、これならどうだと、ヒトの性行動の遺伝的基礎を示し始めた。

当方、男性。こんな女性を求む。

当方、ホモ・サピエンスの男性。同じくホモ・サピエンスで、将来の繁殖価が最大の女性を求む。若く、肌がきれいで、顔の造作が対称で、ウエスト－ヒップ比が0・7で、髪に艶があること。傷や障害のないことが望ましい。

セックスは、相手探しから始まる。私たちホモ・サピエンスのほとんどは、相手がふさわしいかどうかを評価するための一連の複雑なテストをもっている。それらは、理想化された配偶者の特徴だと言えるが、理想はもちろん経験によって弱められる。しかし、世界中の大部分の男性にとって、どういう女性に性的魅力があるかについては、驚くほどの一致が見られる。

「将来の繁殖価」は、女性が将来どれだけの数の子どもを産むことができるかを示す学問的表現である。若く、ふくよかで健康な女性は、たくさんの子を産む——そしてその子たちも成功してたくさんの子孫を産む——可能性が高い。サヴァンナでは、乳幼児や子どもの死亡率は、きわめて高かったに違いない。ヒトがするもっとも危険な旅は、ほんの10センチの行程だ。産道を下るこの旅は、頭蓋が母親の骨盤にぴったりはまるほどの大きさゆえ詰まりやすく、医学的な手段がなかった時代には、新生児に高い死亡率と罹病率《りびょうりつ》をもたらしたに違いない（原始社会の多くではいまもそうだ）。さらに、病気、旱魃、飢饉そして捕食動物の存在が、無力な乳幼児に重大な脅威となることも多かった。したがって、遺伝的観点からすれば、男性が自分の配偶相手がたくさんの——そのうち少なくとも1人か2人は生き長らえておとなになるだけの数の——赤ちゃんを産む能力をもっていることを確認することは、きわめて重要だった。

おそらくその結果、どの文化の男性も、若い女性を性的に魅力的だと感じる傾向にある。典型的な例として、ヤノマミ族の例をあげてみよう。ヤノマミ族は、ブラジルとベネズエラのアマゾン川流域北部、森林地域に住む土着の部族である。ヤノマミ族は、全部で2万3千人ほどの人々からなるが、基本的にコロンブスのアメリカ大陸発見以前からあった社会である。彼らは、ほかからほぼ隔絶した状態で暮らしており、現代の「文明」の影響をほとんど受けていない最後の人類集団のひとつだ。人類学者がヤノマミ族に大きな関心を寄せるのは、彼らが「野生の」人間の性質について教えてくれるからである。悲しいことに、熱帯雨林の破壊が急速に進んでいるので、注目すべきこれらの人々も大きな脅威にさらされている。

ヤノマミの男性なら、「モコ・ドゥーデ」がいいなと言うだろう。「モコ・ドゥーデ」とは、ふつうは実りの多い果実を意味するが、この文脈では、性的に成熟した、子どものいない若い女性を指す。こうした願望は、性的競争という現実によって、また配偶相手を自分の属すほぼ同年齢の集団内から見つけることが多いという事実によって抑えられている。しかし、さまざまな国の夫婦の実際の年齢差を調べた研究によると、年齢は夫のほうが高く、その平均的な年齢差は3歳ほどだった。これがとりわけ興味深いのは、男性は病気や外傷によって死ぬ率が高く、世界のどこでも、その平均寿命は女性よりも短い傾向にあるからである。しかしもちろん、男性は80歳を過ぎても時には女性を妊娠させ続けることができるのに対し[注]、女性は、40歳を過ぎてしばらくしたあたりから閉経が始まり、出産能力は一気に減退する。

数十万年にわたる淘汰はおそらく、たくさんの子を産める女性を見つけ出す男性を優遇してきた。残念ながら男性は、相手を見ただけでは、彼女がどの程度子が産めるかはわからない。そのため、ほかの指標に頼る必要がある。透き通った肌、艶のある髪、ふっくらとした唇は、健康全般の妥当な指標のように見えるが、子を産めるかどうかの指標としてはとりわけよいというわけではない。一方、若さは明らかに信頼できる指標であり、男性も女性も、相手を一瞥しただけで大体の年齢を言うことが容易にできる。

とは言え、ルックスももちろん重要だ。男性は、対称的な顔を魅力的だと感じるし、顔のほんのわずかな非対称性もわかる。これは、さまざまな顔を容易に認識する私たちの生得的能力と関係しており、おとなになってから、望ましい配偶相手を選ぶのに使っている。実際のところ、女性の完璧な顔の構造については、かなり正確な比率がある。それは、古代ギリシアの哲学者で数学者であったピタゴラスによって発見された。ピタゴラスは、「美しい」とみなされるためには、鼻の幅と口の幅の比が1対1・618でなくてはならないと考えた。この値は、左右の頬骨間の間隔と口の幅の比にもあてはまる。あなたが好みのハリウッドの女性スターやスーパーモデルの顔を計測してみるとよい。ピタゴラスの比率にぴったり一致するはずである。

なにを美とみなすかは、文化が私たちに教えてくれるものなのだろうか？　現在、私たちは日常的にスーパーモデルや若いハリウッド女優——彼女たちは、その職業で「成功する」だけの素敵なルックスなのに違いない——の映像にさらされている。しかし、テキサス大学で行なわれた研究によると、3か月齢の赤ちゃんに一連の女性の顔写真を見せ、それぞれの顔に対する反応を測定したところ、どの赤ちゃんも、文化的な美の基準に合う顔を好んで見る傾向があった。明らかにこれらの赤ちゃんは、オスカー賞をとった映画を見たこともなければ、雑誌の『ヴォーグ』を見たこともなかったはずである。ということは、この結果は、私たちが生まれながらに美の概念をもっていて、成長するにつれてそれが文化的学習によって強められるということを示している。

［注］　パブロ・ピカソは、70歳代までセックスでは現役で、一番下の子どもはその頃に生まれている。『セックスの生理学』を書いた著名な性科学者、ハヴロック・エリスによれば、103歳で子どもをもうけた男性もいるという。

本能についてのこのTVシリーズの仕事で、私は、ロンドン大学のイーストマン歯科研究所のピーター・ハモンド教授に会うことができた。ハモンド教授は、コンピュータによる立体表現技術を用いて顔をスキャンし、健康な顔と病気の顔や、加齢にともなう顔を比較している。彼のところの強力なコンピュータは、スキャンしたそれぞれの顔の形と寸法を計測し、さまざまな遺伝的特質によって引き起こされる変化を表現できる。私はハモンド教授に、異なる年齢ごとの平均的な顔が見たいと言った。彼は、磁気媒体に記録してあった200人ほどの顔をもとに、すぐに6歳と思春期の人間の平均顔をそれぞれ作成してくれた。私が興味をそそられたのは、「完璧な」比率にもとづいたそれらの顔が、ベッリーニやティツィアーノといったルネサンスの画家が描いた天使のように、多少不気味な感じがする、ということだった。

では、女性の体形についてては、なにが言えるだろうか？　大衆文化やファッションからわかるのは、男性が女性のウエスト－ヒップ比を魅力的な特徴として見ている、ということである。そしてわかっているところでは、砂時計のように中央がくびれた形には、確かに進化的な意味がある。

どんな体形の女性が魅力的かは、個々の男性によっても、また文化によっても異なるのは確かだが、普遍性をもった魅力がひとつある。世界中のどの男性も、ウエストに対しヒップがかなり大きい女性を選ぶ傾向があるのだ。好まれるウエスト－ヒップの比は約0・7で、一定であるようだ。この値は、マリリン・モンローでもそうだし、ソフィア・ローレンでも、オードリー・ヘップバーンでも、ケイト・モスでもそうである。そしてなんと、これは2万5千年前に作られた女性像――ヨーロッパやアジアで発見された、おそらくは豊穣信仰に関係している石の彫像――にもあてはまる。これらの彫像の多くは、丸々と太っているように デフォルメされているのに、「黄金」比には従っているのだ。

おそらく、ウエスト－ヒップ比は、男性に、女性の健康状態についてなんらかのことを教えている。思春期のあと、エストロゲンによって、脂肪の増量が引き起こされ、大腿部、お尻や胸に脂肪がつく(脂肪は、かつて食糧が底をついた際に母親と子どもが生き残るために重要な役割をはたしていたと考えられる)。今日でも、女性の脂肪の蓄積が体重に対して一定の割合以下に落ちてしまうと、排卵が止まる。典型的な例は拒食症である。その心理的な原因はさまざまだが、拒食になった若い女性は、極度に痩せてしまう。体重が一定レベル以下になると、排卵が止まり、最終的に月経が止まってしまうこともある。こうした状態では、妊娠は起こりえない。興味深いことに、排卵誘発剤をいくら投与しても、通常は効果がない。もしこうした状態でまれに妊娠が起こったとしても、ほとんどは流産してしまう。病気ではない、中程度の減量でさえ、妊娠可能性に大きく影響することがある。女性のスポーツ選手、バレリーナ、モデル、ボディ・ビルダーは、生理不順になりやすく、不妊であることが多い。したがっておそらく男性は、女性のヒップがウエストよりも大きいということがわかると、彼女が健康で、身体機能が正常であり、そしてもっとも重要なことだが、妊娠可能だと確認できるのかもしれない。確かに、かつてのサヴァンナの条件のもとでは、おそらくはそうだったに違いない。もし男性が砂時計のような体形の女性をセクシーと感じるのなら、配偶相手にそうした女性を選ぶはずである。これが、たくさんの健康で丈夫な子どもたちの父親になる確率を高め、ウエストの細い女性に対する好みも受け継がれるだろう。これが長い年月にわたって繰り返されたとすれば、なぜ地球上の大部分の男性が曲線美を気にするのかは自明だろう。

しかし、一般に考えられているのとは違って、男性の関心は、女性の顔や体形だけにあるのではない。私が言っているのは、性格のことでもない。男性は、行動のヒント——たとえば女性の姿勢や、どの程度陽気で活発そうか——を探す。進化の観点から言えば、繁殖をうまくやる身体的能力こそがすべてだが、配偶者として望ましい女性は、これらの身体的特性をもっているのに加えて、よい評判をもっていなければならない（あるいは悪い評判をもっていてはならない）。なぜヤノマミ族は、子どもをまだもっていない明らかに純潔に見える女性にそれほど重きをおくのだろうか？　その理由は、純潔そうな女性は、処女である可能性が高かったり、すでに子どもを産んでいる可能性が少なかったりするからである。

処女であることは、多くの文化において高い価値がおかれてきた。アフリカのある新聞のお見合い（花嫁募集）欄に数年前に載っていた広告は、こうした好みをよく表わしている。「当方、30歳、収入２００ポンドのヨーロッパ人。教養と学歴のある処女を求む。国籍問わず」。なぜ、性的経験のないことや貞節がこれほど重視されるのだろうか？　進化の観点から見れば、最悪のシナリオは、男性が、ほかの男性の子を自分の子だと思って育てることである。もしこういうことが起こったなら、その男性にとっての進化的結末は、破滅的だ。自分の遺伝子をもたない子を育てるために時間と労力と資源を使うことになるからだ。逆に言えば、ほかの男性の配偶者を妊娠させた男性は、その子と母親を養うことなどせずに、自分の遺伝的遺産を次の世代に伝えるという利益を丸ごと得ることになる。したがって、パートナーの不倫を心配する男性にとってもっとも安全な方法は、貞淑そうな女性を選ぶことである。子どもの父親が自分だと確信できることが、最優先事項だ。おそらくそれゆえに、性的嫉妬はヒトの性行動の基本的な特徴なのだ。

興味深いことに、男性には、女性に比べ、相手に貞淑を要求する一方で、配偶者になる可能性のある複数の相手とのセックスに熱心だという傾向がある。ロバート・ライトは、『モラル・アニマル』のなかで、少なくとも嫉妬深い男性の眼から見れば、女性は多数の男と性的関係をもてばもつほど、長期の貞淑なパートナーになる可能性は低くなる、と指摘している。男は女を口説き、甘いことばでベッドに誘うが、もし彼女が――少なくともあまりにすぐに――OKしたら、将来的に安全でない女だということを知っている。これは、聖母－娼婦の二項対立として知られるものである。セックスの欲望と貞淑な配偶者である必要性は、つねに綱引きをしている。ライトは、男性が相手の女性を試す一種の「テスト」――セックスをしようと口説いて、それに対して自制できるかどうかを確認するテスト――を課すように進化したと示唆している。

男性が本能的に若さと純潔におく価値は、極端なところでは、若い女の子への性的執着に反映されている。これは恐ろしい性的虐待に結びつく。インターネットがポルノの温床になり、少年や少女（時には児童さえも）を巻き込んで小児性愛の市場を拡大しつつある。現在までに捜査によって明るみに出た地下組織は、この問題の広がりと、彼らが子どもたちをどこで見つけ、どれほど虐待しようとしているのかを浮き彫りにしている。処女「信仰」はまた、現代のある危険な傾向にも反映されている。南アフリカは、ＨＩＶ感染者の割合が世界でもっとも高い国のひとつだが、この国には、処女とセックスをするとエイズが治るという迷信がある。この国の呪術医がこの迷信を広めたとして告発されており、若い女性を、ひどい場合は赤ん坊をもレイプする事件が驚くほど増えている。もっとも深いところに根ざしたヒトの性本能でさえ、恐ろしい結果をもたらすことがあるように見える。

日常のレベルで見れば、数百万年にわたる進化は、私たちの性生活が調和のとれたものであることや、私たちの性的好みが現代のモラルと完全に一致することを保証するものではない。望ましい女性の特性についての「要求事項」は、利己的で肉欲的な男性の強烈な性欲という古いステレオタイプにぴったり合うように見える。現代の感性豊かな男性は、より理性的で知的な理由にもとづいてパートナーを選んでいそうだが、ほんとうはどうだろうか？ ユーモアのセンスが同じで、生活観が同じで、同じような政治的・倫理的な考えを共有することの重要性については、どうだろうか？ 情緒的・精神的な「結びつき」についてはどうだろうか？ 身体的魅力だけですべてが決まるわけではない。私たちは、それ以上のもの――愛、友情、知性、精神的な結びつき――を求める。配偶者選択にあたってのこれらの要素は、私たちのもっとも基本的な性的本能を越える。

しかし、強調しておくべき明瞭な点がひとつある。それは、男性と女性の性的エンジンがまったく異なる燃料で走っている、ということだ。アメリカの進化心理学者、デイヴィッド・バスは、男性と女性にとっての異性の魅力についての先駆的研究を行なってきた。彼の研究は、ここ50年間にわたって、男性も女性もおしなべて、身体的な見かけをますます重要なものとして評価するようになってきた、ということを示している。これは、現代の文化が魅力的な男女のイメージをこれでもかこれでもかと提示してきたことに対応している。下着のCMに登場するスリムな女性やかっこいいハリウッド映画のアクション・スターを日常的に目にしていると私たちの基準が押し上げられるが、私たちのつきあえる相手のなかにはスーパーモデルや映画スターのような人間はいないので、その基準が一種の障害になってしまうかもしれない。とは言え、男性と女性の間には、依然として基本的差異がある。男性は女性よりも、はるかに身体的魅力に重きをおく。

女性が望むもの

当方、出産適齢期の女性。年上で、高収入で、危険をおかして人を助け、頼りがいがあり、誠実な男性を求む。あごが張っていて、身体や顔が対称であることが望ましいが、そうでなくても可。口ひげを生やした信用のおけなそうな男性は、資格なし。

男性が進化を通して特定のウエスト－ヒップ比や左右対称の顔を好むようになったということが少々気に障る方もいるかもしれないが、ここで、男性が花嫁募集欄に出した広告で女性から反響がもっとも多かった広告についての、興味深い研究を紹介しよう。女性の関心を刺激する要因としてもっとも重要だとわかったのは、次の3つだ。年齢、学歴、収入である。この3つはすべて、経済的安定度を予測する。これらはつねに、女性が男性に望むものの典型的特徴として、「性格のよさ」よりも際立っている。

もちろん女性は、男性のルックスを気にかけないわけではない。背が高くて、あごが張っていて、健康で、筋肉質で、男性ホルモンにあふれているように見える男性の伝統的ステレオタイプが、確かに好まれる。ハーレクイン・ロマンスの表紙を飾っているのは、そうしたステレオタイプの男である。

歴史的にも、男性の衣服は、これらの特徴を強調する傾向があった。たとえば、背広の肩は四角くてイカリ肩だし、ローマ時代の筋肉の形を強調した鎧も、着る男性の体形を大きく、しかも誇張して見せる。しかし明らかに身長や体形は、よければそれに越したことはないという程度だ。女性は、なにがよき伴侶を予測するかについての、もっと洗練された長期にわたる基準を進化させてきたように見える。彼女たちの関心は、男性の力こぶの大きさよりも、もっと長期のことがら――研究によれば、とりわけ将来的な経済力――にある。というわけで、男性のもうひとつの性的ステレオタイプがある。女性は、経済力のある男性を好み、地位に引かれるのである(年上の男性を好むことが多い)。

デイヴィッド・バスは、どんな配偶相手を好むかについて、33か国、1万人を超える人々を対象に質問紙調査を行なった。その結果、平均すると、配偶相手の将来的な経済的豊かさに価値をおいたのは、女性が男性の2倍だった。その価値のおき方は、文化によっても異なった。たとえば、ナイジェリアや日本の女性は、フィンランドや南アフリカの女性よりも、経済的な将来性を重視した。とは言え、配偶相手の経済力に寄せる女性の関心度は、同じ国の男性がもつ関心度よりもつねに高かった。女性はまた自分よりも年上の男性を好んだ(ちょうどよいことに、男性も年下の女性を好んだ)が、年齢は経済的安定性とかなりの程度相関する。年齢の高い男性ほど収入は高額になり、お金のことを気にし、より安全で、より安定している。

しかし女性は、高収入の公認会計士、あるいはもう少し欲張って終身職の大学教授と結婚できたらいいなと思っているだけではない。リヴァプール大学のロビン・ダンバーの最近の研究によれば、女性は危険をおかす男性、とりわけほかの人を助けるために危険をおかす男性を好む。ジョージ・クルーニー演じるところの『ER・緊急救命室』のドクター・ロスなどは、さしずめそうした役割モデルとして完璧である。彼は果敢で、ほかの人のためにつねに勇気をもって行動する。おまけに、子どもにやさしい小児科医でもある（このテレビ映画の脚本家はよく心得ていた）。ダンバーの研究では、女性の実験参加者は、仮想上の8名の男性——たとえば、人命救助でメダルをもらった消防士やゴルフを楽しむスーパーの経営者など——を示され、そのなかから好みの男性を選ぶように求められた。もっともよく選ばれたのは、ほかの人を助け、つねに勇敢な消防士だった。

ハーレクイン・ロマンスの典型的な主人公は、これらの特質をみな備えている。つねに強く、危険をおかし、勇敢である。一方、弱く、なにごとにも過敏な臆病者に割り当てられた唯一の役柄というのは、この魅力的な主人公の引き立て役である。ダンバーによれば、女性は、この勇敢さを、自分や子どもを守ってくれる能力を示すものとして解釈するのだという。初期人類の場合、サーベルタイガー（剣刃トラ）や敵の集団の男たちといった危険が、洞窟や丘などいたるところに潜んでいた世界にあっては、勇敢さは、配偶相手に必要とされる重要な性質であった。しかしダンバーが見出したのは、女性の長期の配偶戦略が、利己的な、あるいは不必要な危険をおかす男性は避けるというものだった。多少悪っぽい、相手かまわずの男は、一夜の情事の相手（遺伝子プールにこっそり浸かってみたいという女性の側の欲求の現われなのかもしれないが）としてなら考えないこともないが、長期の関係や結婚ということになると、高い点数はつかなかった。

官能小説とポルノもまた、女性が男性になにを望んでいるかを垣間見る窓になる。最近では、女性向けポルノが出版されて関心を集め、女性作家による女性のための官能小説も書かれている。男性向けは性的快感だけをとりあげることが多いのに対し、女性向けのポルノや小説は、男性用とは一線を画す。第一に、そこに登場する男性は、女性の性的快感に関心をもつだけでなく、もっとも重要なことだが、愛にあふれた、情熱的な関係をもつこと（たとえそれがほんの短期間であったとしても）に関心がある。性的な描写は、男性のポルノほど具体的ではない。強調されるのは、愛し合うカップルの間の性的関係――愛のない行きずりの関係ではなく、劇的で情熱的な出会い――である。

一方、ポルノは男性向けのものがほとんどだ。ご存知のように、男性は、視覚イメージによって（たとえそれが裸の女性を描いた絵の粗雑なコピーだったり、コンピュータ画面上の粗い画像だったりしても）すぐ興奮する。小説や物語ということになると、男性は、女性とはかなり異なる描写を好む。彼らは、愛情や長期の関係に終わる物語には、あまり心を引かれない。彼らの好む描写は、見知らぬ女性との性行為であり、その女性とはすぐおさらばして、朝食をともにすることはない。彼らの「ポルノ的理想郷《ポルノトピア》」は、行きずりの、すぐセックスをする、付帯条件なしの色情狂の女性が支配している。

男女間の性の心理は、大きく違う。女性は、人柄、愛情、安全に関心があるのに対し、男性は、女性の身体的特徴や相手を特定しないセックスに関心がある。この不一致は、男性も女性も、自分が得るものに十分に満足しているわけではないということを意味しているのだろうか？　必ずしもそうではない。これらはきわめて強力な本能ではあるが、それが性的な好みにはたす役割の大きさは、人によって異なる。ある人々にとっては、配偶者選びは、顔の対称性や収入、あるいは冷静沈着に心臓の外科手術を行なう能力にはよらない。愛情などはどうだってよく、行きずりのセックスのほうを好む女性もいれば、ウエスト－ヒップ比や対称性や白い肌には関心がなく、水上スポーツ三昧の山羊座の女性が好みだという男性もいる。しかし、彼らは男性や女性の代表ではない。

卵子 vs 精子

異性に対するこれらの好みは、どのようにして具体化されるのだろうか？　理想上は、私たちの遺伝プログラムが私たちを最良の進化的戦略へと効率的にガイドするだろう。私たちは、単純明快で、公平で、幸せな性生活を送るはずである。しかし、世界のいたるところに、男と女の対立を激化させる相反する欲望、無意識の衝動、そして心理的計略が渦巻いている。現代のホモ・サピエンスにとって、配偶行動は、たとえてみれば、対戦相手から頭に銃を突きつけられた状態で、チェスの試合をやっているようなものだ。だから、どこぞの精神分析家たちも、性というものが屈折していて複雑なものなんだということを解説して、メルセデスベンツを乗り回すことができるのだ。

ヒトの身体のなかでもっとも大きな細胞のひとつは、卵子である。女性は、思春期から閉経期までの30年以上の妊娠可能期間にわたって、1か月に1回の割で、400回ほど成熟した卵子を排出する。確かに卵巣には、排卵される卵子よりもはるかに多くの数の卵子があるのだが（思春期にはおよそ30万個ある）、これらは、加齢にともない、卵巣のなかでひとつずつ死んでゆくのだ。閉経の時期には、卵子はほとんど残っていない。排卵されるこれら400の卵子のなかのひとつが受精すると、9か月後には子どもが生まれるが、その子はそれだけの期間母親のお腹のなかにいる。これは、生物学的に見て相当大きな投資だ。子どもに授乳し、世話をし、自分のことができるようになるまで成長させるのにかかる時間のことも考えれば、なぜ女性が、自分の産み育てる子どもの遺伝子の半分をだれに提供してもらうかに極度に慎重にならざるをえないかがわかるだろう。もし彼女が誤りをおかしてしまい、不適切な相手——父親として家族の面倒を見ない男性——の子を身ごもってしまったなら、彼女はのちのち困ったことになってしまう。大量の資源を浪費してしまうことになるからだ。こうした浪費は、乳幼児の死亡率が高いため遺伝子を次の世代に残す確率の低かったサヴァンナでは、決定的なものだったろう。

これを、父親がする投資と比べてみよう。成人男性は、1日あたり数億個の精子を生産する。したがって機会が与えられたら、数千人とはいかないまでも、数百人の子の父親になることは可能である。精子は人体では最小の細胞であり、それを生産するのも、最小のエネルギーですむ。受精における彼の役割はと言えば、セックスをして、射精して、そして満足気に眠りにつくことだけだ。

『ギネス・ブック』によれば、産ませた子どもの数の最高記録保持者は、モロッコ皇帝、モーレイ・イスマイール残忍王(1642-1727)で、888人という驚異的な数だ(しかしいったいだれが数えたのか?)。これに対して、記録に残っているなかでもっとも多産だった女性は、ロシアの農婦ヴァシリエフ夫人で、1725年から65年まで27回出産し、合計69人の子——16組の双子、7組の三つ子、4組の四つ子——を産んだという。彼女の産んだ子の驚くべき数はそれでも、印象的なイスマイール王が産ませた子の数の10分の1にも満たない。この違いはおそらく、精子や卵子の性質そのものが、配偶相手を求める際に私たちの性行動をある程度方向づけているからだ。オスの立場からすると、進化の点では、できるだけ多くのメスを受精させるのが望ましい。メスの立場からすると、細心の注意を払って慎重に配偶相手を選ばなくてはいけない。

メスのクロゴケグモのかなり不快な行動について見てみよう。メスの卵が高い価値をもつことは、とりわけ彼女の日常的な性行動（あるいは不正行動と呼ぶべきなのかもしれないが）から明らかになる。クロゴケグモの亜種であるオーストラリアのセアカゴケグモの場合は、とりわけ情熱的だ。オスとそれよりもずっと身体の大きいメスは、4時間にわたる求愛の儀式をする。しかしそれは、赤いバラとセレナーデというわけにはいかない。配偶行動を始めるやいなや、オスは、自分の生殖器官のひとつを使って身体をのけぞらせ、メスの口のなかに入る。交尾を続けたままで、メスはオスの身体の一部を食べ始める。メスがむさぼり食っている間も、オスは交尾し続けて、精子を注入することができる。最初の試みのあと生き続けることもよくあるが、その場合すぐに戻って、またメスに求愛する。今度は、メスはとどめを刺し、残った脚をひとつ残らず食べてしまう。

性的カニバリズムはほかの動物ではあまり知られていないが［訳注　カマキリも性的カニバリズムをすることで知られている］、クロゴケグモがこの驚くべき行動を進化させたのにはそれなりの理由がある。彼らが生活する環境では、ゴキブリや甲虫といった常食が不足することがよくある。メスの寿命は最長18か月ほどだが、その間に生殖の季節は1回（春）しかめぐってこない。だから、この機会を最大限利用しなければならないのだ（彼らのモットーは「チャンスは逃すな」だ）。母親と生まれてくる子どもたちの両方に十分な食べ物がないのに交尾するのは、母親・父親双方にとってまったくの無駄になる。彼らがとる解決策は、オスが犠牲になって、母親とその子たちの栄養になるというやり方である。交尾できなくて一生を終わるよりは、一度でも交尾できて死ぬほうがよいというわけだ。

戦略はさまざまであるものの、配偶相手を食べるという場合でさえ、第一に考慮されているのは、卵へのメスの投資を守ることである。男性と女性は、同じ長期の目的をいくつかもっているが、それらをそれぞれ違ったやり方でなしとげる。男性は、多くの女性と関係をもつことに懸命か、あるいは少なくとも状況が許せば、そうしようとするようだ。あるおもしろい実験があって、男性と女性の研究者が、大学のキャンパスで異性の学生に声をかけ、今晩デートをしないか、今晩アパートに来ないか、あるいは今夜ベッドをともにしないかと誘いをかけた。ベッドをともにしてもいいと答えたのは、男子学生の4分の3にのぼったが、女子学生はひとりもいなかった（もっとも、少数の女子学生は夕食の誘いは受け入れたが）。

長期の関係では、多くの場合、貞節の感覚、その文化の慣習や道徳、そして結婚制度の暗黙のルールが、男性がほかの女性とベッドをともにしようとするのを制止する。しかし、彼が浮気のチャンスを拒否する場合には、道徳的なほうをとるというだけでなく、肉体的な誘惑にも打ち克たねばならない。これに対して女性は一般に、まったく見ず知らずの男性とベッドをともにしようとは思わない。現在では、妊娠しないことがほぼ確実と言われている避妊法（少なくとも月経周期をもとに避妊する方法に比べれば危険は少ない）があるにもかかわらず、女性はたくさんの男性（見ず知らずの男性も含む）とのセックスを求めるようには作られていない。彼女たちの関心は、量よりも質のほうにある。女性は、精子に比較して少ない数の卵子をもち、それゆえ、それらをだれに受精させるかには慎重にならざるをえない。

騎士道精神と騎士道的愛という概念の起源は、中世にさかのぼる。恋愛《ロマンス》の考え方は、依然として固定観念としてある。恋愛は、理性的でない、時には説明できない力とみなされ、生物学的・遺伝的には説明できず、サヴァンナでの進化的戦略や自然淘汰とは関係がないと思われている。私たちは、愛という精神的で漠としたものの余地がつねにあると思いたがっている。しかし生物学者は、生物学と精神性の間に建っていた壁を少しずつ崩しつつあり、これまで人間の動機や理性や感情のためにとってあった建物に、生物学的な説明を書き込みつつある。愛も、もうひとつの犠牲者になるだろうか？

恋の香り

１９７６年、ニューヨークの研究グループが、配偶の遺伝学的研究を開始し、まずは実験マウスを観察することから始めた。彼らは、ＭＨＣ遺伝子群（ＭＨＣ——主要組織適合抗原遺伝子複合体）と呼ばれる重要な遺伝子群に焦点をあてた。これらの遺伝子群は、哺乳類の身体のほとんどすべての細胞のなかにあって、免疫系に重要な役割をはたしている。ＭＨＣ遺伝子群が生成するタンパク質は、もっぱら「自己」（免疫で言うところの「自己」）を定義づけることに関わっている。自分の身体と細胞を認識することによって、ＭＨＣ遺伝子群は、病気を引き起こす可能性のある侵入してきた微生物のような異物や病原体を認識して、身体の生化学的防御を作動させる信号を送ることができる。これらは、移植手術の際に決定的役割をはたし、「よそ者」の器官の拒絶に関わる。ヒトのゲノムのほとんどの遺伝子と同様、ＭＨＣ遺伝子群も個人ごとに違いがある。しかしこの個人差はかなり大きく、これこそ、（一卵性双生児の場合は例外として）なぜまったく同じ組織型をもつ人がまずいないかの理由である。これが、白血病のような病気の治療において適合する骨髄提供者を見つけるのを困難にしている。腎臓移植では、ガン、糖尿病や高血圧を引き起こす危険性をおかしながらも、薬で免疫系を抑え続ける必要があるのも、これと同じ理由だ。

もし平均的なコロニーの2匹のマウスがつがうなら、これらの遺伝子のいくつかは似ていて、ほかは似ていないだろう。しかし、アメリカの研究者たちが発見した注目すべきことは、マウスが似ていないMHCをもった相手と配偶することが多かった、という点である。同様の実験が、遺伝的により多様で、野外の環境で育てられたほかのマウスを用いて繰り返されたが（つまり、配偶相手の選択の幅がかなり広かった）、結果は前の実験と同じようになった。マウスはみな、似ていないMHC遺伝子群をもつ相手を好むようだった。実際のところ、反対の者どうしほど、引きつけ合った。これらのマウスは、生物学的にふさわしいタイプの配偶相手を「嗅ぎ分ける」メカニズムを進化させてきたように思われた。

ヒュッテル派の人々は、この地球上でもっともよく研究されている集団のひとつである。彼ら——現在の数は3万5千人——は、十六世紀のスイスに起源をもつ厳格な再洗礼派の信者の子孫である。ヨーロッパで激しい迫害を受けたため、１８７０年代に大挙してアメリカ（とくにサウスダコタ、モンタナと西カナダ）に移住し、いまもそこで生活している。彼らは、ほかの人々とはほとんど交流がなく、いまもドイツ語のチロル方言を話す。敬虔なキリスト教徒として、厳格な社会主義的原理（個人的な財産を所有しない）に則って小規模なコロニーで暮らしている。彼らはヒュッテル派の人々としか結婚せず、みな厳格に生涯一夫一妻を続け、避妊の方法も使わない。

10年ほど前、シカゴ大学の遺伝学者、キャロル・オーバー博士は、マウスの組織適合性研究をさらに一歩先に進め、ヒュッテル派の人々のMHC遺伝子群の研究にとりかかった。ヒュッテル派の人々は、生物学的研究にいろんな点で貢献しているが、閉鎖的な集団内の配偶者選択を研究するのに理想的だった（この点において、彼らの状況は、100人を超えない集団で生活していたと考えられる初期人類の状況に似ている）。

結婚相手の選択はヒュッテル派の人に限られているにもかかわらず、オーバーの研究からわかったのは、彼らが結婚相手として自分とは異なるタイプの人を選んでいるようだということであった。すなわち、彼らの選択は、相手のMHCによって影響を受けるように見えたのだ。マウスと同じく、ヒュッテル派の人々は、自分とは異なるタイプのMHCをもつ相手を選ぶ傾向にあった。では、なぜ、MHCの構成が、配偶相手を選ぶ際に考慮すべき条件としてそれほど重要なのだろうか？　免疫のメカニズムのなにが、それほど性的に魅力あるものなのだろうか？

現在わかっているのは、異なるMHCをもっている相手を選ぶことには、きわめて魅力的な――進化の点で魅力的だという意味だが――なにかがあるに違いない、ということだ。自分と遺伝的に異なる配偶相手を選ぶことには、利点がある。私たちはみな自分のDNAになにがしかの欠陥をもっている。私たちのだれもが、自分の子にとって致命的かもしれないなんらかの遺伝的欠陥をもっているが、特定の染色体上の同一の場所のDNAに同じ欠陥をもっている相手と配偶しないかぎり、子どもに影響が出ることはまずない。一方の親からの欠陥のない正常なDNAの連鎖が、欠陥を補ってくれるからだ。ＭＨＣ遺伝子群は、遺伝的な類似性・非類似性を示す理想的標識なのである。

近親交配は危険だ。近親交配で生まれる子は必然的に、遺伝病になる確率がきわめて高い。私はかつて南イングランドの田舎で研修医をしていたことがあったが、その地方では（名前を出すわけにはいかないが）、自分の生まれた土地からほかに出て行くということはめったになく、いとこなどの親類と結婚するのが一般的だった。私がとりあげた新生児に占める異常児の数は、尋常ではないほど多かった。また、流産の頻度も異常なほど多いということもわかった。胚の着床は、胎児が母親と遺伝的に類似していないほうがうまくいく。遺伝的に近縁の男性との間にできた胎児を女性が流産する確率が高いということは、集団内の健康な遺伝的多様性を高める防御メカニズムのひとつなのかもしれない。旧約聖書の『レヴィ記』のなかには、厭うべき性関係について一連の厳しい教えが書かれている。しかし、これらの禁止は聖書だけではない。近親相姦《インセスト》はこれまで知られているほとんどすべての文化においてタブーであり、それがおそらくはこうした理由があるからだというのは、きわめて興味深いことだ。近親交配の危険性はあまりに高く、それを行なった者の子どもが生き延びる確率は低かった。

では、相手が自分と似たＭＨＣ遺伝子群をもっているかどうかは、どうやってわかるのだろうか？ひとつの答えが、Ｔシャツのにおいを嗅ぐ研究から得られている。たとえば、ベルン大学のクラウス・ヴェーデキントらのグループは、まずたくさんの女子学生のＭＨＣ遺伝子群をテストし、タイプ分けした。次に、一群の男子学生――彼らのＭＨＣ遺伝子群もあらかじめテストされ、タイプ分けしてあった――に綿のＴシャツを繊維に体臭がつくまで着てもらった。それらのＴシャツを実験室にもってきて、先ほどの女子学生のそれぞれににおいを嗅いでもらった。女子学生たちは、嗅いだにおいがどの程度「快い」かを評定した。すると、自分と異なるタイプのMHC遺伝子群をもつ男子学生のTシャツのにおいを好んだのだ。

テレビ番組を制作するなかで、私はこれと似たテストを行なった。テストでは、ニューカッスル大学の心理学科の協力を得た。「進化と行動」研究グループのひとり、クレイグ・ロバーツ博士は、私の知らない6名の女子学生に協力してもらい、彼女たちに同じ白いTシャツを2晩着て、眠ってもらった。それに先立って、彼女たちの組織タイプが特定してあった。彼女たちは、香水や消臭剤の使用を禁止され、また実験前にカレーやタマネギのようなにおいのきつい食べ物を食べることも、タバコを吸うことも禁じられた。2晩そのTシャツを着用したあと、それをポリ袋に入れて密封し、実験室にもってきてもらった。実験室では、クレイグがそれをそれぞれ同じ形のプラスチックのビンに入れ、ビンの口をアルミホイルで覆った。クレイグは、これらのビンを机に並べ、私にアルミホイルに小さな穴を開けて、ほんの一瞬そのなかのにおいを嗅いで、好みのにおいのビンから順番に並べるように言った。

私にとって興味深かったのは、違いというのがほんのわずかだったことだ。どれもなんとなく汗臭く、みな多少不快に感じられた。あるにおいは、ほかのにおいよりもほんのちょっとだけ不快に感じられたが、しかしそれはほんのわずかな違いだった。ところが、ビンの上のラベルを剥がしてみて、私はほんとうに驚いた。私がおいたビンの順番は、それぞれの女子学生のMHCタイプと私自身のMHCタイプの間の相関とほぼ一致したのだ（カラー図版をご覧いただきたい）。私は実験する前にはまるで疑っていたし、それにどうしたって私が故意に結果に影響を与えることは不可能だったわけだから、このことは、フェロモンの驚くべき威力を証明しているように思える。

フェロモン——だれもが発している微妙なにおい——は、配偶相手の選択に影響しているのかもしれない。これらの実験の結果が示唆するのは、私たちが自分にふさわしい相手を文字通り嗅ぎ分けることができる、ということである。しかし、遺伝コードの複雑な情報がいったいどのようにして体臭になるのだろうか？　これはまだ明らかにされていないが、私たちの皮膚の上に棲みついているバクテリアが関係している可能性が強い。バクテリアは、体臭を生じさせたり変化させたりし、その人のにおいは、部分的にはバクテリアのタイプによって決まる。それぞれの人の免疫系によって、好まれるバクテリアのタイプが違い、それが微妙に異なる嗅覚的サインをそれぞれの人にもたらすのかもしれない。興味深いことに、避妊薬を使っている女性はにおいの感じ方が違ってくるし、自分自身のにおいも違ってくる可能性がある。だとすると、避妊薬を常用しながらパートナーとの長期の関係を保っている女性は、避妊薬を使わなくなると、別の相手を選んだりするのだろうか？　これは論議を呼びそうな問題であり、まだ詳しいことはわかっていない。

人混みのなかで目と目が合って恋が始まってしまうというのは、部分的には、生物学的に適合する相手を嗅ぎ分けるというすぐれた能力による場合もあるかもしれない。キューピッドがもっている弓の弦《つる》が切れてしまうと、恋する私たちの夢は崩れ去ってしまうように見える。ジョン・ダンの詩を引こう。

ぼくは二重のバカ。
まず、恋をするバカ、次にそのことを
詩に書いてしまうバカ。

ダンはきっと、この自動的に生じる感情を言うのに最適なことばを見つけようとして考えあぐねたに違いないが、ふさわしいのは「動物的引力」という表現かもしれない。もっとも詩はそれで台無しになってしまうかもしれないが。しかしいずれ、これらの発見を利用しようと企てる者がひとりならず現われるだろう。たとえば、誘惑したいと思っている相手のDNAにもとづいて、最適なにおいを合成するといったように。DNA分析用の数本の毛髪と分析にかかる費用を用意すれば、お目当ての相手をわがものにできるかもしれない。

恋愛の化学

2人の人間がお互いのにおいを嗅ぎ、やがて恋に落ちると、次に情熱的な期間がくる——平均的には、1年半から3年続く。気分が高揚し、喜びに満ちた自然な興奮状態、いわゆる「ハイ」の状態になる。

この心の状態は、PEA(フェニルエチルアミン)と呼ばれる催淫剤が大きく関係している。この物質は、この激しい情熱と恋愛の間、脳のなかで多量に分泌される。その効果は、アンフェタミン

（いわゆる覚醒剤）によく似ている。ＰＥＡは神経終末に集中し、電気的インパルスが神経と神経の間のシナプス間隙をとび越えるのを助ける。辺縁系の神経細胞の活動がＰＥＡによって高まるとハイになり、エネルギーが満ちているように感じ、時には至福感を味わうこともある。

ＰＥＡは、熱愛中のカップルの辺縁系にあるだけではなく、ほかの強烈な体験にも関係している。スカイダイヴィングをする人のＰＥＡの分泌は、ダイヴ時に暴走状態になる。その時はえも言われぬ高揚感を覚える。この興奮は、多くの人がバンジージャンプで感じるものとおそらく同じだ。ふつうは、ジャンプをしたあともしばらくの間は、激しい高揚感が体験される。感情的にハイになると、それを引き起こしたのが恋愛であろうと高所からのダイヴであろうと、その状態そのものがさらにＰＥＡの分泌を刺激する。しかしはっきりしているのは、私たちはＰＥＡを放出させようとして恋に落ちるか（ちょうど麻薬をさらに手に入れる中毒患者のように）、あるいは恋に落ちることへの「報酬」がＰＥＡなのか、この2つのどちらかだということである——ちなみに、もしあなたがあいにく失恋して落ち込んでいるなら、世界中の女性が知っているように、チョコレートを食べることによって、束の間だがＰＥＡという麻薬をいつでも得ることができる［訳注　チョコレートには微量ながらＰＥＡの成分が含まれている］。

進化心理学者のヘレン・フィッシャーの主張によれば、私たちがだれを好きになり、いつどこで好きになるかを決定しているのは私たちの文化かもしれないが、恋してしまった時にどのように感じるかを決めるのは、脳のなかの飽和状態のＰＥＡである。恋の相手に夢中になった時のこうした化学的側面は、私たちと相手とを結びつけるために、長い年月をかけて進化してきたのに違いない。

ＰＥＡと恋愛のどちらが先にせよ、よいことはみなそうだが、この状態にも必ず終わりが来る。恋愛は文字通り麻薬であり、その意味では効き目の強い麻薬だが、中毒の常で、しだいに効かなくなるという法則がある。ある期間を過ぎるとプラスの効果は急激に減り、脳のなかの神経細胞は、尋常ではない量のＰＥＡに慣れてしまい、私たちは現実の世界に引き戻される。甘い蜜月が去ると、情熱的な恋は、フィッシャーが「愛着」と呼ぶものにとって代わる。この愛着の期間には、私たちの脳は、ＰＥＡを生成するのではなく、エンドルフィンを送り出す。これは、覚醒剤よりもモルヒネによく似た脳内麻薬であり、心を鎮め、痛みを和らげ、不安を軽くする。この時以降、私たちの関係は、ほかの感情や欲望——性的魅力はもちろんのこと、友情や相互依存——によって維持される。しかしあとで見るように、これらの心理的な絆はきわめてもろい。

疑り深い心

消費者にどんなニーズがあるかを読むのに長けた企業家が、最近「浮気発見キット」なるものを売り出した。これは、パートナーに疑いをもったら自分でできる精子検出テストだ。実際に、「チェック・メイト」や「オリジナル5分間浮気判定キット」という商品名で売られ、ネットで購入できる。パートナーの下着をこっそり持ち出し、このキットで下着をこするだけで、精液がついているかどうかが判定できるしくみだ。昔なら、シャツの襟に口紅がついていたものだが、これはいわばその現代版だ。テストの解説書はさらに次のように続く。専門の検査機関に２００ドル払って下着を送ると、

DNAを検査してもらえる（下着の返送を希望する場合にはもう10ドル必要）。さらに500ドルを払えば、怪しい付着物と自分の精液が同じものかどうか鑑定してもらえる。

現在わかっているのは、性的嫉妬は、サヴァンナで暮らしていた祖先から受け継いでいる感情らしいということである。もし私たちほど疑り深くない種がいたとしたら、とうの昔に絶えてしまっているだろう。初期人類は、もちろん、精子検出キットの恩恵にあずかることはなかったものの、浮気が（とりわけ男性にとっては）脅威だということは知っていた。すでに述べたように、進化的観点から見ると、ほかの男性が産ませた子を育てることは、資源の重大な無駄使いである。一夫一妻のきわめて功利主義的な利点はなにかと言えば、お互いの協力関係によって自分たちの生物学的な子どもに保護と資源を提供できるということである。自分の遺伝的遺産を後世に残すという段になると、私たちはたちまちにして偏狭になり、このプロセスを妨害するものは重大な脅威となる。だから、女性の側の不倫の危険性とそれへの恐怖が、男性の性的心理に多くの暗い影を落としているのも、当然と言えば当然である。配偶相手が浮気をした場合、男性は、他人の遺伝的銀行口座に労力、時間、資源を入金しているようなものであり、男性の心の奥深いところでは、「そのシナリオだけはなんとしてでも避けろ！」という声がこだましている。

けれども男性には、大きな障害がひとつある。ホモ・サピエンスは、見ただけでは女性の妊娠可能な時期がわからないという点で、霊長類のなかでは特殊である。たとえばヒヒやボノボ（ピグミーチンパンジー）は、自分が妊娠可能な状態にあることを群れのなかのだれにもわかるような形でおおっぴらに宣伝する。「発情期」には、性器のまわり全体が膨れあがって、鮮やかなピンク色になるのだ。

ヒトの女性は、そんなふうにはならない。自分が排卵期にあることさえ気づかないことも多い。このわかりにくさは、２つの大きな結果を生じさせた。ひとつは、ヒトが、女性が妊娠可能かどうかに関係なく、つねに性的に興奮し、セックス可能だということである。この点において、ヒトはきわめて特殊と言える。というのは、ほかの大部分の種では、性的エネルギーを、それがもっとも有効に使える時のためにとっておくからである。もうひとつは、一夫一妻のペアでは、女性の側の浮気はつねに危険性をはらんでいるので、男性はたえず注意を払っていなければならないということである。男性は安心することができず、配偶相手である女性を好き放題にさせるわけにはいかない。

とは言え、一部の女性は、自分が性周期の真ん中あたりにいる時のほうがセックスしたくなるというのは、確かにほんとうかもしれない。これは、この時に卵巣が女性ホルモンのエストロゲンを多量に分泌する結果なのかもしれない。しかし、このホルモンを薬として（たとえば避妊薬で）摂取しても、ふつうは性的覚醒を感じることはない。私の考えでは、これは、発情周期を経験する動物から受け継いでいる基本的な本能的メカニズムの存在を示唆しているように思われる。

排卵を隠すというのはうまい戦略だ。それは、体内受精と連動している。たとえばサケのような魚では、受精は母親の体の外で起こるので、オスは孵化する卵の親が自分であることが確認できる。しかし、すべての哺乳類の受精はメスの体のなかで起こり、それゆえ女性は、生まれてくる子の実の遺伝的母親が自分だと確信できるが、男性にはつねに不確かさがつきまとう。あるアフリカの文化では、この生物学的事実を「母ちゃんは確か《ママズベイビー》、父ちゃんは不確か《パパズメイビー》」という諺で強調している。排卵を隠すことと体内受精は、相手の男性にたえず注意を払い続けさせるメカニズムとしてはたらいているのかもしれない。このメカニズムは、男性による放棄の危険性を減らし、それによって男性がほかの女性と関係をもつ危険性も減ることになる。おそらく、これらが人間の文化における一夫一妻の傾向の始まりだったのではないだろうか？　そしてそれらはまた、私たちが嫉妬の能力をもつきっかけにもなった。

嫉妬は、一触即発の引き金になる。それは、なんの当たり障りもない状況からでも生じるし、浮気のちょっとした疑いによって火がつく。オセローが抱いたような激しい怒りが、「空気のように軽いもの」からでも呼び覚まされる。嫉妬は文字通り自然の力であり、シェイクスピアは、それが最高で最上の悲劇につながることを知っていた。

女性が浮気することへの恐怖が、社会的疎外を生み出すことがある。不幸にも妻を寝取られた夫は、まわりの者たちから辱めを受ける。ギリシアでは、妻が浮気をした夫は、「ケラタス」[注]（すなわち寝取られ男）と呼ばれる。弱さや性的不能など、その男の特徴についてのきつい中傷だ。イタリア系アメリカ人の男性は、ハチクマ（小型のタカ）を撃ちに大金をはたいてイタリアに里帰りすることで知られている。これは、自分の妻の貞淑を確かめる儀式とされているが、皮肉なことに、夫が狩りに出かけている間、妻のほうも好き勝手のし放題で終わる。

しかし、もちろん嫉妬は男性だけの専売特許ではない。女性も嫉妬を感じるが、それは男性とは別の理由からだ。女性は、相手の男性がほかの女性に気配りや関心を向けたり財産を与えたりすることに注意を払う。このように、男性は女性がほかの男性とこっそりセックスをしないかということを気にするのに対し、女性は、捨てられて貧しくなるという破滅的なシナリオにつながる感情的関与のほうを気にする。ギリシアの女性は、夫がほかの女性と浮気していても、哀れでも惨めでもないように見える。浮気はまだ我慢できることであり、そうした我慢は期待されることですらある。というのは、子どもたちを自力で養わなければならなくなるよりは、はるかにましなように思われているからである。

今日、多くのシングルマザーは、金銭的に、あるいは情緒的にも、男性の支えなどなくてもやっていける。しかし現代の状況は、私たちの本能が形作られた時の状況と同じではない。これらの本能は、サヴァンナでは意味があったのだろうか？　嫉妬は、初期人類の集団を競争相手の集団よりも優位に立たせた、自然淘汰の推進力でありえたのだろうか？　答えはイエスだ。とは言え、私たちの古くからの本能が、だれをも完全に支配しているわけではない。たとえば、夫が妻をほかの男性とセックスするよう仕向け、「夫婦交換《スワッピング》」に興じる夫婦がいるし、夫の一夜の情事を知るや（たとえそこに愛情がまったく入り込んでいなくても）、離婚してしまう女性がいる。

これらはみな例外だが、こういう人々にさえ、昔ながらの感情が関与している。私たちの本能は、意識下でほんの少し、今度はこう、次はああと、とるべき行動を囁く。多くの異なる文化にわたる研究が示すところでは、性的嫉妬は普遍的に見られる。デイヴィッド・バスが示したように、男性と女性は婚外交渉や感情的関与に異なる反応を示し、オランダから韓国、そして米国にいたるまで、さま

［注］　クレタ島を訪れる機会があったら、プラタニアスにあるミロスというレストランに行くとよい。オリーブ油を使ったおいしい食事に加えて、もうひとつ収穫がある。建物がおびただしい動物の角で飾られていて、この土地の名で「ケラタス」と呼ばれている。

ざまの国や文化の男女で、同じ結果が得られている。
しかし性的嫉妬は、長年にわたって、人間の普遍的な本能ではなく、西洋文化に特有の性的抑圧、悩みや神経症の産物だと考えられていたのだ。

暴かれた真実？

1925年、アメリカの伝説的人類学者、マーガレット・ミードは、サモアのタウ島の人々の狩猟採集生活の実像を描くことに着手した。その報告は、物質的に豊かな西洋の生活とはまったく異なる生活の姿をとらえていた。彼女は、暴力などめったになく、男女の役割が平等というのが基本であり、性的関係は移ろいやすく放縦だという、驚くほど平穏な文化を記述した。そうした文化の最終結果として、嫉妬や怒りや暴力は存在しない、とミードは主張した。

私も、うら若い十代の頃、両親の書棚にミードの本があり、ひっぱり出して読んだ記憶がある。ミードの考えは、とりわけ中産階級ではその時代のファッションであり、私の家族もミードの描く牧歌的な島のことを楽園のように思っていたようだ。人間が葛藤や性的緊張という破壊的傾向をもたずに暮らす社会がそこにあった。[注] ミードの報告は、人類はある意味で「完全になりうる」――言いかえると、社会や文化をどう作るかによって、平和的で創造的で道徳的な存在になれる――と信じる理論家の道徳的願望と一致した。彼らはそれまで、サモアのような社会があることを待ち望んでいたのだった。そこでは、みなが責任と権力を共有していた。男性と女性の固定化した分業によらない文化があるということを聞いて、フェミニストはとくに喜んだ。実際、サモアの人々は時には、西洋の伝統的な性役割が逆転しているようにも見える場合もあったし、男性が育児や家事にたずさわることも多かった。

ミードの考えは、性的分業や暴力が文化現象であって、そうしたものは必ずしも生まれながらに組み込まれているのではないと信じたい人々に熱狂的に受け入れられた。ミードは、私たちがそうであるようにならなくてもよい、と言っているように見えた。すなわち、「タブラ・ラサ」（私たちがみな生まれた時にもっている、なにも書かれていない石板）を傷つけ、暴力やモラルの崩壊や性の規制をもたらすのは西洋の文化に特有の現象だ、というように。

もしミードが正しいなら、普遍的な性的本能を持ち出すことには、きわめて慎重になる必要がある。たとえ西洋文化と大きく異なる文化がひとつか2つあるにすぎないとしても、もしその文化に、ほかの文化では人々を苦しめる悪習が一貫して存在しないということが示されたなら、私たちは再考を余儀なくされるだろう。私たちの行動も本能的なものではなくて、文化的なものなのかもしれない。性的嫉妬は、多くの人間の文化に共通に見られる特徴だが、それも「学習される」情動——私たちの遺伝的プログラムの一部ではなく、性や家庭生活の文化的・社会的伝統の一部であるようななにか——なのではないだろうか？

［注］　ご想像のように、私はちょうど思春期にあったので、この本の印象は強烈だった。私は、自由にセックスの喜びにひたることができるという場所以上に、訪れてみたい魅惑的な場所を思いつかなかった。

数十年後の1983年、サモアの神話は瓦解した。オーストラリアの人類学者、デレク・フリーマンは、サモアで徹底した調査を行ない、ミードとはまるで異なる結論を携えて帰国した。彼の見るところ、ミードの最初の研究は、フィクション以外のなにものでもなかった。フリーマンによれば、サモアでは、暴力がほとんど見られなかったわけではなく、それどころか、殺人やレイプの発生率も、米国の主だった都市部より高かった。自由で放縦な性の文化的徴候などどこにもなかったし、性的嫉妬もいたるところで見られた。ミードの報告した南ののどかな島では、西洋の都市以上に暴力事件が起こっていたし、人々の間には軋轢もあった。フリーマンは、ミードが、性役割は文化によって決定されるという自分の理論のゆえに、意図的に「反進化論」の立場をとり、生物学的要因に目を向けようとしなかったのだ、と主張している。その後、ミードの記述には正確さに欠ける面もあったということも示された。たとえばミードは、ある男性集団が攻撃的でなく、やさしいという特徴があると記しているのに、ミードの共同研究者のひとりは、多くの老人たちが「自分の手柄として、戦いでひとりかそれ以上の人間を殺したことがあると言っている」と記していた。

ミードの研究のフリーマンによる再評価は、多くの批判を浴びた。人類学者たちには、ヒトの本性についてのミードの理想化やユートピア的考えをひっくり返すだけの心の準備がなかった。しかし、結局のところは正統派は譲歩を余儀なくされ、現在では、ある類のことは世界のどこでも同じだということが（渋々とではあるが）受け入れられている。性的嫉妬は、私が思うに、そうした候補のなかで筆頭にくるもののひとつである。

ミードについて言えば、彼女がなぜサモア人の性生活の中心的特徴のいくつかを見逃してしまったのか、よくはわかっていない。彼女は「情報提供者」——自分たちの生活やまわりの人々についての秘密を洩らすように要請された人々——にかつがれたのか？　ほかの研究者は、サモア人が性行動について話す時には好んで冗談を言うと主張している。おそらくミードは、彼らの冗談を真に受けてしまったのだろう。たぶん彼女は、自分が見つけたいと思っていたものを見てしまったのだ。ミードを夢を見た人と言うこともできるかもしれないが、その夢を見たのは彼女だけではなかった。[注]

暴力的な愛

嫉妬が暴力を生むということは、明白で重要な観察結果である。私がホワイトチャペルにあるロンドン病院で研修医をしていた時に体験した、いまも鮮明に覚えている出来事がある。当時、ロンドンはクレイ兄弟やその他のギャングが跋扈《ばっこ》していて、イーストエンドの大部分、とりわけブリック通り

［注］　だが、ミードが断固として主張し続けたのは、議論は自由でだれにも開かれていなければならないということだった。1970年代半ば、エドワード・ウィルソンが『社会生物学——新たなる統合』を出版した時、多くの社会科学者は、生物学によって人間行動を説明できるという示唆に恐れおののいた。1976年、彼らは、ワシントンDCに一堂に会して、ウィルソンの本やそれに類する本を学校や大学から締め出そうとした。ミードは、当時もアメリカでもっとも有名な人類学者であったが、壇上にあがり、仲間である人類学者たちがいましようとしていることを中世の焚書になぞらえながら、自らの意見を公にするという社会生物学者の権利を擁護する感動的な演説を行なった。

やケーブル通り付近は、とても危険な地域だった。ある夜、私は緊急外来——当時はＲＲ（Receiving Room）と呼ばれていた——の当直勤務だった。

午前2時頃、45歳ぐらいの血まみれの男性が待合いのフロアの2つの椅子の間に座り込んでいるのが発見された。どうして彼が、ズボンをはかずに、汚れたベッドソックスと血に染まったシャツだけでそこにいたのかはわからなかった。ＲＲのベッドに横たえてみると、右脚のふくらはぎと腿の後ろ側にひどい傷があるのがわかった。その男性はなにも言おうとしなかったので、どうしてそんな傷を負ったのかはわからなかった。しかし私の指導医はキジ撃ちの名人で——人がどんなスポーツをしているかは神のみぞ知る——、それがショットガンによる傷だと言った。

午後2時45分頃、興奮した女性が、夫のミスター・スミスがいないかとＲＲに尋ねてきた。彼女は、夫がここにいると思うと言い、夫はオルドゲイトで深夜のバスに乗っていて、脚を怪我したのだ、と説明した。彼女は、仕切りの向こうにいる先ほどの男性が出す声をカーテン越しに聞いて、そこにいるのは夫でしょ、と言った。私たちは、彼の容態は安定しているが、傷の治療をする必要があり、午前に整形外科の手術をする予定だと言って、彼女を安心させた。彼女は、ケーブル通りの住所を書いたメモをおくと、自宅に引き上げた。それから20分後、もうひとりのスミス夫人が、夫を探しにやって来た。見たところ、彼女はさっきの女性と同じぐらいに興奮していた。彼女も、怪我をしている男が自分の夫だと言った。私たちは頭が混乱してしまった。数分後、彼女は突然姿を消した。30分後、別の男性がＲＲに現われた。この男性は女性をともなっていて、彼女はすぐにいなくなってしまったが、私たちがその姿をちらりと見たかぎりでは、その夜私たちが初めに見たスミス夫人のほうによく似ているように見えた。この男性も、自分の名を名乗るのを拒んだが、ケーブル通りに住んでいることは認めた。一目瞭然だったのは、彼のお尻と両腿の後ろ側もショットガンでやられているということだった。

このかなり奇妙な謎が解けたのは、その朝の5時15分だった。スミス夫人を名乗ったあの2人の女性が、両者とも擦り傷だらけで片目が腫れあがり、そして一方の女性は唇をひどく切って、もう一方は鎖骨を折った状態で、たて続けに病院に現われたのだ。待合室で鉢合わせするやいなや、まわりにあった椅子を投げ合い始めたが、最初のスミス氏が現われ、2人の間に割って入って、それ以上の事態に発展せずにすんだ。

ケーブル通りは、場所によって狭いところがあって、2人の男は道を挟んで向かいに住んでいた。真夜中過ぎ、スミス（A）氏は、自宅の向かいの家の通りに面した寝室にいた。彼は、スミス（B）氏が仕事でリヴァプールに行っているということだったので、快い夜を過ごそうとこちらにやってきていた。ところが、スミス（A）氏がわくわくしながらカーテンを開け、道を挟んだわが家を見ると、なんと、スミス（B）氏が自分の寝室で別の仕事に励んでいるではないか！　間男ということに加え、彼を愚弄するかのように、相手は、誕生日のプレゼントに自分がもらった白のベッドソックスをはいていた。洋服ダンスにショットガンがしまってあるのを知っていたので、彼は弾を込めると窓越しに相手に向けて撃った。弾丸は、窓に近いほうの脚のふくらはぎに命中した。そのあと、彼は計画していた仕事に精を出した。報復はその夜遅くやってきた。彼の妻がスミス（B）氏の借りを返したのだ。落ち着いて撃ったわけでもなかったのに、弾丸はスミス（A）氏のお尻と両腿の後ろ側に命中した。

事例の証拠と日常的経験から言えるのは、夫婦間の暴力は性的嫉妬に起因することがほとんどだ、ということだ。統計的な数字もこれを裏づけている。殺人全体のうち、その13%が、夫が妻を、あるいは妻が夫を殺害するというものであり、その原因は圧倒的に夫の側の性的嫉妬にあった（妻が夫を殺害した場合も、そうだった）。マーガレット・ミードの報告したサモア人でさえ、結局は、この点では典型的だったということが明らかにされている。1年あまりの期間にわたってボルティモアで起きた殺人事件を調べた研究では、夫婦間の殺人の81%は、夫の側の嫉妬が原因だった。ベルギー領コンゴでは、この割合は約93%である。カナダでは、1年間の夫婦間の殺人の85%が妻の「性行動」に「起因」していた。ここで注意していただきたいのは、嫉妬が実際に不倫したかどうかにもとづいている必要はなく、その疑いだけで十分だということである。

そしてもちろん、現実に殺人をおかす人は、このスペクトルのもっとも端のほうに位置するというのは間違いないが、性的嫉妬そのものは、ほとんどすべての人の日常生活のそこかしこにある。デイヴィッド・バスが行なった調査によると、ほとんどすべての男女が、パートナーのことで強い嫉妬を一度ならず覚えたことがある。31%の人が自分の性的嫉妬が抑えられないことがあったと答え、さらにそのうちの38%は、相手を傷つけようとしたことがあったと答えた。

多くの人は、ほかの人が根拠なく抱く嫉妬の疑念とその結果生じる激怒とが、ほとんど病的であって、「抑えがきかない」ものだと思っているように見える。実際に浮気を発見した時に湧き起こる激怒は、直感的に理解できることが多い。テキサス州の法律では、1974年まで、自分の夫や妻が浮気をしている現場を押さえた場合には、その浮気相手を殺しても「正当殺人」と認められていた。実際、世界中のほかの多くの法律と同様、この特殊な法律も、夫が、妻がほかの男に抱かれているところを見つけただけでも、このように行動することをきわめて「当然」だとしていた。浮気は、当事者に自制できない行動をとらせるように見える。

性的嫉妬は手に負えないものになって、殺人に至ることもあるが、私たちのほとんどにとって、この古代の感情は、ある重要な目的を担っている。日々の人間関係のなかで、嫉妬はおそらく、たくさんの（小さいが）現実の脅威に対処するのに役立っている。無意識的にしろ、そうでないにしろ、嫉妬は、睨みをきかせたり脅し文句を言ったりしてライバルを寄せつけないようにさせ、あるいは相手の心が離れかけていると思った時に愛を雨の如く降らせるようにさせる。嫉妬は両刃の剣だ。それは、夫婦の関係を長年にわたって安定させる一方で、夫に妻をぶたせることがある。おそらくこの場合には、男性が自然に攻撃的になってしまうのではないだろうか？

テストステロンの威力

テストステロンは、伝統的には男性ホルモンとされている。ところが、驚く人もいるかもしれないが、女性もこのホルモンを血中に放出している。女性は、テストステロンを毎日微量ながら生産しており、それが正常な排卵を可能にしている。成人男性のテストステロンの生産量は、この約20倍――1日あたり7ミリグラム――である。テストステロンの量がこれほど多いことは、男性が一般に女性よりも攻撃的であることの一因である。霊長類のなかで私たちにもっとも近縁のチンパンジーも、オスはメスよりも攻撃的だ。発達心理学者は、昔から、赤ちゃんでさえも、男の子は攻撃的にふるまうという明確な傾向が見られ、よちよち歩きをする頃には「荒っぽい」遊びを好むようになるということに気づいていた。

私たちの古代の祖先の生きた数百万年の間、男性は時には狩猟者、時には死肉を漁る者であるだけでなく、つねに集団の守り手でもあった。彼らがこれらの役割をなしとげるための生物学的メカニズムを進化させただろうことは、想像に難くない。当然、猛獣を撃退するためには、ホミニッドの男性は強く、体力がなければならなかった。テストステロンは、多量の筋肉を作り、したがって強い身体を作り上げる。しかし、筋肉へのこうした効果のほかに、男性の日々のテストステロンの生産は、行動のさまざまな側面、とりわけ性衝動に大きな影響をおよぼす。テストステロンは確かに、男性の性衝動のレベルの高さを説明する。そしてテストステロンはおそらく、男性のもつ遺伝子を広めるためにできるだけ多くの女性を妊娠させようという欲望と、互いに手をとりあって進化してきたのだろう。テストステロンは、言ってみれば、男性にそうするだけの力を与えたのだ。

研究によると、オスのサルに、ほかのサルがセックスしている映像を見せると、テストステロンの値が4倍にはね上がる。集団のなかで社会的に優位なおとなのアカゲザルでは、テストステロンの値がかなり高く、地位の上がり下がりにともない、その値が変動する。サッカー観戦時の男性のテストステロンを測った研究によると、ひいきのチームが勝った直後にはテストステロン値が劇的に上昇するのに対し、負けたほうのチームのサポーターでは、逆に下がることが多い（カラー図版参照）。

これらの研究結果はよく一致しているので、偶然そういう結果になったということはありえない。

アラン・マズール博士のグループがネブラスカ大学とシラキュース大学で行なっている研究によると、男性のテストステロンと優位性の間には強い相関があった。彼らは、6人の大学生のテニス選手を被験者にして、まず試合前にコルチゾル（ストレスホルモン）とテストステロンの両方を測定した。一般に、テストステロンの値は試合前に上昇した。試合で勝とうともっとも意気込んでいた選手は、この上昇の程度も最大だった。試合終了後、試合に勝った選手は、負けた選手よりもテストステロンの値が高かった。とくに興味深いのは、勝者は、テストステロン値が次の試合前の平均値よりも高い傾向にあったが、敗者は低い値だった、ということである。一方、コルチゾルの値はほとんど影響を受けなかったが、トップにいてシードされた選手のコルチゾル値はもっとも低かった。これは、自分がトップにいるということがわかっているほうが、ストレスが少ないということなのかもしれない。

マズールの研究のなかで私のお気に入りは、チェスのゲームを用いた研究である。チェスは古代からある熱いゲームであり、つねに男性の本能をかきたててきた。チェスをたしなむ者として、私も、ほとんどのプレイヤーが攻撃的になるということを知っている。マズールの研究では、白熱したゲームを展開しているプレイヤーのテストステロン値が測定された。ゲーム終了後、勝者では、血中のテストステロン値が急激に上昇し、敗者では急落した。このようにチェスにおいても、地位は男性ホルモンの変化と関係している。

男性の性衝動の暗い面

レオナルド・ダヴィンチは、とりわけ男性の性衝動に興味をもっていた。彼は次のように記している。「ペニスは、大きくしたり小さくしたりという主人の命令に従わず……主人が眠っている時に勝手に勃起したりする。ペニスにはそれ自身の心が宿っていると言うしかない」。男性についてのこの見解は、男性が文字通り抑えのきかない、性的な自動機械である——その野望はできるだけ多くの女性を妊娠させようとすることだ——ということを意味している。

男性の性衝動には、暗い面がある。とりわけ、セックスが力ずくでなされる時がそうだ。レイプに対する伝統的な社会学的見方では、それが異常行動であって、機能不全の個人がおかす犯罪であり、こうした不適応行動は道徳的・文化的教育によって矯正されなくてはならない、とされている。この場合（とくにフェミニストの観点からすると）、セックスよりも暴力が強調されている。彼らによると、レイプの背後に潜む力は生殖の衝動ではなく、だれかを傷つけ支配したいという衝動なのだ、という。

ほとんどの人は、ヒトの進化の観点からレイプが「有用」だと記述できるということは、おそらく想像もしないだろう。しかし、ある研究者たちは最近、こういった示唆をしており、物議をかもしている。ここで誤解してはいけないのは、彼らの説がレイプを倫理的に正当化するものではまったくないという点である。彼らによれば、現実にこれまでの歴史のなかで、短期や長期のパートナーとの同意にもとづく通常のセックスのほかに、女性にセックスを強要するのに力ずくの方法を用いることが男性の関心のひとつであったのかもしれない、という。彼らは、レイプが男性の側の遺伝子を広めるという観点から見て、有効な戦略だった可能性があると論じている。

レイプが男性にとって有用な戦略だって？　当然ながら、これに対しては猛烈な反応があった。ふつうの男性なら、自分が女性をレイプしたいという欲望を本能的にもっているとは思いたくないだろうし、女性も、レイプがどんな意味であれ、「正常な」人間行動のひとつだとは考えたくないだろう。そしてこの主張には、大きな欠陥がいくつかあるように見える。ひとつは、レイプの被害者の多くが、子を産むには若すぎたり、歳がいっていたりしていることである。妊娠の可能性のないセックスは、いずれにしろ進化には役に立たない。さらに重要なのは、レイプのあとでは、子どもを母親と父親が一緒になって育てることがないのだから、かりに子どもが生まれても、その子が生き延びる可能性はかなり低いに違いない、ということである。

レイプで妊娠する確率は、議論の多い問題だ。いくつかの研究では、理由はよくわからないが、1回のレイプで女性が妊娠する確率は、奇妙なことに、同意のもとでの1回のセックスをした女性が妊娠する確率の2倍以上になる、という指摘がある。ある科学者たちは、レイプによって体内のストレスホルモンの分泌量が増加し、これが、もしレイプが月経周期の中ほどで起こった場合には、排卵を引き起こすのかもしれない、と示唆している。これは、原始人の時代への後戻りのようなものなのだろうか？　確かに、こうした統計的な数字がほんとうだとすると、レイプには進化的な理由があるのかもしれない。そして、過激なフェミニストが、レイプをする男たちが機能不全や病理的だというよりも、男はみな（潜在的に）レイプをする可能性をもっているのだと言う時、その主張はそれほど間違ったことを言っているわけではないのかもしれない。とは言え、いまのところ統計的データは、明確になにかが言えるほどのものではない。研究者のなかには、観察から、同意にもとづかないセックスでは妊娠の確率は低いと言っている者もいるので、はっきりした結論を出すのは控えておいたほうがよさそうだ。

法律や文化的・道徳的規範は、私たちの「動物的」本能を抑制し阻止するためにある。法律や道徳律が機能しなくなったとすると、なにが起きるだろうか？　本能が優勢になるのだろうか？　事実、戦争で引き裂かれたユーゴスラヴィアでは、混乱と無法状態のなかでレイプが横行するようになり、とりわけ占領側の兵士による「敵側」の女性へのレイプが起こった。レイプは、戦争のような混乱状態がもつ特徴のひとつであり、「伝統」的に、貨幣や金銀やそのほかの価値ある品物の略奪と同時に起こる。女性もまた、略奪品としてあつかわれるのだ。戦時下では、処罰や報復をすることもできず、したがっておそらくは、社会の不在が性的暴力の増加につながるのかもしれない。

しかし、たとえば村の伝統文化など、強い社会的圧力がある場合には、集団内のレイプは激しい報復や重い処罰を受ける——実質的にすべての文化がそうである。ところが、近隣の集団と戦闘を交える狩猟採集民や部族文化では、レイプが集団の外で行なわれると、それは多くの場合まったく違ったことばで呼ばれ、犯罪とはみなされない。西洋諸国でも、戦争において占領する側がそうであったように、あるレベルではレイプが許容されることがある。

集団どうしが闘っていた初期人類にあっては、レイプは、私たちが考える以上に多かったのかもしれない。これは考えるだけで不愉快なことだが、レイプは男性の性本能の一部にさえなったのかもしれない。もちろん、人間行動のこうした側面は、許されるものではまったくない。特定の行動に本能的要素をあてはめてみることがあっても、それによって、その行動が引き起こすことについて私たちの態度が変わることがあってはならない。結局のところ、私たちはみな、どう行動するかで選択を行なうのだ。しかし進化的な観点から言えば、レイプによって生まれた赤ん坊を世話する母親と父親の問題は、その赤ん坊が別の集団で育てられるのだとしたら、問題にしなくてよくなるだろう。こうした状況なら、レイプをする傾向にある男性の遺伝子は、どんどん成功してゆくだろう。もしこれがほんとうなら、レイプは、少数の病理的あるいは機能不全の男たちが起こすものというだけでなく、受け入れることは容易ではないが、ヒトの本能の現実的な一面でもあるということになる。だからこそ、これには但し書きが必要だ。レイプが本能的なものだとしても、だからと言って、それが了解可能なものや許容されるものになるわけではない。後半の章では、人間行動のほかの憂慮すべき側面について述べるが、これらも私たちの進化的過去に起源をもっている。

私のチームが行なった研究では、これとは逆とは言え、多少関係する見解が得られている。私たちは、セックスで女性が快感を覚えた場合、それが妊娠の確率を高めているのではないか、と推測した。私はこれまでずっと、女性のオーガズムが受胎になんらかの重要な役割をはたしているのではないかと考えていたので、次のような研究を行なってみた。十分なインフォームド・コンセントをとり、プライヴァシーの厳守を確約したあと、数百人の不妊の女性に自分のいつものセックスでの体験について質問したのだ。質問紙は、統計的に確実な情報が得られるように、心理学者と統計学者によって作成されたものを用いた。不妊の原因がわかっている200人の女性（そのうち約半数は、卵管の閉塞が原因だった）と、不妊の原因が不明の200人の女性の対照群（年齢、既往歴、体重などは群間で同じになるようにしてあった）とが比較された。どちらの場合も、彼女たちのパートナーの精子の数は、妊娠させることのできる正常な範囲内だった。

私たちが発見したのは、身体的な原因が見あたらないのに不妊である女性はつねにオーガズムに達することが少ないか、あるいはセックスをしても多くは快感を経験したことがないということだった。不妊の原因がはっきりしている対照群の女性では、ほとんどは性的満足度が高かった。ちなみに、特筆すべきは、卵管に閉塞のある女性——全員とも卵管への感染が原因だった——がもっとも高いオーガズムを報告した。これを説明するひとつの可能性は、女性のオーガズムが子宮を通って卵管までの精子の移動を助けている、ということである。そしてもちろん、精液とともに、なんらかの微生物も入り込む可能性がある。これらの微生物は、膣にいる分には通常は害がないが、卵管では損傷を生じさせる可能性がある。これからさらに調べてみる必要があるが、この研究は、いくつかの興味深い疑問を提起している。もし女性にとって快感を感じるようなセックスが妊娠の確率を高めるのなら、男性がセックスの相手にできるだけオーガズムを感じさせようとすることは、男性の関心事のひとつであるに違いない。これこそ、なぜ男性が、相手の女性が強烈な性的体験をした時にもっともよいセックスをしたと感じるのか、そしてなぜ男性が一般に、女性のオーガズムに最大の喜びを見出すのかの理由かもしれない。これもまた、初期のホミニッド以来淘汰されてきた、本能的な現象なのだろうか？

女性の占有

レイプがあるレベルでは男性の本能の一部だと考えるかどうかはともかく、男性が特定の女性を自分のものだとして「権利を主張する」ことがあるのは確かだ。男性の性本能は強い所有欲をともない、これは、妻を寝取られるのを避けようとする強い欲求と結びついている。女性は子を産み育てることに多大の資源と労力を注ぎ込まなければならないからこそ、彼女たち自身が実質的に限られた資源なのだ、と考えている人たちもいる。ちょうど動物が、たとえばなわばりをめぐって争うように、男性は女性を占有するように進化したのだ。

しかし男性には、子育てと貞節を確実にするために、女性に対する「権利を主張する」進化的必要性があっただけでなく、歴史と文化も長きにわたってそれを助け、こうした女性の占有を男性の権利だとみなしてきた。女性は商品として考えられることが多かったし、実際そのようにあつかわれてきた。纏足《てんそく》は、中国で中世の終わり頃からよく行なわれていた。これは、文字通り歩いて逃げることができないようにするためのものであり、結果として治しようのない、痛みをともなう奇形になる。西洋でも、中世にあっては、女性は浮気をしないように、痛くて不自由な貞操帯をつけ、それに鍵をかけることも多かったし、場合によっては、はずせないように溶接されたとも言われている。夫が十字軍の遠征から戻ると貞操帯がはずされ、そのなかにある男性の「守られた財産」が解放された[注]。

ほかの方法は、これほどあからさまではなく、女性がその夫の「所有」物だという考えを強める社会的・経済的システムによっている。マーゴ・ウィルソンとマーティン・デイリーは、「妻を財産と間違えた男」というエッセイ［訳注　オリヴァー・サックスのベストセラー『妻を帽子と間違えた男』のもじり］のなかで、男が市場で妻を売るという、イギリスで1900年頃まで行なわれていた風習の例をあげている。夫は、市場の経営者に競売代を払って、壇上に妻を連れてあがり、もっとも高い値をつけた者に妻を売った。この競売は、夫婦の離婚を公に知らしめるという象徴的な役割をもち、彼女はすでに愛人であった男のもとに売られるのが常だった。しかし、ウィルソンとデイリーが指摘しているように、この風習は、妻を財産とみなす見方を象徴している。

古代バビロニアから現代の西洋社会にいたるまで、文明は、男性が女性を所有するという点から、結婚の絆を成文化し、規定してきた。現代の結婚式にさえも、新婦の父親が自分の娘を新郎に「与える」という性格がある。姦通や結婚に関する法律は一般に、夫が自分の財産に対してもつのと同様の権利を妻に対してもつということを土台にしてきた。もし妻を横どりされたなら、その夫は、泥棒の被害にあった時と同じように、損害賠償を請求する権利がある。

実際、多くの場合、愛人の男性が支払う代価はあまりに高い。古代インドでは、導師《グルー》の妻と性的関係をもった男性は、熱く焼けた鉄板の上に座らされ、ペニスを切り落とされた。現代でこれを夫に対して行なったロレッタ・ボビットは、古代の神聖な伝統を知らずに踏襲していたことになる［訳注　1993年にアメリカで起きた事件。夫婦げんかの末、ロレッタは寝ていた夫のペニスを切断して捨て、警察はその後ペニスを捜し出し、持ち主の夫にもと通りにくっつけることができた］。

資源の提供者としての男性

これらの慣習は、明らかにいくつかは性的奴隷制に等しいが、ここ1万年の人間の文明が産み出したものである。しかし、進化の時間的スケールから見れば、有史の時代はほんの一瞬でしかない。これらの慣習は、ヒトの本能を決定する要因ではなかった。本能を理解しようとするなら、時をさかのぼってサヴァンナに身をおく必要がある。

私たちは、男性が、妊娠やそれ以降の期間――赤ちゃんがもっとも無力な状態にある時――母親や子どもを養うことが多かったと仮定してきた。女性は、もし食物を提供し保護してくれる男性がい

［注］こうした話が神話として誇張されたものだというのは、ほぼ間違いない。最初の貞操帯らしきものは、マリー・ド・フランス（1180年頃）の『叙事詩』のなかに登場する。その詩では、騎士のギジュマールが、「もしあなたが死んだら、私も死ぬつもり」と涙する恋人に、どのように別れを告げたかが語られている。彼女は、彼のシャツの端を簡単にはほどけないようにきつく結び目を作り、彼が浮気をしないでいてくれることを願う。ギジュマールも、特別なやり方で結び目を作った腰帯を、裸の彼女のまわりに結びつける。十四世紀の音楽家、ギョーム・ド・マショー――彼の歌はいまも歌われている――は、似たような象徴的な貞操帯の例を歌っている。十五世紀には、イタリアのフィレンツェの女性たちは、自分から進んで金属製の貞操帯を身につけたが、これは、夫や恋人がいない間に自分が浮気をしないようにするためというよりも、自分の貞節への挑戦を阻止するためであった。

なかったなら、健康な赤ちゃんをうまく育てることがほとんどできなくなってしまったのだろうか？思い起こしてほしいのは、男性のイメージは、最初は狩猟者であったものが、この30年ほどの間に、死肉漁りや採集をする者に強引におきかえられてきたということである。実際女性は、たくさんの食料を採集していたのかもしれない。というのは、カラハリ砂漠のクン族のように、現代のいくつかの狩猟採集文化においては、女性が採集する食料がかなりの量になるからである。クン族の女性は、一定量のモンゴンゴの実（タンパク質が多量に含まれている）を毎日採集するのに対し、男性は、大きな獲物をとろうと頑張るものの、その多くは徒労に終わる。ニューギニアの現代の狩猟採集文化でも、男性は、カンガルーを探して空しく長時間歩き回り、一方、妻や子どもたちは、魚や虫やそのほかの食物を採って持ち帰る。おそらく女性は、集団を生き長らえさせるのに必要な主要食物を確保する上で重要な役割をはたしていたのだろう。女性が妊娠中だったり、赤ちゃんに乳を与えている時でも、食料の採集であれば、することが可能であった。おそらく結局のところは、男性は、家にベーコンを持ち帰ることはほとんどなかった、というのが真実なのだろう。

サヴァンナでの私たちの祖先の生活には、まだ解決されていない多くの疑問がある。狩猟、採集、あるいは子どもの世話において、男性がなくてはならない存在だったのかどうかは、わからない。私たちが知っているのは、ほかのほとんどの動物種に比べて、ヒトの新生児はきわめて無力であるため、相当な量の世話と注意が必要だ、ということである。母親が赤ちゃんに授乳するのにかなりの時間を費やさなければならなかったのは、ほとんど確実である（その時代、母乳は赤ちゃんにとって最高というだけではなく、それしかなかったのだ）。おそらくは、ホミニッドの集団で、男たちが食料や水やほかの資源をもってくるという有用な役目をはたした集団のほうが、その競争相手に対して優位に立ったはずである。同様に考慮しなければならないのは、女性よりも男性が大きく力があったということである。男性のほうが、大型肉食獣の攻撃をかわすのにも、ホミニッドのほかの集団からの侵入者を撃退するのにも適していた。初期人類の男性全部に、家族の成功になんの用もはたさない役立たずというレッテルを貼るのは、酷なように見える。

男性と女性の性的ステレオタイプには、長い特別な歴史がある。男性の性衝動が熱追尾型のミサイルのようなものだということについては、どうだろうか？　男性が攻撃的で、競争心をもち、女性は慎重で抑制的だというのは、動かしがたいステレオタイプである。これらは、なじみ深いものであるがゆえに、批判するのが難しい。しかし、現代の文化のほとんどにこれらのステレオタイプが見られるからと言って、それらの行動が必然的に遺伝的なもので、サヴァンナ時代以降の適応だ、ということにはならない。私たちの性的習性はたんに人間の文化の産物なのかもしれない（いったん採用してしまった伝統を捨てるのはなかなかできないものだ）。料理の伝統や宗教などのように、文化は確立されたものになるし、ビールの醸造法やキリストの崇拝のしかたのように、習慣やしきたりも、世代を超えた生活の一部になる。しかしだれも、それらが自然淘汰によって形作られた適応行動だとは考えないだろう。

メスのチンパンジーの浮気

以前は、サルや類人猿のほとんどの種は、ヒトと似たような性行動をとると考えられていた。オスは、独身者のたむろする盛り場でセックスをめぐって争う酔客のように（体力と男らしさを見せびらかし、女性をめぐってつねにけんかするかのように）記述されていた。一方、メスのほうは、用心深く、性的に慎重だと考えられていた。1970年代に、メレディス・スモールやほかの（おもに女性の）霊長類学者は、この通説に疑いの目を向けた。スモールらが発見したのは、霊長類の実際の社会生活や性生活が、それまでとられてきた見方と必ずしも合うわけではない、ということだった。たとえばヒヒでは、結束の強いメスのグループが群れの社会組織のなかで中心的な役割をはたしていた（これには、どのオスにセックスを許すかを規制することも含まれる）。ほかの種では、妊娠可能期間に、メスのほうからセックスをしかけ、時にはオスに走り寄って、赤くなったお尻をオスに向けて振ることもあった――かなりあからさまな誘惑だ。

これには、それなりの進化的理由があるのかもしれない。オスもメスも、ある子どもの父親がだれなのかがはっきりとはわからないなら、その子の母親は、多数のオスから注意と資源と保護を得ることができるかもしれない――みなが自分の投資を守るのに躍起になるとすればだが。（とは言え、逆に、どのオスもほかのだれかの赤ん坊を育てないことに躍起になるかもしれないので、彼女は、どのオスからも支援を得られない可能性もある。）メレディス・スモールは、真実は単純で、セックスがメスにとって快楽であり、だからメスはセックスを望むのだ、と考えた。この説明は、セックスを問題にする時に、もっとも重要な要因を説明しているかもしれない。理由がどうあれ、それまでの研究者は——言い添えると、これらの研究者のほとんどは男性だった——、メスのこうした種類の行動を想像することがまったくできなかった。

1997年に『ネイチャー』誌に載ったメスのチンパンジーの性生活についての報告は、かなり衝撃的な内容だった。象牙海岸のタイ・フォレストの52頭のチンパンジーの集団についてDNA分析をしたところ、子どもの半数以上がその集団以外のオスの子どもだったのだ。メスはそれまで、おもに自分たちの集団の優位オスと交尾すると考えられていたが、研究者たちは、メスが、もっとも妊娠しそうな時期にこっそりと、ライバル集団のオスのところに交尾しに行ったと示唆したのだ。遺伝子がよく混じり合った——いわば「新しい血」が導入された——健康な赤ん坊を産むという観点からすれば、これは合理的な戦術だ。しかしこの研究は、チンパンジーの性生活についてそれまで考えられていたことをひっくり返した。もしメスが集団の外に出ることがあるとすれば、それは実質的に優位オスに対して不貞をはたらくことになる。オスのチンパンジーは、優位の頂上へと登るために懸命に努力したにもかかわらず、その努力は、外部のオスによって水泡に帰していたことになる。メスのチンパンジーは、オスにとって、不倫、不実、だましというとんでもない悪夢なのだった。

この報告は広く知られるようになり、その結論もすぐに受け入れられた。しかしこの4年後に、別の研究が発表された。今度は、タンザニアのチンパンジーの群れについての調査だった。研究者たちは、14頭の子どもすべての父親が、前の研究以前に予想されていたように、確かにその群れのなかのオスであることを見出した。この時に、前の象牙海岸の研究を報告した研究者たちは、自分たちのDNA分析が十分ではなかった可能性を認めた。それというのも、野生チンパンジーからDNAのサンプルを得るのが難しく、多くの場合、チンパンジーの体から落ちた毛——毛には微量のDNAが含まれている——を分析するしかなかったからである。あとの研究は、排泄物から採取されたDNAにもとづいており、これはより信頼できるものだった。この研究は、比較の精度がはるかに高い自動DNAシーケンサーも利用していた。

世界中の霊長類学者の間には、大きな安堵のため息が洩れた。彼らが長年チンパンジーで辛抱強く行なった観察が、結局は正しかったからである。優位オスは、配偶の機会の大部分をひとり占めする女たらしとして名誉ある地位をとり戻した。群れのなかの半数の子どもたちは、高位のオスの子どもであることが確認された。しかしこの研究は、メスが自分の相手を選ぶことができるということも示していた。タンザニアのチンパンジーの群れでは、子どもの半数は低位のオスの子どもであり、それらのオスにセックスを許したのはメスだった。チンパンジーのメスが巧みに使う力に類するものは、人間の性行動にも見られる。私たちの社会では、長きにわたって、男性が女性よりも力をもち、地位も高いにもかかわらず、セックスについては、それを許すほうが強い立場にあり、決定権はつねに女性のほうにある。

フェミニズムの終焉?

私は、ポール・モールにあるアセナエウム・クラブ[注]の図書室に行くことがあるが、そこに通ずる階段の壁にはチャールズ・ダーウィンのひと際目立つ肖像画がかかっている。アセナエウムは、1824年に「文学、科学、芸術に秀でた人々、学問の後援者《パトロン》」、もっとふつうの言い方をすると、「優れた知性をもつ男性」の協会として創設された。女性《ウイメン》ではなく、「男性《メン》」ということに注意していただきたい。ダーウィンの属した階級やその時代からすると驚くことでもないが、彼は男女の平等に与《くみ》しはしなかった。彼は、家父長的な社会が、すなわち「男性の力はつねに優位である」ことが、地球が太陽のまわりを回ることと同じぐらい、自然なことだと思っていた。彼は、男性による女性の抑圧と支配を正当化する手段として進化論を誤用することを方向づけた(もしダーウィンが現代に生きていたら、違った結論を出していただろう)。だから、なぜ多くのフェミニストが進化心理学――彼らが見るところの「進化論的性差別」――の最近の高まりにレトリックの弾丸を雨霰《あめあられ》のごとくに浴びせるのかは、容易に理解できる。

フェミニストのなかには、性行動の遺伝的基盤を探る研究プロジェクトを言語道断と非難する者もいる。そうしたことを問題にすること自体が、女性に対する大きな侮辱であり、それが女性を女中と

[注]　アセナエウムはついに、圧倒的多数で女性を会員にすることに賛成票を投じた。これはとても喜ばしいことだが、こうなるまでに170年以上の歳月がかかっている。

出産マシーンとしてしか見ない最悪の性的保守主義者たち（ほとんどは男性だが）に支持を与える、という。ほかの評論家や学識者はもっと思慮深いが、進化論者に再考を促す議論を展開している。たとえば、よく知られた進化生物学者で進化心理学者でもあるポール・エーリックは、女性が生まれながらに性的に「慎重」であるように決定づけられており、男性は多妻の傾向があるように運命づけられているという考えを攻撃している。「男性と同様、女性も賢く進化した」と彼は言う。「確かに女性は、個々の性行為で自分が男性よりも支払うものが大きいということを理解するのに、ロケット科学者である必要はない」。より多くの子孫を残そうという進化における男性の傾向ではなく、このことだけで、貞節に対する態度の違いを、そして男性と女性の行動の違いを、説明できるかもしれない。

エーリックによれば、私たちの理性の力が本能を凌駕し、思慮深さがサヴァンナに打ち勝ち、そして理性が進化にとって代わる。しかし、性行動に進化的起源があると信じている人々は、太古からの普遍的な性差のパターンに理性が関係しているという考えを認めてはいない。この議論はどこまでも熱くなっていきそうだ。カミーユ・パリアはいつも、歯に衣を着せずにものを言う。最後のことばは、彼女に語らせるのがよいかもしれない。彼女は次のように言っている。「中産階級のフェミニストが、自分は生き物としての本能の影響を少しも受けずに、理性だけでセックスしていると考えているなら、ほんとにバカよね」。

4章　夫と妻、親と子、そして家族

配偶の本能

生き物のなかに、過激なフェミニズムの守護聖人を探すなら、さしずめメスのヨウジウオは第一の候補だ。彼女たちは、オスをつかまえて産卵することしかしない。一方、オスは、卵をふつうのやり方で受精させたあと、育児にかかりっきりになる。彼らには、稚魚が入る育児嚢がある。メスはと言えば、動物界においてセックスするとすぐおさらばする無数のオスたちの借りを返そうとでもするかのように、せわしく泳ぎ回って、空の育児嚢をもった何匹ものオスを誘惑する。そう、こうしたメスたちも、翌日に電話してくることなどない。

オスとメスの性行動は、完全に逆転している。なわばりのなかをセックスを求めて泳ぎ回るのはメスであり、一方、遺伝的にできるだけ良質の卵を育児嚢に入れてもらうために相手を選ぶのはオスのほうである。メスのヨウジウオは、映画『危険な関係』のなかのジョン・マルコヴィッチ扮するヴァルモント公爵になって、オスのミシェル・ファイファーを誘惑する。ただし、生まれてくる子のことなど気にせずに。

ヨウジウオの多くの種では、メスはオスよりも体色が鮮やかで、自分の多産性と健康を宣伝する。オスのほうは、育児嚢に卵を入れてもらうメスを選り好みする。性的活動のブレーキ役はオスであり、メスの間には、できるだけたくさんのオスを「妊娠」させようと、争いがある。

これらはすべて、わが子に多くの投資をするほうの性に依存する。大部分の動物種では、育児の負担を背負うのはメスで、オスはメスをめぐって競争しなければならない。オスどうしの間の競争が熾烈な場合、身体のサイズなど、いくつかの興味深い結果が生じる。

たとえばサルの一種、マンドリルでは、オスは自分のオスらしさを誇示する。顔は何色もの鮮やかな色に彩られ、体重はメスの3倍にもなる。オスのマントヒヒやゴリラも、メスに比べ身体が相当大きい。しかし、身体の大きさの違いの王者は、なんと言ってもゾウアザラシだ。オスは、メスの7倍の体重になる（メスもそんなに小さいわけではない）。メスからすれば、オスとのセックスは、相撲の力士とセックスするのに近い（そしてかなりの危険をともなうものである）に違いない。

オスとメスの間の身体の大きさや形のこうした違いは、実際には、その動物種の性的習性について驚くほど多くのことを物語っている。この違いは性的二型と呼ばれている。ハーレム・システム（オス1頭に対しメスが多数）によって配偶する動物種では、この違いがもっとも顕著だ。

マウンテンゴリラの群れは、優位なオスが1頭いて、典型的には、何頭かのメスたちがそのオスをとり巻いている。必然的に、多数のメスとの配偶の権利をめぐって、オスどうしの間で激しい闘争が起きる。過去に、たまたま大きくて強かっただけの個体がこれらのマッチョコンテストで優勢になり、その結果、オスの身体が大きくなるという淘汰圧が生じた。暴力をふるうには、明らかに身体が大きいほうが有利だが、当然ながら、武器はそれだけではない。捕食者に対する防御方法として進化したと考えられる特性のいくつかも、セックスをめぐって、ほかのオスと闘うために使われることがある。この典型的な例はシカの角である。

ゾウアザラシでは、ほとんどの子の父親は、オス全体の5％以下の個体によって占められる。オスどうしは、相手を倒そうと、相撲の力士のように後ろ足で立って闘う。闘いに勝ったオスはメスを獲得し、子を孕ませ、自分の遺伝子を次世代に伝えるという最高の栄誉を得る。一方、痩せたほうの敗者たちは子をもたずに、いつ来るとも知れない次の出番を待つだけだ。この場合にも、大きな者ほど生き残る。

では、ヒトの場合はどうだろうか？　ヒトも、ほかの動物種と共通の遺伝子をたくさんもっている。それに、男性は女性よりも身体がわずかに大きい。この単純な事実は、私たちのホミニッドの祖先について興味深いことを示している。おそらく、私たちの遠い祖先の男たちは、配偶の権利をめぐって互いに闘わねばならなかっただろう。このことは、初期人類が一般に「一夫多妻」を行なっていた——言いかえると、一部の男性が複数の女性を独占していた——ということを示している。もしほかの条件がすべて同じで、この理論が正しいとすると、私たちの祖先は、ゾウアザラシやゴリラというほどではないにしても、中程度のハーレムをなして生活していたのかもしれない。しかしおそらくは、女性をめぐって男性の間に身体を使ったなんらかの競争があっただろう。当然ながら、男性は女性をめぐって闘ったはずだし、そうした闘いはいまもある。

アマゾンの密林で暮らすヤノマミ族の場合、闘い争うことが生活の一部だ。ヤノマミの男たちの4分の1は、部族間の戦闘で命を落とす。生き残った勇者は、その後の配偶ゲームにおいて信じられないほど多産であり続ける。ある地域一帯の村々を誕生させた男には8人の妻がいて、48人の子がいた。運はついてまわり、彼の子どもたちもまた力量を見せた。その結果、その村々の人口全体の4分の3ほどが創始者の男の子孫で占められることになった。ナポレオン・シャニョンは、ヤノマミの人々の観察と調査に一生を捧げている人類学者である。暴力と闘いへの男たちの強い傾向を理解するために、そしてなぜ彼らが世界中でもっとも殺人をおかすのかを理解するために、シャニョンは、彼らに、ヤノマミの社会ではなぜこれほどまでに人を殺すことが重要なのかと尋ねた。すると、みながあきれたような顔をした。「なんだって？　バカな質問をすんなよ！　女だよ！　女！　女を手に入れるために闘うんだ！」[注]

世界中の849の社会――すべての伝統的な狩猟採集の部族社会を含む――についての民族誌調査によれば、そのうち708の社会は一夫多妻であるか、あるいは権力や富をもつ男性が一夫多妻を行なうことができる。純粋に進化的な観点からすると、男性を権力や地位に駆り立てる競争という側面は、セックス――そして彼がセックスできる女性の数――に強く結びついているように思える。いずれにしても、このことによって、現代の政治はまったく新しい視点から見直せる。

人類学者のローラ・ベツィグは、これまでの専制君主や暴君は、可能な時には決まって、ハーレムを作ったとしている。それまで狩猟採集をしていたヒトが1万年ほど前に定住生活を始め、村を作り、やがては都市や王国を築くに至るが、同時に権力も急速に一極に集中するようになっていった。支配者は、絶大な権力によって、あるいは時には恐怖を与えることによって統治することが多く、その結果、一夫多妻が生じる可能性も大きくなった。紀元前五世紀に君臨したインドの皇帝、ウダヤマは、ギネスブックもので、1万6千人の女性からなるハーレムをもっていたと言われている。（ウダヤマが一晩に2人の女性とセックスをしたと仮定しても、ハーレムの女性全員と夜をともにするには22年かかってしまう計算になる。）聖書に出てくる初期の例のひとつは、ペルシアの王、クセルクセスで、自分の国の127の地域からこれぞという美しい女性をハーレムに集めることによって、確実に自分の権力を誇示した。しかし、クセルクセスとて女の計略にかかりやすく、寵愛した（絶世の美女で、そして若い）王妃、エステルはこの弱みにつけ入ることができた。

古代ローマ人は一夫一妻制をとり、貞節を守る人々だったとされているが、奴隷を性的な目的で利用していた。主人の家で育てられた子どもの奴隷は「ヴェルナエ」と呼ばれ、歴史学者はこれまで、彼らの父親は奴隷だったとしてきた。しかしベツィグは、これらの子どもがその家の主人の子だったと考えている。こうした不倫によって生まれた子どもたちは手厚く処遇され、主人の正式の子どもた

［注］　しかし現代の西洋では、主導権を握っているのは、もしかすると女性のほうかもしれないということを、次のような広告が示唆している。「自動小銃コースはとってもおもしろかったです。インストラクターさんたちは、みな有能で、知識があって、しかも親切。安全にも気を配ってくれました。このコースはとくに女性にお勧め！」（ネヴァダ・ピストル・アカデミーにて。ミシェル・マーティン、幼稚園教諭）。

ちと一緒に教育を受け、場合によっては主人の土地の一部を分与された。

中世のヨーロッパには、「初夜権」と呼ばれる伝統があった。これは、荘園の領主の古くからの特権で、領民の結婚式の夜に花嫁とベッドをともにすることができた。(この特権がどの程度行使されていたのかは不明だが、少なくとも、使用人のみながみな、モーツァルトの『フィガロの結婚』のなかでアルマヴィーヴァ伯爵をはぐらかすスザンナのように、幸運で機転がきいたりしたわけではなかったろう。)領主にはふつう奥方がいたが、その屋敷は、若い娘の召し使いや下層階級の娘たち――彼女たちにとって荘園は貧困からの避難所だった――の非公式のハーレムだった。ベツィグによれば、十三世紀のろくでなし、ボードワン伯爵はこの典型である。彼の館には23人の非嫡出子がいた。彼の寝室のドアは、女召し使いたちの部屋にも、階上の若い娘たちの部屋に通ずる階段にも、そして「ぬくもり部屋《ウォーミング・ルーム》」――幼な子を授乳させる乳母の部屋――にまでも通じていた。

西洋社会の構造が変化するにつれて、土地もちの貴族が権力と富を失い始め、人々の生活がより民主的で平等なものになるにつれて、こういった規模の一夫多妻は消滅していった。家事をする使用人は、もちろん依然として貴族や領主に雇われていたが、その数はぐっと減ったし、その仕事も銀の器を磨いたりお茶を入れたりといった日常的な雑用だけに限られるようになった。とは言っても、映画『ゴスフォード・パーク』[訳注　1930年代のイギリスの貴族たちをミステリー仕立てで描いたロバート・アルトマン監督の映画]にも出てくるように、中世以来の貴族の慣習と階下での性的関係は、まだ消えずに残っていた。

しかし、古代でも現代でも、社会は必ずしもヒトの本能に応じて形作られているわけではない。社会はおそらく、本能を抑えるための方法、手段、そして伝統を生み出してきた。結婚という制度は実際には、私たちのもって生まれた浮気の傾向——あとで紹介する理由から、望ましくない、あるいは有害と考えられる傾向——に対するひとつの対策なのかもしれない。

なぜサイズが問題か？

ヒトの性行動について、身体的な手がかりから多くのことがわかる。サイズは重要だ。これは、男性と女性の身体の大きさの違いだけを言っているのではない。信じられないかもしれないが、睾丸のサイズから、その動物の性的習性について多くのことがわかるのだ。チンパンジーはきわめて大きな睾丸をもち、驚異的な量の精子を生産する。その理由は、チンパンジーがかなり放縦なセックスをすることにある。配偶の規制は弱く、彼らは、生まれてきた子どもの父親がだれかということには無関心のように見える。一見したところ、チンパンジーはフリーセックスのヒッピー共同体の創始者とみなせるかもしれない。チンパンジーのメスが妊娠可能な「発情」期にある時、彼女は、優位オスとだけでなく（もちろん、優位オスはこの配偶ゲームを支配しようとはするのだが、ほとんどはうまくいかない）、たくさんのオスとセックスする。このため、それぞれのオスの精子は、卵子を受精させるために競争し合わなければならない。より多くの精子を生産するほど——文字通り、女性の生殖管（卵管）を精子でいっぱいにすることによって——、父親になる確率が高くなる。

背中が銀色《シルヴァーバック》になったオスのゴリラは、身体も大きく、攻撃的で、怖そうだが、睾丸はひじょうに小さい。このことは、シルヴァーバックのオスがメスのハーレムを占有し、メスたちがこっそり抜け出して浮気をすることがないと確信できるという事実を反映している。ゴリラは、そう頻繁にセックスはしないが、そのわけは、ハーレムをもつオスの場合、セックスが保証されているからであり、それゆえ少量の精子ですむ。

体重との比率で言うと、ヒトの睾丸は、ゴリラの睾丸の4倍の大きさがある。しかし、チンパンジーの睾丸と比べると、その3分の1ほどだ。これからどんなことが言えるだろうか？

言えるのは、ヒトの男性がゴリラとチンパンジーの中間に位置する、ということだ。彼らは、ほかの男性との中程度の精子競争を戦い抜くのに必要な大きさの睾丸をもつようになったが、チンパンジーの睾丸ほど大きい必要はなかった。これらの測定値が私たちの祖先の性行動を示すものと考えると、私たちはおそらくどっちつかずのところにいる。男性と女性の身体の大きさの違いから見ると、私たちの祖先はハーレムの要素をもっていたが、一方、女性も機会があれば複数の男性とセックスするという傾向をもっていた。ヒトのなかでも、人種によって、睾丸のサイズには多少の差がある。ある研究が示すところでは、身体の大きさの違いを考慮に入れても、日本人や韓国人の睾丸は西欧人よりもかなり小さく、中国人の睾丸の重さは、デンマーク人の半分ほどだ。

霊長類では、ペニスの大きさもきわめて重要かもしれない。いったんホミニッドが二足歩行で直立姿勢をとるようになると、ペニスは、集団のほかのメンバーに一目瞭然になっただろう。しかも、ヒトのペニスは大きい。チンパンジーのペニスは7・5センチ、ゴリラはその半分しかないが、ヒトでは、平均的な大きさが12・5〜15センチほどになる。数多くの生物学者がこの大きさについて推測をめぐらしてきたが、そのなかには、私の友人である著名な生殖生物学者、ロジャー・ショート教授もいる。さまざまな仮説がある。ペニスが大きいことは、女性を引きつけるのかもしれないし、競合するオスに対して威嚇の効果をもつのかもしれない。私は、後者が正しい答えなのではないかと思う。私の記憶にあるのは、十代だった頃、地区の温水プールの更衣室で、16歳の男子から直立したペニスをこれ見よがしに見せられて、唖然としたことである。おそらく彼は、攻撃的なディスプレイとしてそんなことをしたのだろう。いま考えてみると、興味深いのは、それが、その時には性的能力をたんに誇示するというよりは、威嚇的な行動だった、ということだ。したがって、もしかすると、大きく目立つペニスは、同じ楽しみをめぐって競い合う際に、ほかのオスを驚かせるのかもしれない。

アマーストにあるマサチューセッツ大学の生物学科の教授、リン・マーグリスとその子息のサイエンス・ライター、ドリオン・セーガンは、生物科学の世界では有名なコンビだ。彼らは、『不思議なダンス――性行動の進化』という本のなかで、長いペニスが進化によって選択されたのだと主張している。女性が何人かの男性とセックスをしたとすれば、子宮頚部――つまり、受精が起こる場所である卵管のもっとも近いところ――に精子を送り込んだ男性が、彼女を妊娠させて自分の子を産ませる確率がもっとも高かったに違いない。

ロジャー・ショートは、太いペニス（これもヒトの際立った特徴だ）も自然淘汰の結果だとしている（かなり説得力がある仮説だと私は思う）。彼によれば、ペニスの太さは、女性に性的快感をもたらす可能性が高く、その結果太いペニスをもった男性は、セックスの点で有利になったろう。（ついでに言うと、ショート教授は、ほかのところに書いているコメントで、ペニスと睾丸をもつことがいいことばかりではないということも指摘している。いくつかの研究が示すところでは、去勢された男性は長生きする。テストステロンの生産は、なにがしかのコストがかかり続けるのだ。たとえば心臓発作は、テストステロンのレベルが高い男性によく見られる。たくさんの子を産ませた男性のことを、ロジャー・ショートは「短いが、喜ばしき一生」と言っている。)

もうひとつ強調しておきたいのは、私たちの性的習性や進化的戦略がこの500万－600万年の間にある程度変化したということだ。ルーシー（前のところで紹介したように、ルーシーは、350万年前頃に生きていたアウストラロピテクス・アファレンシスの小さな女性だった）の時代には、男女の性差はかなり大きかった。サイズだけから推測すると、ルーシーや彼女の同時代人たちは、ハーレム・システムのもとで暮らしていた可能性が高い。

しかし、現代のホモ・サピエンスには、2つの相反する力がある。ハーレムにはなにかしら人を引きつける魅力がある一方で、複数の相手と交わることは社会的にも感情的にもよくないことのように感じられる。性本能の衝動は、この中間のどこかに落ち着いたのかもしれない。おそらく、一夫一妻が、私たちの「自然な」状態であり、複雑な配偶方程式の解なのだろう。こう言うと、根っからのロマンチストや信仰篤き人々はさもありなんと思うかもしれないが、このことは、必ずしも一生の間の一夫一妻を意味するわけではない。次に見るように、一時にはひとりの相手と、だが一生の間には多数の相手と配偶する傾向があるということを意味しているのかもしれない。

死が2人を分かつまで

ハーレム・システムは危険をともなう。序列の下位にいるオスにとっては、とりわけそうだ。ハーレム中心の社会において望ましくない下位のオスであることは、喜べない宿命である（おそらくは、伝統的に東洋のハーレムで女性たちの世話をした宦官《かんがん》の男性の運命も、これ以上に望ましいものではなかっただろう）。一般に、ヒトには競争本能があるから、システムから排除された男性が、自分の運命を甘受せず、攻撃と暴力に走る可能性がある。これこそ、なぜ権力が集中した社会で一夫多妻が出現する傾向にあったのかの理由である。現代の権力者たちが妻をもてない男たちの反乱を押さえつけ統制することができるのは、その高い地位があればこそなのだ。

ハーレム・システムでは、どうしても妻どうしの間で問題が起きる。モルモン教徒では、現在も多妻制が行なわれている。もちろんこれは違法で、彼らも公には多妻制をとっていることを否定しているが、いくつかの報告によると、現在アメリカのユタ州だけで、多妻の夫婦が8万人ほどいるという。当然ながらこうした家庭では、妻どうしの対立によって嫉妬の感情とストレスが生じるようだ。アメリカでは、こうした争いが裁判沙汰になるケースも増えつつある。5人の妻をもつユタ州のファンダメンタリストのモルモン教徒、トム・グリーンの事例がどの程度典型的なものなのか私にはわからないが、彼は最近、4つの重婚の罪で、最長25年の禁固刑に処せられそうになった。彼は、「第一夫人」と1986年に彼女が13歳の時に一緒になった。それゆえ現在、彼は法定上の強姦罪で訴えられている。彼は職をもってはいたが、それだけでは25人の子ども——加えて、3人が生まれようとしていた——を養うのには足りず、4年間で5万4千ドル（650万円）の生活保護を受けていた。

私たちヒトの性的心理には、複雑さがつきまとう。男性と女性の身体の大きさの違いからは、多夫多妻、ハーレムや一夫多妻が示唆されるが、実際には、一夫一妻か、少なくとも「継時的な」一夫一妻がもっとも一般的な家族形態だったと考えるだけの確かな理由がある。実際的にも、そして進化の観点から見ても、これには意味がある。さまざまな悪条件が揃っていたサヴァンナでは、人類の、あるいは人類以前の男は、ひとりの配偶者と子どもたちを養い守るので精一杯だったろう。ひとりの男が、大勢の女性たちの面倒を見て扶養するために、そしてセックスの相手がいないことに不満をもつ男たちに彼女たちを奪われないようにするために、十分な資源を調達できるような状況は、まれだったろう。このパターンが変化したのは、おそらく、住居を建てて半定住の生活をするようになってからであった。したがって、旧約聖書に出てくる祖先たち、たとえばヤコブには、何人もの正妻や側女《そばめ》がいたというのは、人間が狩猟採集だけの生活をしだいに止めて、定住しつつあったことを反映している。

では、ごくふつうの一夫一妻を行なう動物はいるのだろうか？　よく知られているように、ハナバチはそうではないが、鳥はそうだ。鳥のほとんどの種は、繁殖の季節にオスとメスがつがいになり、両方とも子育てに関わる。ヒナは、哺乳類のように栄養を母乳に頼るわけではないので、子育ての負担の少なくとも半分は、オスが受けもつ。哺乳類では、オスとメスがつがいで生活する種は少なく、そのような種は全体の5％ほどにすぎない。大部分の種は単独性であり、束の間の喜びは、たいていは、子どもたちの母親とオスが接触する時に限られる。たとえばオオカミや、前のところで紹介したチンパンジーのように、群れで生活して、生まれた子どもは群れ全体で面倒を見る種もあるが、オスは、どの子が自分の子かは知らないようだし、気にもしないようである。

動物の世界では、一夫一妻はあまり一般的ではなく、子育てにかかる負担を半分ずつ負うことも珍しい。もちろん、例外もいくつかある。テナガザルは生涯を通して一夫一妻だし、ヨーロッパや北アメリカに棲息する何種かの鳥もそうだ。そして私たち人間も、少なくとも建前では一夫一妻であり、「死が2人を分かつまで」というセリフは、現代の結婚式においてもハイライトだ。しかし以下で見るように、私たちの進化的過去、生存本能、そして生物学的特性は、私たちの性道徳を形作っている。

浮　気

西洋社会は、これまでの歴史のなかで、離婚率の高さを考慮に入れたとしても、もっともしっかりと一夫一妻制を守ってきた社会のひとつである。サキ（エドワード朝時代の作家、H・H・マンローのペンネーム）のことばを借りると、「私たちは、ひとりの妻だけで、めかけのいない西洋の慣習に縛られている」。

とは言え、一夫一妻制は、私たちが浮気をしないということを意味するわけではない。実際、浮気をするからだ。ある調査は、イギリスの夫婦で浮気をしている者の割合は50％にもなると推定している。なぜ男性が浮気をしたがるのかという遺伝的理由のいくつかについては、前のところで紹介した。

男性は、自分の遺伝子を広めるべく、セックスの機会をうかがうようにプログラムされている。もしもうひとりの女性を妊娠させることができるなら（彼女に夫がいて、こちらが面倒を見たり、さまざまなものを提供したりしなくてよい場合はとくに）、空前絶後の超格安バーゲン――父親として子育てに一切投資することなく、あらゆる特典を自分のものにして、遺伝的遺産を子に伝えることができる――に遭遇したことになる。

浮気には、遺伝的な賭けで大当たりするチャンスがあるというだけでなく、浮気の豊かな文化的伝統や、当事者の感じる喜びもある。不倫の喜びは、聖書のなかでさえ、もって回った表現で言及されている。その箴言《しんげん》には、「盗んだ水は甘く、こっそり食べたパンは格別」とある。浮気は、現代の多くの狩猟採集社会でも、先進国でも、ゴシップの豊かな源であり、共同生活の重要な一側面でもある。

男性が浮気の相手からなにを得るかについては容易にわかるが、女性の立場からすると、浮気をする進化的利点はなんだろうか？　性淘汰の考え――配偶相手をめぐる競争にあっては、ある個体は生まれながらにほかの個体よりも成功するという理論――を発見したのは、ほかならぬチャールズ・ダーウィンだが、彼はセックスそのものについてはあまりよく知らなかったようだ。彼は、大部分の種のメスが本来的に一夫だと仮定した。実際、ダーウィンの時代の多くの人々が、女性にとって、セックスは楽しいものではないと考えており、女性にオーガズムがあるということを疑っていた。ヴィクトリア朝時代の有名な医師で、セックスについての相談にものっていたアクトン博士は、1860年出版の『機能障害』という本のなかで、女性の性的快感というのは一種の異常であって、まれなことと見ていた。そしてその後の数十年にわたって、多くの生物学者は、女性にとっては一夫が自然だという考えに固執した。

しかし、ヴィクトリア朝時代の考え方が廃れると、現実がしだいに明らかになった。多くの種のメスは（ヒトの女性は言うまでもなく）、浮気をどう行なえばいいかよくわかっていた。どの社会の女性にも、浮気はよくあることのようだ。確かに、イギリスのある地方を調べた遺伝研究では、子どもの15％ほどはその「公の」父親の子ではないかもしれないという。しかし、難を言えば、これらの研究は血液型の証拠にもとづいており、可能ならば再調査してみる必要がある。

女性の浮気の説明のひとつは、女性が両面作戦をとっている、というものだ。人類学者のマージョリー・ショスタックは、カラハリ砂漠のクン族のニサという女性が、夫がいるのに、なぜよくほかの男と寝るのかについて記している。「女には行く先々に愛人がいなくちゃね」、とニサは言う。「もし女がよそに行ってひとりぽっちなら、ある男はビーズをくれるし、別の男は肉を分けてくれるし、肉以外の食べ物をくれる男だっている。村に戻るまで、守ってくれる男がいたほうがいいのよ」。現代の都市社会の研究においても、この傾向は見てとれる。ある女性のことばを借りよう。「男はスープのようなもの。まずかった時のことを考えて、もう一杯別のスープも用意しておくべきね」。

女性とその子どもにとって「与えてくれる男」が複数いるという安心は、小さなことではない。とりわけ、資源の欠乏の脅威がつねにある砂漠の厳しい環境のもとでは、そうした安心がとりわけ重要になる。加えて、愛人は保険のようなものだ。というのは、夫が死んだり狩りで命を落としたりしても、子どもの面倒を見るのに力を貸してくれる男がいるからである。したがって、物質的生活と富という観点から見ると、愛人がいたほうがよい。ニサは幸いにして、不定期の愛人として高い地位の男をつかまえることができた。それによって彼女は、集団内のほかの人々から、利益と敬意を受けとることができた。

さらに、女性にとって浮気は、遺伝子プールに浸かることになる。夫が無精子症だったり、粗悪な遺伝子をもっていたりするかもしれない。弱かったり、病気がちだったり、狩りが下手だったりするかもしれない。浮気は、安定した家族構造を壊さずに、異質のDNAを子孫に吹き込むひとつの方法であり、相手が望ましい男性であるほど、その遺伝子も望ましい（逆に、遺伝子が望ましいほど、その男性も望ましい）。

女性の浮気がどの社会にも見られるということから、進化心理学者が描くところの、性的に控えめで選り好みする女性というイメージは怪しくなる。性の欲望はつねにある。婚外交渉について道徳的に緩やかな社会においては、女性は男性と同じくらい浮気をする。

戦いは続く

生物学も、メスの浮気が長い歴史をもっているという興味深い洞察を与える。1960年代後半、昆虫学者で、現在はリヴァプール大学教授のジェフリー・パーカーは、糞の上をブンブン飛び回るハエの行動の単調な観察を日がな一日行なっていて、驚くべき発見をした。メスは決まって複数のオスと交尾していたのだ。この時から彼は、性淘汰がセックスがすめばそこでお終いになるのではなく、交尾のあとも受精が起こるまで続くのだということに気づいた最初の人間になった。これが引き金となって、現在は「精子競争」として知られる問題について、たくさんの研究が行なわれるようになった。

動物の研究から明らかになったのは、このタイプの競争が進化の淘汰圧になり、さまざまな行動的・生理的・解剖学的適応を導き、それぞれの適応が個々のオスの精子の成功を確実なものにしようとする、ということだった。すでに紹介したように、睾丸が大きいということは、ほかのオスよりもメスに多量の精子を送り込むことができ、ゴールラインを突破して卵子に真っ先に到達するチャンスを高めることができるということを意味している。この適応的メカニズムが進化してきたというまさにそのことが、メスは進化の歴史のなかで一夫ではなかったということを示している。もしメスが一夫だったら、精子競争は見かけにすぎず、本質的にありえないもの、ということになるだろう。

精子競争と精子選択の興味深い証拠は、セキツイ動物と昆虫の研究から得られている。もっともよく研究されている昆虫のひとつが、ショウジョウバエだ。ハエが生物学の学術雑誌のなかでこうした主要な地位を占めているというのは、専門外の人にとっては奇妙に思えるかもしれない。ハエが長い間遺伝学者の大いなる関心を引きつけてきたのには、3つの理由がある。すなわち、染色体が大きいこと、繁殖行動がよくわかっていること、そして哺乳類にある遺伝子とよく似た遺伝子が多いことである。

アメリカのA・G・クラークの最近の研究は、野生のメスのショウジョウバエでは、明らかに80％が複数のオスの精子を貯めていて、おもしろいことに、最後に交尾したオスが受精卵の父親という栄誉に輝くことを示している。ショウジョウバエ以外でも、オスの精子がメスの卵子に向かって移動中であっても、メスが受精卵の父親を選ぶ種がいる。複数のオスと交尾したあと、それらのうちだれを父親にするかをメスがコントロールすることは、「メスの側の隠れた選択」と呼ばれることがある。これには数十もの方法があるようだ。メスのニワトリは、社会的に優位なオスを好む傾向にあるが、どのオスもメスよりかなり大きいので、劣位のオスもなんとか頑張ればメスと交尾できる。自然の状態で放し飼いのニワトリの集団を調べた最近の研究によれば、メスは交尾の直後に頻繁に精液を排出し、とくに、劣位のオスと交尾したあとでそうすることが多かった。ほかの動物では、メスが、体内の異なる場所に異なるオスの精子を保存しておき、それらを意のままに使うことも知られている。これらはみな、動物での観察によるものだが、ヒトの場合、女性がこうした驚くべきことをどの程度(無意識的にだが)コントロールしているのかは、興味のあるところだ。

では、ヒトの精子の場合はどうだろうか? 多数の女性に対して行なわれた研究から明らかになった第二の男性とのセックスの頻度は、計算上は、本格的で徹底的な精子競争が進化したのに必要な頻度の8倍に相当した。私が測定しているわけではないが、男性の体重に対する精子の量は、一夫一妻で知られる霊長類の種での値の2倍ほどになる。長きにわたってヒトの女性も、浮気をし続けてきているように見える。

昔のことになるが、私は、ヒトの精子競争がはたらいていないように見える意外な臨床的症状に遭遇したことがある。そしてそれ以来、私の不妊クリニックで、それと似た話に何度か出会っている。

マーガレット・Bが不妊の検査を受けに私のところに来たのは、彼女が30代前半の頃だった。体外受精は、彼女の選択肢にはなかった。いろいろ検査してみた結果、これといった不妊の原因は見つからなかった。身体も健康で、排卵しており、子宮も卵管もホルモンも正常で、免疫系にも問題はなかった。彼女がセックスを行なったあと数時間後の検査でも、子宮内の精子が確認できた。彼女の夫も健康で、精子の数も男性の平均値よりもずっと多かった。

彼女が私のところに最初に診察を受けにきてから8年ほどが経った。彼女の卵巣を刺激して、彼女の夫の精子を繰り返し注入するという治療法も試みたが、結局失敗に終わった。そのあと、私は、問題は彼女の夫にあるのかもしれないと話した。男性のなかには、射精された精子は正常な数でも、卵子を受精させることができない精子をもつ男性が少数ながらいる。彼女はしばらく私を見つめていたが、急に泣き出すと、次のように言った。「たぶん、そうじゃないです。問題は私にあると思います」。

そして、彼女はありのままを語った。夫とは頻繁に関係をもっていたが、この6年ほどは、昔からの恋人とベッドをともにすることも多かった。それは、夫と関係をもった同じ日のこともあったし、私のところに治療を受けにきた日のこともあった。「それに、彼には3人の子がいます。だから、彼には問題がないはずです」、と彼女は言った。どう答えてよいかわからず、私は、彼女が最終的に夫と彼氏のどちらと一緒にいたいかを決めることができるかと尋ねるしかなかった。そして、少しの間、治療を休んでみるのもいいかもしれない、と言った。

3か月後、マーガレットは、私のクリニックに立ち寄って、彼女と彼氏（恋人）が重大な決定をしたと言った。彼氏はイギリスを去ってカナダに永住することにし、彼女は、ロンドンの空港まで彼氏を見送った帰りだった。私は、別の治療法を試みるので2か月後に来院するように言った。しかし、それよりも前に（空港での離別からまだ5週間しか経っていなかった）、彼女から電話がかかってきた。生理がなかったので妊娠検査を受けたところ、陽性と出たというのだ。となると、可能性のある父親はひとりしかいなかった。

マスコミは、ヒトの精子競争をおもしろおかしくとりあげてきた。そのほとんどはナンセンスだが、話題そのものはまだ続いている。おそらくそれは、この話題が週刊誌を買う人の下世話な興味を引くからなのだろう。科学的なデータの多くも、注意を払って解釈される必要がある。マンチェスター大学のロビン・ベイカーとマーク・ベリスは、ヒトの精子がさまざまの形や大きさをしているのは、競争相手のオスの精子と戦うためだと主張した。彼らは、大部分のふつうの精子が、泳ぐのに最適な円錐形の頭部と長い尾をもった標準的な「卵子ゲッター」だと考えている。彼らの研究によれば、それとは異なるタイプの精子も射精される。それらは、尾が巻いているので泳ぎが得意でないが、カミカゼ精子として活動し、卵子に近づこうとするほかの男性の精子を包み込むようにして、行く手を阻む。ベイカーとベリスは、「精子競争は、ヒトの性行動を方向づける遺伝的プログラムを形作る主要な力だった」と確信している。しかし私は、彼らの見解が空想でしかなく、ヒトで特異に見える精子の大部分は、たんに異常なだけなのだと思う。それらは、ヒトの場合には不完全か出来損ないの（すなわち遺伝的にも物理的にも異常な）精子がかなり多いため、卵を受精させることのできない精子が多くあるということの反映にすぎない。

以上の真偽はともかく、浮気は、一夫一妻と長期にわたる愛情関係と共存しながら形成されてきた進化的適応なのかもしれない。とりわけ女性の場合、浮気は危険をともなう。男性の嫉妬は、彼女や彼女の子どもに、暴力や流血という悲惨な結果をもたらすかもしれない。それは、長期にわたって自分を守ってくれ助けてくれる配偶相手の必要性と釣り合っていなければならない。この2つの力は、進化において究極的な綱引きをしている。私たちの初期の祖先からこのかた、その性のあり方は、単純素朴なことなど一度もなかった。

貞節の生物学

私たちがセックスに関して受け継いでいる性質の生物学的起源について、さらに考察を続けよう。もし、初期人類の男性と女性は浮気をしながらも、安全と安心を確保できる一夫一妻と、自分の遺伝子を効率的に広める可能性をもった一夫多妻のちょうど中間をどうにか歩き続けたのだとしたら、これらの傾向はどんな遺伝的メカニズムによって受け継がれてきたのだろうか？

私たちの遺伝子のなかに、なにか証拠は見つかるだろうか？　実際には、私たちの身体のどの単純な生理過程もいくつもの遺伝子によってコントロールされており、それゆえ複雑きわまりない行動の「ための」単一の遺伝子を探し出すことには慎重でなければならない。社会環境の影響も大きいので、これも考慮に入れる必要がある。とは言え、ある種の生理過程と同じく、ある種の行動をコントロールする役目を担うマスター遺伝子が存在する可能性もある。

エモリー大学のトム・インゼルとラリー・ヤングは、マウスとプレーリー・ハタネズミで愛着やつがいの絆の遺伝的基盤に関して興味深い研究を行なっている。プレーリー・ハタネズミは、愛情深い一夫一妻である。オスはメスと一緒になると、そのメスとの間に強い社会的絆を形成し、一日の時間の大半をメスにくっついて過ごす。彼らは一緒に巣作りをし、オスは、ほかのメスには目もくれず、父親としてもまめである。子育てでは、オスはメスと同じだけの時間を子のもとで過ごし、さらに巣とメスを必死に守り、その後の数度の育児においてもメスと行動をともにし、そして通常はそのメスと最後まで添い遂げる。これに対して、彼らの調べたオスのマウスは、ほんとうにどうしようもない連中で、交尾するとすぐにメスとおさらばし、子育てには一切関わらないのがふつうである。

インゼルとヤングは、これら2種類の齧歯類の脳を化学的に調べた。とりわけ、彼らは、つがいの絆の形成と愛着に大きな役割をはたすことがわかっているオキシトシンとヴァソプレッシンというホルモンの量を測定した。2種類の齧歯類の脳でこれらのホルモンが作用する部位の受容体を比べてみると、違いがあった。プレーリー・ハタネズミは、これらのホルモン自体の値は高くなかったが、それらのホルモンを受けとる脳内の受容体は、マウスとはまったく異なるパターンで分布していた。インゼルとヤングは、研究をさらに進めた。プレーリー・ハタネズミでヴァソプレッシンの調節の鍵を握っていそうな遺伝子に焦点をあて、それを突き止めた。彼らは、マウスから採取した胚のなかにこの「ハタネズミ」遺伝子を入れてみた。次に、これらの胚をメスのマウスの子宮内に入れ、妊娠させた。その結果生まれたオスのマウスは、脳の受容体がハタネズミのパターンを示すということを除けば、正常なおとなのマウスになった。とりわけ印象的な違いは、彼らが、その配偶相手に対して驚くほど愛想がよく、思いやりがある（ほんのたまに出来心で「浮気」をしてしまうこともあったが）という点であった。

これは、私たちのそれぞれが、一夫一妻や浮気の遺伝子をもっているということを意味するのだろうか？　すぐ結論に跳ぶのは避けたほうがよいかもしれない。私たちが脳のオキシトシン受容体とヴァソプレッシン受容体のための遺伝子をもっているのは事実だが、行動の進化にはたくさんの遺伝子と環境要因が関与しているのも、また確かな事実である。こうした研究で重要なことは、それによって、私たちの遺伝子、私たちの脳の化学、数百万年前に初期の人類の祖先から私たちが受け継いでいる複雑な社会行動のパターンという、三者間の基本的なつながりをある程度明らかにできる、ということである。

愛情ホルモン

配偶相手との絆の形成をガイドするマスター遺伝子が私たちのなかにあるのかどうかは、まだわかっていない。私の知るかぎりでは、それを真剣に探している研究者はいないようだ。しかし、わかっているところでは、ハタネズミで見つかるのとよく似た遺伝子が私たちにもあり、この遺伝子は、脳のなかのヴァソプレッシン2受容体をコードしており、この受容体にはかなりの個人差がある。ホルモンのオキシトシンの作用が異性との愛着の形成に重要な役割をはたしているという証拠もあがっている。

あなたはこれまで、なぜセックスのあと、男性は満足気に寝返りを打って眠ってしまいたがるのか、不思議に思ったことはないだろうか？　おそらく、それはセックスをして疲れたからかもしれないが、眠気を引き起こしているのがオキシトシンである可能性もある。このホルモンは、体内でいくつもの役割をはたしており、セックスの際の子宮の収縮を引き起こしたり、赤ちゃんと母親の絆を強めたりもする。しかしそれはまた、男性でも女性でも、性的に興奮した時にも放出される。肌に触れて抱き合うと、このホルモンの量が上昇し、過度の量のオキシトシンが、性的に受け入れ可能な状態を作り上げる。男性も女性も、このホルモンの量は、オーガズムで最高潮に達する。しかし、同じなのはここまでだ。というのは、オキシトシンとほかのホルモンの組み合わせが、この時点で男女の違いをさらに強めるからである。エストロゲンは、女性ではオーガズムのあとオキシトシンの効果を高めるように作用し、その結果ほとんどの女性が愛情深くなり、抱擁したがり、相手の男性との間に強い愛情の絆を感じる、と考えられる。一方、男性はほとんどの場合眠りたがるが、これは、テストステロンがオーガズムのあとの絆を強めるオキシトシンの作用を抑えるからなのかもしれない。

ホルモンが私たちの性行動に影響しているというこの興味深い観察は、女性が配偶相手に容易に愛情の絆をもつように進化する上で、男女の生物学的違いが大きな役割をはたしていることを反映している。前の章で見たように、女性は、自分の配偶相手がほかの女性を愛するようになることを、ほかの女性と愛情関係なしに性的関係をもつことよりも、はるかに忌まわしいと思う傾向がある。一方、男性はこれとはまったく逆だ。男性にとって大いなる恐怖は、浮気をされて、知らずにほかの男性の子どもを育ててしまうことであり、一方、女性は、配偶相手の資源から得られる利益と、子育てにおけるきわめて重要な安全と保護とを失うことを避けようとする。男性と女性の間の貞節における昔からのこれらの差異が、私たち自身の生理に反映されているというのは、興味深いことだし、驚くべきことでもある。このことが教えるのは、現代の文化や社会、そしてその伝統は私たちのモラルに大きな影響をおよぼしてはいるものの、私たちがいま問題にしている行動は、数百万年の間、正当な理由があって私たちの内部に起源をもち続けてきたということだ。

愛はなぜ終わるのか？

コマドリなど多くの種類の鳥、そしてキツネなど哺乳動物の一部は、繁殖の季節だけ新しいつがいを作る。彼らは継時的な一夫一妻で、一定の期間だけ配偶相手と一緒に生活し、子育てを終えると離別する。コマドリは春先にオスとメスがつがいになり、夏の間に子育てをする。しかし、夏も終わりにさしかかり、ヒナが巣立つと、親鳥たちは別れて、それぞれ別の群れに合流する。同様に、キツネのつがいも子どもを産んだあと、夏の間は狩りから食べ物を持ち帰り、危険から子どもを守るが、やがて時が来るとなにごともなかったかのように、自活する力のついた成長期の子どもを残し、互いに別れる。

進化心理学者のヘレン・フィッシャーは、ヒトも似たような方略をとると主張している。フィッシャーによれば、私たちは、ひとりの子どもを幼児期を通して育てあげる期間だけ一夫一妻でいるようにデザインされているのだという。おそらくこれは、私たちの脳のなかでフェニルエチルアミン（PEA）が高濃度の状態にある期間を反映している。前の章で紹介したように、新しいパートナーに最初に出会って恋に落ちてから、1年半から3年の間、このPEAが私たちを陶酔の状態におく。

イギリスとアメリカでは、数字がこれを物語っている。結婚の40％から50％は、離婚に終わるのだ。

では、いつ離婚が起きやすいのだろうか？　フィッシャーは60ほどの国の結婚と離婚の統計値を集めた。そこで彼女が発見したのは、世界的に、離婚のピークは結婚後ほぼ4年のところにあり、その後は減ってゆく傾向にあるということだった。文化規範、結婚の慣習や離婚手続きに違いがあったり、人間関係の問題に違いがあったりするにもかかわらず、この傾向は普遍的に見られた。この説によれば、どの結婚にも必ず離婚の危機があるということになる。その理由は、狩猟採集の伝統文化を調べると、明らかになるかもしれない。

クン族のような伝統的社会の多くでは、西洋に比べ、授乳期間がかなり長い。授乳は、子どもが3歳か4歳になるまで続けられる。クン族の女性は、子どもを四六時中そばにおき、西洋の親がおしゃぶりを使用するのと同じように乳首をくわえさせる。これはおそらく、クン族の母親が次の妊娠までの間隔を長くとるためなのだろう。授乳している時期に妊娠することがないわけではないが、一般には、母乳が出ている間は、母乳を分泌させるホルモンであるプロラクチンのレベルが高いため、排卵は抑制されている。クン族の女性は、約4年の間隔で子どもを産む。これと同じことは、オーストラリアのアボリジニ、イヌイットのネツリク族、ニューギニアのダニ族など、ほかのいくつかの狩猟採集社会にも言える（もちろん、要因はこれだけではない。彼らの低脂肪食や体力を使う生活など、産後の妊娠可能状態に関係する要因もある）。当然ながら、それら現代の伝統文化がサヴァンナでの太古のヒトの文化にもっとも近いものであるように見えても、ヒトの進化のすべてが、現存するそうした伝統文化から推測できるわけではない。しかし、出産の間隔を長くとるということには、資源を枯渇させないように、そして食料の欠乏や捕食の危険性を減らすようにするという利点があり、これには、文化的要因と生物学的要因とが絡み合っている。

結婚生活を破綻させる原因はなんだろうか？　なにか共通した原因があるのだろうか？　興味深いことに、もっとも多い理由は浮気で、とくに妻側の浮気であり、第二位は不妊である。これら2つの状況は、人間の夫婦の絆の基本を明確に示している。すなわち、私たちが長期にわたる一夫一妻の関係を形成するのは、子どもをもち――生物学的に自分の子であることが望ましい――、育てるためである。この欲求を危うくするものはなんでも、結婚生活を壊すようにはたらく。前のところで見たように、女性がほかの男性とセックスをする場合には、嫉妬はもっとも強いものになる。不妊が離婚の原因になるというのは自明だろう。実際、お互いに対して深い愛と尊敬をもつ夫婦であっても、それが必ず、わが子をもちたいという強い欲求に打ち克つわけではない。長年不妊治療にたずさわってきた私の経験から言うと、子どもがもてないことは、鬱状態や不仲の引き金になることが多い。離婚は、とりわけ不妊の夫婦によく見られる。

離婚を禁じているのは、ごく少数の社会だけだ。インカは離婚に不寛容だったし、いまもカトリック教会はそうだ。しかし過去の、そして現在のほとんどの文化では、離婚はよくあることである。現代の西洋における夫婦は、一生を通しての結婚の絆の神聖さを守ろうとしたキリスト教の強い教えから遠ざかり始めている。「無過失」離婚や婚姻無効は、結婚による絆を解消する一般的な方法になりつつあり、離婚に関しての文化的厳格さも少しずつ弱まりつつある。一部の人たちは、こうした傾向を歓迎している。ジョージ・バーンズ［訳注　1930－90年代にアメリカで活躍した有名なコメディアン］がかつて言ったように、幸せとは、どこか別の町に、愛にあふれ、思いやりのある、仲睦まじい、大きな家族がいることだ。

離婚の個々の理由がなんであれ、わかっているのは、関係が破綻することがよくあり、確かに子どもがいる場合には複雑になるが、統計的には4年目が転機の節目だ、ということだ。夫婦を一生の間つなぎとめておくような本能的な力などない。「死が2人を分かつまで」は、多くの場合、できたらそうあってほしいという程度のものであり、この伝統は進化的な観点から見れば、人間関係の現実にはほとんど即していない。私たちは、社会的には一夫一妻だが、性的には一夫多妻に生まれついているように見える。

ハーレムから箔づけ妻へ

「妻が40歳になったら、20歳の女性2人ととり替えてもらうといい。お札の両替と同じさ」。悪趣味で下品なジョークのひとつだ。

あなたがこれを不快に感じたとすれば、それは、これが男性の実際の性的好みと一致しているからだ。男性が若い女性を好むのは、そうした女性がより多くの子どもを産むことができるからである。現代に生きる大部分の男性はおそらく、若い女性を好きになることが子どもをもつためだと意識しているわけではない。しかし、数多くの研究が示すところによれば、現代の配偶パターンにおいて、それは強力な要因である。一部の男性では、妻が歳をとるにつれて性的な関心を失い、20年来の夫婦生活が——その年月の間愛情の絆を築き、互いによき伴侶であったはずなのに——うまくいかなくなる。こうして、いわゆる男性の「中年の危機」が訪れる。

それで、次になにが起きるだろう？　十分な魅力をもった男性や、高い地位や名声を勝ち得た男性は、若い女性と（時には若い女性と何度も）結婚することが多い。「箔づけ妻《トロフィー・ワイフ》」という言い回しは、男性として生きる上で、魅力的でセクシーな若い女性は、自尊心を満たし、自分の地位と精力を見せびらかせるものだということを示している（それは、新発売のでかいロレックスの腕時計をしているのが箔づけになるのにちょっと似ている）。それが老齢の男性なら、「そう、オレ様も、ちっと歳は食っているけれど、まだこんなかわいこちゃんをものにできるぐらい力があるんだぜ」とみなに向かって叫んでいるように見える。この解釈は魅力的ではあるが、「箔づけ妻」現象の根は実はもっと深いところにあり、また実際的で現実的な含みもある。何人かの若い女性と結婚する男性は――いまどきではドナルド・トランプやヒュー・ヘフナー〔訳注　アメリカの不動産王と『プレイボーイ』誌創刊者で社長〕といった面々だろう――、彼らの繁殖力の最盛期にそれらの女性たちをつかまえている。無意識的な生物学的レベルでは、彼らは、自分の遺伝的遺産を最大にしようと（そして同時に、自分が男性のなかでもっとも優位だということを誇示しようと）しているのだろう。

これらの少数の男たちは、事実上一夫多妻を実践している。一時には妻はひとりだが、絶頂期には、たて続けに何人かの女性と結婚しては別れるということをしているのだから、これは一夫多妻とみなしてよい。多くの場合、彼らは、一夫多妻のハーレムがそうであるように、正妻とそのほかの女性を扶養しなければならない。そしてハーレム・システムのように、これらの若くて妊娠可能な女性たちに、ほかの男たちが近づけないようにしている。

このように、私たちは、ヒトの性的活動の必要条件、すなわち生殖に戻ってくる。この考えを好むほうが好むまいが、私たちの人間関係、不倫、性的好みが多様で複雑だというそのもとをたどると、ほとんどつねに、なぜそもそもセックスをするのかというその理由——その結果生まれる赤ちゃん——に行き着く。実際に私たちの日常生活を規定し、形作っているのは、この本能である。

血縁の力

聖書には何箇所も、両親を敬うことが強調されている記述がある。しかし、同時に特筆すべきは、旧約聖書（西洋の倫理観の基礎の多くをなしている）のどこにも、子どもを尊重する必要性を示す記述が見あたらないことである。ほとんど確実に言えるのは、自分の子どもを世話するのがヒトの自動的な行動だからであり、この本能は、このような種類の公式見解が不必要だということを意味している。私は、どの人間も直面する可能性のあるもっとも悲しい死別は、（どんな年齢でも）子どもを失うことだ、と思う。私たちの社会は時には、子どもの死や流産を矮小化することもあるが、多くの患者を診てきた私の臨床経験から言うと、ほとんどの女性は家族内のこの種の死から完全に立ち直ることはない。赤ちゃんは、私たちの家族関係や、数十万年（あるいは数百万年）来の親類縁者のネットワークの中心にいる。赤ちゃんはまた、おとなにとって強力な愛情の焦点であり、心配の種でもある。わが子に感じる愛情は、私たちの無意識のなかに根づいていて、赤ちゃんが両親に愛着をもつだけではなく、両親のほうも赤ちゃんに愛着をもつのだ。

親子間の愛情に満ちた関係が生物学的適応だというのは、明白である。かわいがられ世話された子どもは、子ども時代の荒波を乗り越え、性的に成熟して、最終的に子孫を残す可能性が高い。この意味において、愛情は遺伝的な指令にしたがっており、私たちの遺伝子は、私たちの子を通して、さらにその子の子を通して生き続ける。

自然界の厳しい現実のなかで、この事実は、いくつかの悲しい結果をもたらす。ライオンの群れを例にとろう。群れは、ほとんどの場合、幼若の子どもたちとおとなのメスたち（彼らはみな、姉妹、母、おばといった血縁関係にある）からなる。メスの一族と一緒にいるのは、彼女たちとは血縁関係にない数頭のおとなのオスたちだ。この群れに前にいたオスたちは、年老いたり弱くなったりして追い払われ、群れを乗っとられる。オスは通常は、成熟すると、自分の群れを離れ、自分が入り込めるほかの群れを探す。

メスのライオンは、1年半をかけて子どもを育てる。この期間には妊娠することはなく、子どもが乳離れしないかぎり、妊娠可能な状態にはならない。新しいオスのグループが前のオスたちを追い出す時、少なくとも1頭以上のメスには授乳期の子どもがいて、すぐ次の子を産める状態にはない。新しいオスたちには、いまいる子どもの父親が前のグループのオスだということがわかっている。群れを乗っとるとすぐに、彼らは、容赦なく過去を消し去る。群れのなかにいる子どもを見つけ出し、1頭残らず殺してしまうのだ。メスのライオンは、交尾して子を産める状態に戻り、こうして新しいオスたちは、生まれてくる子どもの父親になる。

動物行動の残忍さと機械的な暴力は、私たちに衝撃を与えるだけの力をもっている。だが注意深い目で見ると、同じような行動が人間にもある。

アチェ族は、パラグアイの北、大西洋側の内陸部の森のなかで狩猟採集生活を営む少数民族である。彼らには、ライオンの子殺しと似た異常な風習がある。村人たちは、父親が死ぬと、母親が生きていても、彼らの子どもをひとりか、あるいはそれ以上殺すという儀礼を行なう。部族の人間からすると、子どもは神々をなだめるために犠牲になる。似たような風習は、子どもの生贄を神モレクに捧げた者たち（古代ヘブライ人が罵倒した人々）からアステカ人にいたるまで、数多くの人間社会に見られる。しかし、私たちには信じられないほど非人道的に見えるこうした風習は、実際には、ライオンの遺伝的間引きの冷酷さと根を同じくする、進化の基礎のひとつなのかもしれない。アチェ族の未亡人は村のなかで再婚するが、その場合後夫にとっては、死んだ前夫の子を扶養することは、自分の遺伝的利益にならない。子どもを犠牲にするのは、この情け容赦ない計算の産物であり、後夫の遺伝的適応度を維持するという象徴的な行為なのだ。

しかし、ライオンの場合、絶対的な力をもつ王様は生物学であって、彼らの行為は進化的適応の産物だとほぼ確信をもって言える。では、なぜライオンは、こうした破壊的な行動を進化させたのだろうか？　ライオンは大型の哺乳類であり、繁殖の周期が長く、ゆっくりしている。したがって、個体数が増えすぎたため、このような子殺しによって種の成功を損なわないようにしているということは、ありそうもない。彼らの行動は、種の維持という観点からすれば、まったく狂っているように見える。

群淘汰説

この難問に対する答えは、事実のなかにある。この事実をどう考えるかが、進化と自然淘汰の理解を劇的に変化させた。

長年にわたって、進化生物学者は、その理論を、大きくは誤った仮定の上に築いていた。すなわち、チャールズ・ダーウィンが最初に示唆した通りに、進化が種全体に作用するのだと考えていた。このことは、もし、コウモリの超音波の使用やカエルの強力な後脚の発達のように、身体や行動の特性がその動物種にとって利益をもつなら、それは必然的に自然淘汰の候補になる、ということを意味する。この観点からすると、進化は、本質的に種全体にとって利益になる。この群淘汰説は、１９５０年代から６０年代前半にかけて一世を風靡し、ライオンに見られる子殺しのような多くの動物行動を説明するように思われた。

ある島の湖の岸辺周辺で生活する鳥の種がいるとしよう。これらの鳥は、水に潜って、くちばしで魚を刺すように進化した。しかし視力が悪いせいで大きな魚しか見えないため、魚を獲る能力に限界があり、その結果彼らの数も限られている。ここで、視力がよくなるという、彼らに利点をもたらす突然変異が起こったとしよう。いまや、この突然変異をもった鳥は、小さな魚も刺すことができ、湖には選ぶにこと欠かないほどたくさんの魚がいるので、この鳥たちの数が増える。この突然変異をもった鳥は成功するので、変異は集団全体に広まる。しかし、湖には魚がたくさんいるとは言っても、その数には限りがあるので、やがて魚が枯渇し始める。これらの鳥の成長と繁殖が速すぎるため、あまりにたくさんの幼魚が、繁殖を迎える前に食べられてしまう。

「群淘汰」説を支持していた生物学者なら、それらの鳥が必ずしも滅びるわけではない、と言っただろう。彼らは、それらの鳥が資源をうまく保全する集団へと進化しうると主張したかもしれない。結局のところ、近くに別の湖がないとするなら、選択肢はほかにない。種は、いまある環境の制約に合うような形で進化をとげるのだ。これこそ、なぜ私たちが、どの種にもそれぞれ役割のある、きっちりバランスのとれた生態系を目にするのかの理由である。

しかし、ほぼ確実に言えるのは、彼らが間違っていたということだ。この場合に、視力のよい鳥は、個体として、集団内でつねによくできるはずである。たとえ、悪い視力をもった鳥が長期的にはその種全体にとってはるかによいということがあったとしても、「悪い視力」の遺伝子が集団内に広まる可能性はない。魚を食べ過ぎるこれらの鳥は、滅び去る運命にある。もっともありうる真実は、個体はつねに集団全体ではなく、自分自身の進化的成功を得るために奮闘する、ということである。

集団が淘汰の単位になるのはきわめて特殊な状況に限られるということが明らかになるにつれて、群淘汰の考えは、ほとんどの科学者の支持を急速に失っていった。結果的にとくに明確だったのは、性淘汰と性比の問題である。

性比の問題

人間の繁殖を効率よくするために、経営コンサルタントを雇ったとしよう。おそらく彼らはすぐに、ヒトという種の人口構成は男性10％、女性90％であるほうがはるかに生産的だと言い出すだろう。男性の率を1％に減らしたとしても、定期的に女性の大部分を妊娠させるのには十分だ。男性は赤ん坊生産工場でちょっとだけはたらいて、あとは怠けて過ごすのではなく、雇われている男性も女性も全力を尽くす——生産コストを最大限削減して、もっとも効率よく子どもを作る——ようにさせられるだろう。このハーレム・システムは、ヘンリー・フォードなら自慢したかもしれない発明である［訳注　フォードは、車を大量生産するために生産ラインのシステムを発明した］。したがって、もし、私たちの知っているように、進化が自然の雇った経営コンサルタントなら、いったいなぜ人口の半分が男なのだろう？

現実に即して考えてみよう。私たちは配偶の方式について単純化して考えてしまったが、実際には生殖だけがサヴァンナでの活動なのではなかった。私たちの祖先のホミニッドは、食べ物を得なければならなかったし、捕食者や死肉を漁る動物を追い払わねばならなかった。集団のなかで男たちは、これらにおいて重要な役目をはたしていたに違いない（食料の採集と貯蔵にどの程度寄与していたかは定かではないが）。しかし、たとえ男性がこれらの点に関してまったくの役立たずだったとしても、人間集団では性比は50対50になるだろう。というのは、すでに見たように、自然淘汰は個体に作用するのであって、群（集団）に作用するのではないように見えるからである。特定の突然変異あるいは遺伝特性は、もしそれがある個体の遺伝子が次の世代により効率的に（あるいはよりたくさん）受け渡されるなら、その場合にのみ、進化的な利点をもつ。

もしある動物種が完全な一夫一妻なら、性比がどうなるかは明白だろう。オスもメスも、同じだけの子の親になる。では、一夫多妻なら、どうなるだろうか？　もし、種としてのヒトが過去にわずかに一夫多妻の傾向（男性がひとり以上の女性をものにする）があったなら、場合によっては配偶のプロセスからまったく排除されるかもしれない男の子より、子どもを産むことが保証されている女の子を多く産むほうがよい戦略ではないだろうか？

答えはもうおわかりかもしれない。どの子にも、生物学的な父親と母親がいる。たとえばある男性が10人の女性からなるハーレムをもったとすると（ということは9人の男性を排除したということになるが）、この男性は、10倍の数の子どもの父親になるだろう。このようなシステムでは、ほとんどの男性には勝ち目がないが、うまくいった男性は大当たりすることになる。したがって長い目で見れば、男の子を産むのは女の子を産むのと同じになるのだ。

進化の観点から見れば、私たちはみな長いゲームをしている。このゲームに数学を適用して、数多くの世代にわたるこれらの異なる繁殖戦略をモデル化してみると、なぜ私たちがいまのようになったのかがわかる。すなわち、50%・50%という性比は、ちょうどよい平衡状態なのだ。もし、集団内に男性より女性が多くいるとしたら、遺伝的な利得を最大にする戦略は、より多くの男の子を産むことである。自然淘汰は、個々の人間に対して作用するので、最終的には性比は1対1に落ち着くのだ。

自分の遺伝子を守る

1960年代初め、ウィリアム・ハミルトンという無名のイギリスの大学院生が伝統的な進化生物学に不満を抱いていた。当時の進化生物学は、彼には誤りと感じられる群淘汰の概念に支配されていた。彼は、それが主要な進化のしかただと信じて疑わない昔ながらの生物学者の授業をいくつかとった。これらの授業のひとつに出たあとで、彼は「なんとかしなくちゃな」と言い残して、大学を去った。

1963年の初め、ハミルトンは、あまり有名でない生物学の専門誌に1本の論文を書いた。論文は「社会行動の遺伝的進化」という題名で、その内容は、進化生物学におけるもっとも衝撃的な事実のひとつについて、冷徹な数学的分析を述べていた。それは次のように始まる。「ある遺伝子は、もしその遺伝子の複製の集合が全体的な遺伝子プールのなかに占める割合が大きくなるなら、自然淘汰において有利になる」。『ダーウィン・ウォーズ』の著者、アンドリュー・ブラウンが指摘しているように、それはたとえればサウナ風呂のような論文だった。まずは前書きのところで、全身が熱気にさらされ、次に待ち構えているのは氷のような数学の冷水——しかも相当な分量の——だったからだ。けれども、数学が必然的な結論を導いていた。その結論は、進化は遺伝子に作用するのであって、種や集団のレベルに（厳密には個体のレベルにさえも）作用するのではない、ということだった。このことが意味するのは、実際には自然淘汰は、うまくやれた人々を選択するというよりも、うまくやれた遺伝子を選択し、これらの遺伝子が集団内に広まる、ということである。ハミルトンには、このことがきわめて重要な意味をもつことがわかっていた。

もし自然淘汰によってある遺伝子が選択され、そしてそれが絶えることなく生き残るなら、それをもつ個体の生き残りと繁殖の確率も高まるはずである。免疫系のはたらきを高めて病気にかかりにくくする遺伝子は、その遺伝子をもつ個体に、平均より長い寿命と平均より多い子孫を約束するだろう。繁殖の成功は、その遺伝子が、古いほうの遺伝子——宿主の個体を病気に相対的にかかりやすくしているあまり有益でない遺伝子——よりも集団内により急速に広まるということを意味する。もしこの新しいほうの遺伝子が支障なく種内に広まるなら、古いほうの遺伝子は最終的に消滅する。ある特定の遺伝子が生き残るためには、それが集団内に、そして種内に広く分散する必要がある。そのDNAは、それをもつ個体の繁殖成功度を高める身体や心の特性をコードしていなければならない。病気に対する抵抗にほんの少しの利益しかもたらさない遺伝子でも、数百、数千世代を経れば、ゲノムを構成する確固たる遺伝子としてその種全体に広まりうる。私たちはみな、もとをたどると、こうした成功した遺伝子をもった祖先に行き着き、それ以外の者たちは、進化の袋小路——人類の系統樹の途中で途切れた枝——で滅び去った。

これは、血縁者に対する個々人の行動にきわめて大きな影響をおよぼす。子は両親から遺伝子を受けとり、親と子はもっている遺伝子の50％を共有する。また、きょうだいどうしも、両親のそれぞれから遺伝子の半分ずつを受けとるので、50％の遺伝子を共有することになる。血縁関係が遠くなるにつれて、この割合も低くなってゆく。異母・異父きょうだいの場合には、共有する遺伝子の割合は4

分の1であり、いとこどうしになると、8分の1になる。私たちの子ども、きょうだい、いとこは、私たちとある一定の割合の遺伝子を共有しているので、彼らが生き延び、成功し、繁殖するのを助けることは、私たちの利益になる。遺伝子にとって、自らが受け継がれるのなら、それがだれの身体を通してかは問題ではない。私たち自身の遺伝子と同じ遺伝子が——宿主がだれであれ——成功することが、重要なのだ。遺伝子から見れば、その遺伝子のコピー、あるいはコピーの一部をもつ生き物は、生き残る価値があるのだ。

ハミルトンの画期的な考えは、「血縁淘汰」説として知られるようになった。この考えによれば、自然淘汰は、個体とその血縁者に対して同時に作用する。なぜなら、彼らはみな、同一の遺伝子を一定の割合でもっているからだ。ハミルトンの方程式から、人間や動物の行動についていくつかの明快な真実が明らかになる。このテーマについては、あとで詳しく述べる。というのは、それがヒトの本性、利他行動、そして他者との関係をめぐる新たな考え方の大部分の根底にあるからである。

確かに、血は水よりも濃い。しかし、余談ではあるが、これらの本能がいかに頻繁にかつ容易に利用され、時には操作されることがあるかは、興味深いことだし、驚くべきことでもある。私は、自分の家族や集団に対してもつ感情の点から、よそ者恐怖や人種差別——あるいは少なくとも、どのように政治家がこれらの強い感情を利用するか——がある程度説明できると思う。いまこれを書いている時も、右翼的な政治勢力の復活が、有権者の基本的本能に訴えるような形でなされているように見える。フランスのファシストの指導者、ルペンの次のような昔ながらのスローガンは、私の言わんとすることを例示している。「私は、いとこよりも娘を愛しているし、隣人よりもいとこを、知らない人よりも隣人を、敵よりも知らない人を……愛する」。

人種差別と私たちの「人種差別の」本能について、きわめて興味深い——そして私にとっては心強い——科学的証拠がある。カリフォルニア大学のサンタバーバラ校の進化心理学者、ジョン・トゥービーとレーダ・コズミデスと共同研究を行なっているロバート・カーズバン博士は、人間の脳の自動的なプロセスが出会う相手の人種を計算しているということを示した。ひとつの可能性は、これらのプロセスが深く組み込まれていて、私たちが人々を人種によって分類せずにはいられない、ということである。人々をグループ分けするということはほとんどつねに差別につながるのだから、この可能性は気を落ち込ませるものかもしれない。しかし、進化的な分析は、ヒトの本性についてもっと望みのある見方を示唆する。サヴァンナでの長い時間を通して、私たちの祖先は、相手の性別や年齢が社会の直接的な構造のなかできわめて重要であった世界で暮らしてきた。しかし、狩猟採集民が通常その足で移動していた範囲は、最長でも60キロメートル程度で、それを超える距離の移動はまれだったろう。すなわち、平均的なホミニッドは、遺伝的に言って、自分とかなり異なる集団の人々と出会うことはまずなかった。それゆえ、自然淘汰が人種に対する好みを私たちに残しているとは考えにくい、とカーズバンらは論じている。

カーズバンらは、結果的に、年齢と性に対する私たちの態度——年齢による差別と性差別——が、人種の場合よりもかなり根深いということを示すことになった。実験は複雑で、統計的分析も多岐にわたるが、わかったのはかなり単純なことであった。いくつもの実験のなかで、彼らは、異なる人種の大学生の実験参加者に、敵対関係にある2つのバスケットボール・チームのどちらかに所属する人物の写真を見せた（これらの人物は似たようなジャージを着ていたが、ある実験ではみな同じ色のジャージを、別の実験ではチームごとに異なる色のジャージを着ていた）。それぞれの「選手」の写真は、口頭で言われる、どちらか一方のチームへの所属を示唆する文章——たとえば「攻撃を始めたのは彼とあなただ」——と組み合わせられた。そのあと実験参加者は、選手を2つの「陣営」のどちらかに分類するよう求められた。結果を分類し分析してみて、カーズバンたちが発見したのは、人種についてはすぐに忘れ去られるのに対し、写真の人物の年齢と性別の記憶は保持されている、ということだった。彼らは、性と年齢に対する態度にはより深い本能が関係している、と結論している。

シンデレラ効果

ほぼ確実に言えるのは、あるオスのライオンのもつ遺伝子は、それらの遺伝子が増えないまま、ほかのライオンの遺伝子を増やすことで進化はしない、ということだ。進化の点から見ると、ライオンが自分の子以外の子に時間と労力を費やすことは無駄であり、実際、そうした状況は進化的に不利である。数学的に見ても、そうしたことは起こりえない。見込みのないこうした戦略を持ち主にとらせる遺伝子は、成功することはないのだ。

進化の数学の非情なまでの現実は、人間の社会についていくつかの重要なことを暗示する。私たちには人間行動や人間関係をこのように考えることが時として難しいが、カナダの心理学者、マーゴ・ウィルソンとマーティン・デイリーの研究は、私たちの日常生活のなかでものごとがどのように起こっているかを考える上で参考になる。彼らは、多少抑えた書き方をしているが、実際に殺人についての調査と砂漠の齧歯類についてのフィールド調査と実験室実験を行ない、それらの研究が「ヒトの愛情深さとその正反対のものを覗く窓になる」という。彼らは、「シンデレラ効果」と呼ぶ現象について述べている。この現象は、私たちの家族関係が遺伝的計算によってどのように形作られているかを驚くほどはっきり示している。

悪い継母は、いつの時代も、そして世界のどこでも、神話や寓話のなかの重要な登場人物である。シンデレラ物語の核心は、ヒロインが悪い継母と異母姉妹にいじめられることだ。日本の昔話では、シンデレラにあたる紅皿《べにざら》という主人公が、異母妹と一緒に栗を拾いに行かされるが、意地悪な継母は紅皿の袋に穴を開ける。日が暮れて気がつくと、袋は空っぽだった。家にそのまま帰れば、お仕置きが待っているはずだった。しかし、よくできたおとぎ話はみなそうであるように、この話にも、ちょうどいいところで、ちょうどいい展開がある。森のなかで紅皿は、彼女の力になる山姥に会うのだ。山姥は、紅皿に宝の小箱をくれる。あとから小箱を開けてみると、なかには、シンデレラのガラスの靴と同じ役割をする美しい衣装が入っている。箱のなかには栗の入った大きな袋もあった。紅皿は悪い継母に栗をもって帰ることができた。

世界各地の物語に意地悪な継父母というテーマがこれほどはっきり見られるのだから、これと同様のことが、家庭内の殺人や虐待の残酷な現実に見られるとしても、驚くほどのことではないだろう。ウィルソンとデイリーは、1974年から83年にかけてカナダで起こった、子どもが実父母や継父母に殺された147件の事件の統計を子細に検討した。彼らの結論は、明確なものだった。実の親によって殺されたケースはごくわずかだったのだ。家庭内で子どもが殺されるケースのほとんどでは、子どもの親と性的関係をもっているおとなや継父母――家庭のなかで親としての役割をもっている・いないにかかわらず――によって殺される。実際、ウィルソンとデイリーは、少なくともひとりの継父母と一緒に暮らしている子どもは、殺されるのが、実の両親と暮らしている子どもの場合のなんと70倍にのぼる、ということを示している。それは、親は遺伝的に自分の子ではない子どもに貴重な資源を浪費したくないという、そして自分の子のための限りある資源を（それが可能だとしても）ほかのだれかの子に分け与えたくないという、進化生物学の単純な事実である。

シンデレラ効果は、アメリカやヨーロッパだけの現象ではない。アチェ族では、父親の死後に子どもが殺されることがなくても、継子としての彼らの将来は明るいものではない。母親と継父によって育てられた67人の子どものうち、驚くことに、その43％が15歳以前に死亡していた。実の母親と父親に育てられた子どもでは、15歳までに死亡した割合は19％だったが（これもかなり高いが）、前者に比べればはるかに少ない。

デイリーとウィルソンは慎重に、結果をゆがめる可能性のある要因をとり除いた。親と継父母の年齢、彼らが性格異常や精神異常でなかったかどうか、彼らの社会的地位や経済的地位などを考慮に入れた。確かに、デイリーとウィルソンがまず指摘しているように、ほとんどの社会では、子殺しはまれな現象である。大部分の継父母は一般には愛情深く、穏やかで、献身的である。しかし統計は、血縁淘汰が実際にはどう作用するかについて苛酷な現実の一面を露わにする。遺伝的なつながりがない場合には、親子の絆は弱くならざるをえない。

これらの無慈悲な結論は、子どもと継父母だけに言えるのではない。家庭内殺人の割合も、血縁淘汰の力学をよく示している。デトロイトはかつて、西洋社会ではもっとも殺人事件の発生率が高い都市であった。1972年に起こった殺人の約4分の1は家庭内で起こったか、家族だけが関与する形で起こったが、血のつながりのある2人の間で起こった殺人は、このうちの4分の1にすぎなかった。残りは、恋人や愛人、夫、妻、継父母――つまり、家族ではあるが、血のつながりのない者――が行なった殺人であった。

血縁でない者を助ける

血縁淘汰の基本的メカニズムについてある程度考え始めると、私たちの日常生活には、たくさんの例外があることがわかる。だれでも心当たりがあるように、人は時に、自分とは縁もゆかりもない他人を、自分に危険がおよんでも助けることがある。この事実は、私たちがほかの人間の遺伝子ではなく、自分の遺伝子を広め成功させるために労力のすべてを向けるよう運命づけられた、進化の生んだ自動機械だという考えと、どのように折り合うのだろうか?

このような行為は、仲の悪い職場の同僚にしかたなくバースデイ・カードを送ることから、溺れている見ず知らずの人を助けようと湖に飛び込むことまで、さまざまなものがある。ここで重要なのは、そうすることがたんにその人の利己的遺伝子に利するという場合よりも、その人がはた目にはよい人間に見える、ということである。このテーマにはこの本の最後で戻るが、とりあえずは、動物での2

つの例を紹介しておこう。そこからいくつかの洞察が得られる。

グッピーの群れが捕食者に出会うと、通常は1匹か2匹の個体が群れから離れて、その新たに現われた脅威を偵察にゆく。この勇敢な斥候役は、捕食されるという危険をあえておかしているように見えるが、侵入者が実際に危険かどうかを確認しているので、群れの残りの個体（そのほとんどは近縁ではない）の役に立っている。同様に、眠っているブタの暖かな血の夕食を食べたばかりのメスのチスイコウモリは、血縁関係にない仲間を飢えから救うために、喜んでその夕食を丸ごと吐き出す。こういう時、ほんとうはなにが起こっているのだろうか？　これらのグッピーもコウモリも、ほんとうに利他的なのだろうか？　もしそうなら、利他行動をするグッピーやコウモリは、どのようにして生き残ってきたのだろうか？　進化は私たちみなを利己的な生き物にしているわけではないように見えるが、真実はおそらくそうではない。これらの生き物は、一見利他的行為――自分とは血縁関係にない個体を助ける行為――をしているように見えるが、同時に「応報」戦略でも行動している。チスイコウモリがほかの個体に血を分けてあげるという親切な慈善行為をするのは、同じねぐらで生活している仲間に対してだけであり、とりわけ、過去に無理をして助けてくれたことのある個体に対してのことが多い。グッピーでの別の巧妙な実験も、同じことを示している。実験では、鏡を用いて1匹のグッピーをだまして、もう1匹の勇敢なグッピー（実は自分）が捕食者を偵察しに最後まで自分と行動をともにするように見せるか、あるいは最後の瞬間に彼を見捨てて戻るように見せるかした。するとと、グッピーが危険な偵察で協力的に行動したのは、一緒に行く相手が自分と行動を最後までともにすると確信できた場合だけであった。もし相手が裏切った場合には、その同じ相手にとり残されて窮地に立たされるという危険を二度とおかすことはなかった。

これから人間についてなにが言えるだろうか？　数学者と進化生物学者は、私たちが行為を選択する際には、互恵性が強力な推進力になる、と考えている。あなたがバースデイ・カードを送ったのは、その相手があなたより先に仲直りの行為をとったからだったり、前にコーヒーを淹れてくれたからだったり、あるいはカードをあげるという親切な行為が職場内であなたの印象をよくするからだったりするかもしれない。それに加え、だれもが（意識的にせよそうでないにせよ）知っているように、社会のなかで育つうちに、互恵性によって、まわりの人々と仲良くやってゆけるようになり（つまり社会的連帯ができ）、それは最終的にはあなたにとっても、あなたの遺伝子にとっても利益をもたらすことになる。進化生物学では、事実の核心は、利己的遺伝子が、いろんな装いを凝らしながら、結局は進化的に成功するということにある。慈善家ってなんだ！

社会性昆虫

私たちには「応報」の傾向があるとは言っても、西洋文化においては、家族がいまも依然として社会生活と個人的生活の要《かなめ》である。家族関係——身内に対してどうふるまうか、どのように助けたり、競い合ったりするか——は、昔からの本能的習性を探る上で明白な手がかりであり、ハミルトンの血縁淘汰説は、これらの習性を研究する際にきわめて有効な道具になる。

ハミルトンの理論に示されるように、動物界でもっとも奇妙な家族は、ハナバチ、カリバチ、アリといった社会性昆虫の家族である。社会性昆虫は、とりわけその途方もない個体数のゆえ、この地球に、そしてほかの動物や植物に大きな影響をおよぼしている。西アフリカでは、1ヘクタールあたり2千万匹のアリがいると推定される。昆虫のコロニーは、ヒトの社会で言えば二十一世紀でもっとも大きな都市の人口に匹敵するほどの巨大なものに成長することがある。現在、世界でもっとも人口の多い都市、東京（首都圏）には2600万の人が住んでいるが、アフリカの軍隊アリのコロニーには、2200万匹のアリがいる。その総重量は50キログラムを越え、食料を調達し防衛をする範囲は5万平方メートルにおよぶ。

昆虫の行動からヒトについてわかることがあると言うと、不思議に聞こえるかもしれない。しかし、利己的遺伝子がどのように次の世代へと伝えられていくかを知る上で、昆虫の研究は最適である。これらのちっちゃな生き物の協力行動は、よく知られている。彼らは、一丸となって子どもたちの世話をし、集団で狩りをし、グループになって食料を運ぶ。これは1匹のアリにはできない偉業だ。また、コロニーの兵隊は、潜在的な捕食者に立ち向かい、巣を守るために命を捧げる。コロニーの内部では、食料の複雑な分配システムが維持されているし、巣の内部の気温や湿度も管理されている。アリゾナのチリカウア山脈にいるサムライアリは、近くにあるヤマアリの巣を襲撃し、サナギを略奪し、自分たちの巣に持ち帰ることで知られている。敵のアリの子は、彼らの子のように育てられ、この新たなご主人様のために「喜んで」はたらく「奴隷」となる。

社会性昆虫の家族構造は、真社会性と呼ばれる。それは、長い年月の間に少なくとも12回それぞれ独立に進化した。真社会性の11の種は、膜翅目《まくしもく》として知られる昆虫——ハナバチ、カリバチ、アリはこれに含まれる――に属している。ほかの例としては、シロアリがいる。少数ながら、アブラムシや甲虫にも変則的な例が見られる。[注]

大部分の真社会性の社会は、メスのワーカーに大きく依存する。オスは、女王――卵を作るという仕事をもった、身体のひときわ大きな家母長――の産む卵を受精させるという生殖の役割しかもたない。ワーカー、兵士、オスバチ、女王には、それぞれなすべき仕事がある。しかし、真社会性昆虫のもっとも奇妙な点は、一般にワーカーという不妊のメスのカーストが存在することである。この事実は長年、進化生物学者を悩ませてきた。自然淘汰はどのようにして、次の世代に自分の遺伝子を残すことのできない個体を生じさせることができたのだろうか？　なぜ彼らは、共同体の大義に完全に従うようになったのだろうか？　実際、これらの昆虫は一見ハミルトンの血縁淘汰説にとって大きな例外のように見える。だがさにあらん、逆に、この説は、その事実を説明する上で大きな役割をはたすのだ。

ほとんどの社会性昆虫では、オスとメスには、顕著な遺伝的差異がある。女王が産む卵は、受精しなくとも発生・成長し、その時はつねに成体のオスになる。これは、動物界でうまくいっている単為生殖の一例である。卵が通常のやり方で受精した場合には、メスになる。これは、オスは母親だけから遺伝子をもらうということを意味する。それらは、二倍体に対し半数体として知られるもので、遺伝子の通常の対の一方だけをもつ。

したがって、その生殖の基本法則は、姉妹、兄弟、子どもの三者間の遺伝的関係が大きく異なる、ということを意味している。もし、多くの場合そうであるように、女王がただ1匹のオスによって受精するなら、産む娘はすべて、その遺伝子の50％を女王と共有することになるが、一方、父親とは100％遺伝子を共有することになる。というのは、受精には半数体の遺伝子の全部が使われるからである。私たちヒトは、遺伝子の50％を父親から、50％を母親から受け継ぐ。このことは、私たちが兄弟や姉妹と遺伝子の50％を共有するということを意味する。しかし、アリ、ハナバチ、カリバチのメスは、父親の遺伝子を100％受け継ぐので、その姉妹とは遺伝子の75％を共有することになる。

かりにこれらのメスが自分の娘を産んだとしたら、その娘は自分とは遺伝子を50％しか共有しないことになる。したがって、これらの昆虫では、遺伝子の生き残りと複製の観点からすると、妹たちの成育を助けることのほうが、自分の子どもをもつよりもはるかに生産的な戦略である。専門用語で言えば、彼らは、自分の妹たちを助けることによって「包括適応度を最大にしている」。奇妙で、きわめて特殊な例ではあるが、この場合には、不妊は成功した進化的戦略なのだ。「蜜壷」アリと呼ばれる種類のアリは、お腹を液状の食料で満杯にした状態でトンネルの壁のなかに入ったまま一生を送るが、この食料が飢饉の時に巣のほかのアリの食料になる。ほかのアリは、穴を掘って巣を作るという

［注］　哺乳類にも、真社会性の特徴の多くをもつ種がひとつある。アフリカに棲息するハダカデバネズミである。穴を掘って生活するこの小さな齧歯類は、数十匹からなる集団で巨大で複雑な穴を掘り、そこを住居として生活する。身体の大きな女王が中央の部屋に陣どり、そのまわりに生殖の役目だけを担うオスと不妊のメスのワーカーがいて、メスのワーカーは、女王とそのすべての子どもたちの世話をする。彼らは協力して植物の地下茎を探して掘り、網の目状のトンネルを通してこの食物を「バケツリレー方式」で受け渡す。

きつい肉体労働に振り分けられる。ある種のアリでは、兵隊アリが、熱に浮かされたように特攻隊を組織し、コロニーにとっての潜在的脅威や捕食者を殺して、自分も果てる。

しかし、血縁淘汰説は強力ではあるが、社会性昆虫の進化は、この説明だけでは十分ではない。女王バチが複数のオスと交尾するなら、(その時に生まれる父親の異なる)姉妹どうしは半姉妹であり、したがって遺伝的には、自分の命を犠牲にしてまで姉妹が生き延びるのを助けるよりも、自分で産んだほうがよいはずである。おそらく女王は、妊娠のプロセスを調節し微調整することを通して、自分の子たちの行動と生殖可能性を自分の進化的利益になるようにするのだ。ワーカーのカーストの不妊は、このプロセスを通して生じたのだろう。この理論は、女王が実際には彼女の子たちが自分の遺伝的利益にはならないやり方で活動するように操ることができるということ——代理による自然淘汰の一種——を示している。サナギの時に誘拐されるアリゾナの奴隷アリのように、女王が産んだ子どもたちは、女王自身の遺伝的適応度が最大になるようにはたらかされるようになったのだろう。おそらく、これらの驚くべき昆虫の社会と彼らの行動パターンが生じるには、ほかの種類の淘汰圧も共謀したのかもしれない。

子殺し

進化は無慈悲だ。その創造性はとどまるところを知らない。進化が道徳、痛みや苦しみに盲目だということは、さまざまな動物種の個体に苛酷な運命を強いてきた。たとえば、ライオンの群れに新たに入ってきたオスに食べられてしまう赤ちゃんライオン、交尾の最中に食べられてしまうオスグモ、自決する兵隊アリ、などなど。これらの行動はすべて、数学的な公式に従っている。彼らはみな、自分の遺伝子のために最善のことをしているのだ。

ヒトもまた、残酷で、倫理的に許されないように見える行為を行なうことがある。これらの悪行のうち最悪のもののひとつは、子殺しである。生まれたばかりの赤子が微笑む顔を見た時にほっとやさしい気持ちになるのに、それを振り払って、その子に手をかけたりできるものなのだろうか？　私たちには、子殺しをする本能的なものがあるということがありえるのだろうか？　実際、子殺しは、過去にも現在も、ほとんどすべての地域で行なわれてきた。

ベネズエラのオリノコ川流域に住むヤノマミ族には、状況に応じた子殺しの慣習がある。ヤノマミ族を研究しているナポレオン・シャニョンによると、女性が子を産んだあと間をあけずに次の子を産んでしまった時には、多くの場合その生まれたばかりの子を殺さなければならない。村長の妻の語るところでは、彼女もそれを行なったことがあって、その理由というのが、2歳になる子に母乳を与える必要があったからだった。無慈悲にもそう決断せざるをえなかったにしても、わが子に手をかけた時に彼女が感じた悲痛は、時間が経っても和らぐことはなかった。愛情は、たとえそれがわが子に対する愛情であっても、ほかのあらゆる事情に優先するわけではない。進化がこのようなやり方で家族の人数を調節するように私たちを作り上げたのかどうかは、証明するのが難しい。というのは、第一には、異なる文化や異なる大陸の間では、子殺しの率にかなり大きな差があるからである。

タンザニアのキプシギス族やイトゥーリの森で暮らすレーゼ族のようなアフリカの伝統社会では、

子殺しはめったに（あるいはまったく）見られない。これに対して、南アメリカの社会は、よく子殺しをする。ヤノマミ族はその代表的な例である。一部の研究者は、これが、それぞれに固有の環境と、それらの環境が家族にどれだけのものを提供可能かに関係している、としている。しかし、この議論は説得力に欠ける。もし私たちが子殺しをするという性質を本能的にもっているとしても、それがはたらくのは、強力な理由——一般には生存、生活や死が関係する理由——があった時に限られるように思われる。2人の子どもを餓死や栄養失調の危険にさらすよりは、ひとりの子どもを確実に育てたほうがよい。

しかし、どう見ても実際的計算に反する次のような子殺しの事件がある。この事件が私たちに喚起するのは、人間の文化と信念には、私たちが過去から受け継いできた心の奥深くにある本能を凌駕するおそるべき力があり、私たちはその力を軽視すべきではない、ということだ。

北インドの州、ウッタール・プラデシュのアリナガール村は、ごくごくふつうの村である。強いてなにか特徴をあげれば、警察署が村の近くにある（2キロほど離れている）ことぐらいだろうか（インドのこの地方では、警察署の数が少ない）。乾季には厳しい暑さになり、轍《わだち》のできた道と舗装されていない広場に沿って、小さなレンガ造りの似たような家々が建ち並んでいる。村は、肥沃な畑、ゆるやかに流れる川、草をはむウシ、そしてサトウキビのプランテーション農場に囲まれている。風のないだ、暑く長い午後のほとんどを、村人は、家の蔭で、時折裏庭で吠えるイヌの声を遠くのことのように聞きながら、昼寝をして過ごす。まさか、ここでロミオとジュリエットまがいの悲劇が起ころうとは、だれも予想だにしなかった。

この小さな村では、15歳の少年、ヴィシャルと16歳の少女、ソヌが好き合っているということを知らない者はいなかった。2人の家族は、6メートルと離れていないところに住んでいた。この事件を報道しているインドの現地新聞の記事には食い違いもいくつかあるが、起こったのは、大体は次のようなことだった。2001年の夏、近所の女性が、茂み近くの道路端で一緒に話をしている2人をつかまえた。彼女は、2人が「いけないことをしている」と言いがかりをつけ、自分の納屋まで2人を引っ張って行った。それから彼女は、2人の家族を呼んできた。2人はそれまで「現行犯」でつかまえられたことはなかったし、その時に手をつないでいたわけでもなかった。2人の罪は、もっと根本的で、時代がかったものだった。カーストが違っていたのだ。インドにいまも残る社会階層のシステムでは、この2人の関係は考えられないことだった。ソヌは、この地域では人口の大部分を占める下層のカースト、ジャートであり、ヴィシャルは、この村のなかで唯一の高位のカースト、ブラフミンだった。

ソヌの父と母、スレンダーとムネシュは、自分たちの娘が彼らにもたらした恐ろしい社会的屈辱から逃れるには、道はひとつしかないと感じた。それは娘を殺すことだった。ソヌの両親が殺す前に2人を監禁したとか、その場所が家の屋根裏だったとかいった情報もあるが、もっとも信用できる話として伝えられているのは、3人の近所の人たちの助けを借りて、ソヌの両親が2人の子どもを血まみれになるまで叩き続けた、ということである。悲鳴は、近隣の人々の目を覚まさせた。しかし彼らはそこで止まらず、壊れた自転車とマットレスのおいてある暗い小屋のなかで、恐れおののいているヴィシャルの目の前で、ソヌを絞め殺した。縄をとりに行き、輪を作って、ソヌの首を縛り、息の根を止めたのである。そしてヴィシャルの家族のもとに行き、息子を殺すよう頼み込んだ。ヴィシャルの家族がそれはできないと言うと、ソヌの両親は自分たちでヴィシャルの首を絞めた。

なにが行なわれているか、村中がわかっていた。ある証言によれば、村人たちは、2人の遺体をウシの荷車の上に放り投げ、外から見えないように麻布で覆った。その朝の3時に、彼らは、10分ほど離れたところにある村の火葬場まで静かに歩いていった。そこで、乾燥させた牛糞に火をつけ、その上でヴィシャルとソヌの遺体を焼いた。ソヌの両親は、遺体が速く焼けるようにと、大量の灯油をかけ続けた。これは、ヒンドゥー教の慣習に反することだった。そのあと、彼らは人目を忍んでカーサ川に遺灰を流した。

ルーク・ハーディングは、2001年8月14日付の『ガーディアン』紙に、ヴィシャルとソヌの悲しい事件について次のように書いている。

アリナガールはいまは、人の気配が感じられない。村人のほとんどは、逮捕されるのが怖くて、逃げ出してしまったからだ。ウシたちはエサをもらっていなかった。ヴィシャルの家は荒らされ、だれも住んでいなかった。私たちが会えたのは、祖父母の家の外に座っていたソヌの妹のバビータと、伯母のダジヤイだけだった。どちらも、ソヌの悲惨な死をしかたのないことだと思っていた。バビータは、バケツに入った洗濯物を洗いながら、「とっても悲しい。でも、おねえちゃんは運が悪かっただけ」と、私に言った。「おとうさんもおかあさんも、やらなくてはいけないことをしただけ。そうしなくてはいけなかったんだもの」。ソヌは両親を愛していたのだろうか？「とても愛していたのに」と妹は語った。

アリナガールの事件は、この地域でこの10年間に詳しい記録として残っている少なくとも3つめの事件であり、警察は、ほかに47件の似たような事件を現在も捜査中という。インドの新聞は、地方判事のマノージ・シングの次のようなことばを掲載している。ヴィシャルとソヌの事件は地方の伝統に則ったもので、「この場合にどうすべきかについて述べている教えに従えば、とるべき道は2つのうちどちらかしかない。あなたがあなたの息子を殺し、私が私の娘を殺すか、あなたが私の娘を殺し、私があなたの息子を殺すか」。

こうした伝統はインド国内でも国外からも激しく非難されてきたが、そうした伝統が、自分の子に対する、親としての明らかで本能的な愛を凌駕しうるというのは、驚くべきことだ。インドのカーストの規制のような信念システムは、深いところに根をおろして極度に重んじられ、その力は時にはほかのあらゆることを抑え込んでしまう。このことが示しているのは、私たちの生まれながらの生物学的本能を変形させたり、完全に支配したりするだけの力を文化がもっており、私たちはその力をみくびってはならない、ということである。

しかし、こうした悲劇的な例を除けば、私たちの遺伝子とその存続は、私たちを強く動機づけている。生活のなかで、それらの動機づけがもっとも色濃く現われるのは家族だ。血縁淘汰説は、いかに私たちが親、子ども、きょうだいに規定される生を生きるようになったかについて、説得力のある説明を与える。一夫多妻、一夫一妻、親子、これらの関係はすべて、私たちの遺伝的遺産と密接に結びついている。サヴァンナの影はつねにつきまとっており、現代人の慣習や生き方に影を落とし、ある時は実際にしてしまう行為と、そうすべきであると思う行為との間に満足のゆく一致をもたらし、またある時は耐えがたい緊張を生み出したりもする。「シンデレラ効果」についてのデイリーとウィルソンの研究のように、特定の研究領域では、人間関係のきわめて基本的な真実がしだいに明らかにされつつある。しかし、それらの真実をありのままに受け入れるのは容易なことではない。

5章　危ない仕事

適者生存

「適者生存」は、ダーウィンの自然淘汰説を一言で言い表わしたことばとして一般には考えられている。しかし、これを言い出したのは彼ではない。この表現を用いたのは、ダーウィンの考えを一般の人々に広めるには、わかりやすく覚えやすい表現を使うべきだと考えたまわりの人間たちだった。真に学問的であったダーウィンにとって、この表現はあまり気乗りがしなかった。とは言うものの、結局はまわりの説得に従い、これが彼の進化論を言い表わすことばになった。

これを最初に考えついたのは、ハーバート・スペンサーという、ダーウィンの同時代人だった。1852年、スペンサーは、自然における生物の種と同じように、現代の人間社会も自然淘汰のプロセスに従うと考えるようになった。いくつもの細胞が集まって生命体ができ、それらの生命体が集まって、社会という「超生命体」ができる。スペンサーによれば、社会と自然界は、科学という同じレンズを通して眺めることができる。彼は、「文明は自然の一部であり、胚が発生したり植物が開花したりするのとまったく同じようなものだ」と書いた。

ダーウィンの言う「適者」とは、その時その時で生物学的に環境にもっとも適した個体のことだった。スペンサーは、このモデルを人間の文明にまで拡張し、適者とは社会にもっとも適合した人々であると考えた。スペンサーにとって、それは、これらの人々が、もっともよく発達した道徳的・身体的・心的特質をもっているということだった。この考え方によれば、社会のなかの個人は、群れのなかで競い合うゾウアザラシやヘラジカにたとえることができた。スペンサーが言うには、もし自然淘汰が制約を受けずに作用したなら、社会の「弱」者は、資源をめぐって競争するうちに除去されるだろう。最終的には、富、教育、意志力、才能などをもたない者より、より成功しより多くの子孫を残す者たちのほうがずっと数が多くなるはずである。自然の法則はそれを約束する。なぜなら、スペンサーにとって、生物学とは運命そのものだったからだ。

しかし、ヴィクトリア朝時代のイギリスは、これらの進化の法則には従っていなかった。もっとも子だくさんの市民は、上流階級のメンバー――将校、弁護士、豪農の子息――ではなかった。道徳的にも知的にもエリート階級に属すこれらの人々は、晩婚だったし、産む子どもの数も少なかった。彼らの物質的、精神的な豊かさも、恵まれた身体も、イギリスという集団内に広まりつつあるということはなかった。逆に、社会のなかの「欠陥のある」人々――貧困にあえいでいる人々、無力な人々、教育を受けていない人々――は、彼らの「適応度」とは不釣り合いなほど子だくさんだった。スラム街は、スペンサーが「不適者」とみなす人々であふれかえっていた。

スペンサーによれば、これは自然淘汰を後退させているということであり、彼の目には、自然にまったく反する状態として映った。彼の考えでは、政府は、文明の自然な生物学的展開を邪魔しないように配慮すべきだった。彼は、貧困層の人々を助けているとして、政府や福祉団体を非難した。援助、福祉や慈善事業は、事態を悪くさせているだけだった。スペンサーは、貧者は貧者のままにしておくべきであって、そうすれば彼らはいずれ消え去ってしまう、と考えた。これはスペンサーにとって、社会政策というだけでなく、倫理的にも生物学的にもそうあるべきことだった。

スペンサーのこの耳障りな見解は、アメリカで一種の復活をとげた。その考えは、アメリカの企業社会にぴったりはまり、新しいアメリカの資本主義の必要性と共鳴した。歴史的に見て、当時のアメリカは、世界のなかでもっとも豊かで、もっとも自由気ままな国になりつつあった。いまやスペンサーのおかげで、だれも、自分の幸運にやましさを感じる必要がなくなった。富める者は、自分自身の優秀さの結果を享受しているだけのことだった。どんな政府も、人類がよくなるという淘汰のプロセスを邪魔することはできない。個人の富は守られてしかるべきである、というわけだ。

いまでも、スペンサーのことばは、時としてもっともらしく聞こえる。

この問題をしっかり直視するだけの勇気のない、心やさしいだけの人は、たくさんいる。彼らは、目の前で苦しんでいる人々に共感するだけでなにもできず……思慮浅き道をたどって、結局は悲惨な結果を招く。子どもが喜ぶからと言って、体に悪い砂糖菓子を与えるのが、はたして母親のやさしさだろうか。手術すると苦痛を与えてしまうという理由で、病気をそのままにして患者を死に至らしめる医者と同じく、これは考えの浅い善意だと言わざるをえない。同様に、これらの誤った慈善家は、現在の不幸を防ごうとして、結果的に未来の世代にさらに大きな不幸をもたらすのだ。

ヴィクトリア朝時代の人々の多くは、私たちの遺伝的遺産が生命の自然の階層のなかでその地位を決定するのだ、という信念をもっていた。[注1] そして、こうした極端な生物学的決定論をきわめて有害な形で推し進める人たちがいた。その首謀者のひとりが、ダーウィンその人の一族のなかにいた。フランシス・ゴールトン卿は、ダーウィンのいとこだった。類まれな博識で、アフリカ探険で名を馳せた紀行作家で、地理学者だった。高気圧を発見した気象学者で、個人識別に指紋を用い始めた人間であり、統計学における回帰と相関分析の発明者で、1883年に社会の遺伝的純化のために優生運動を始めた人でもあった。優生学は、スペンサーを悩ませたまさにその問題を解決するために考え出された構想であった。ゴールトンは、その著書『天才と遺伝』のなかで次のように記している。

赤ん坊は生まれたばかりの時はみなよく似ていて、たゆまぬ努力と道徳的修養こそが唯一、男の子の間、おとなの間の違いを作り出すという考えは、これまでも時折表明され、とりわけ子どもを教育するために書かれた話のなかにもよく登場する。私は、この考えには我慢できない。生まれながらにもっている能力は平等だという主張に対しては、私なりの反論がある。幼稚園ですでにあった差が、学校、大学へ、そして職業へと進むにつれて歴然としたものになってゆくのは、この主張に対する反証である。

ゴールトンは、集団のなかの「適者」を「不適者」を犠牲にして増やすべきだと考えた。彼の考えでは、上流階級と中産階級の人々は、あとの世代へと受け継ぐべきすぐれた生得的能力を有していた。当時は世界が大きく動き変化しつつあり、それゆえ大英帝国の生き残りと繁栄を確実なものにするには、これらの階級の人々に、早婚と大人数の家族が奨励されるべきだった。これこそ、(彼のことばを借りると)「望ましくないものをとり除く一方、望ましいものを増やすことによって」人類を完全なものにする方法であった。ゴールトンは善意にあふれた愛国者だったが、[注2] 彼の考え方はきわめて怪しげなものだった。彼は、ロンドン大学のユニヴァーシティ・カレッジに(私財をもとに)優生学の教授のポストを創設した。それは、その後遺伝学の教授のポストになったが、運命の皮肉と言うべきか、現在そこの教授をしているのは、優生学の論敵、カタツムリの専門家にしてすぐれた遺伝学者、

[注1]　生まれのよさの美徳は、ヴィクトリア朝時代によく読まれた小説でもあつかわれていた。たとえば、ディケンズの小説『オリヴァー・トゥイスト』の主人公、オリヴァーは、貧救院で生まれ、屈辱的で苛酷きわまりない子ども時代を過ごした。にもかかわらず、正直で親切でやさしい人間へと成長する。一方、同じような境遇で同じように育ったアートフル・ドジャーは、下劣で狡猾な人間になる。なぜこのような違いが生じたのだろうか？　(小説の後半になってわかるのだが)オリヴァーの実の両親は、中産階級の立派な人たちだった。このもとにあるメッセージは、オリヴァーの遺伝的資質こそが、逆境にあっても、その艱難辛苦を乗り越えさせた、ということである。

[注2]　地獄への道は、善意の石が敷き詰められている。ナチスの医者たちの多くは、「社会のためによかれ」と思うことをしていた。彼らは、実験の対象となった個人の自律性などまるで考えずに、自分たちがよいこと――社会に利すること――をしていると思っていた。

スティーヴ・ジョーンズである。

ゴールトンの目には、古代ギリシア、とりわけアテネという国家が見習うべき例として映った。アテネの人々は、人間文化の黄金時代を象徴していた。ゴールトンは、彼らがあれほど創造的ですばらしい生活を送ったのは、その陰で自然淘汰がはたらいていたからだと考えた。アテネという国家は、外国から優秀で聡明な人々を引きつけ、遺伝的に優秀な性質を導き入れ、アテネの民衆の力をさらに強めた。さらに重要なのは、「下層民」は奴隷だったので（ごく少数の奴隷はその主人との間に子どもをもうけたことが知られていたが）、上流階級や中産階級の血統が薄まることがほとんどなく、こうした遺伝的な隔離が「気高いアテネの血統」という民族の純血を守った、ということである。

しかし、これがほんとうだとすると、この黄金時代はなぜ終わりを告げてしまったのだろうか？ゴールトンは、その理由が、結婚がそれほど好まれなくなっていき、アテネのエリート層では大家族が少なくなっていったことにあると指摘した。より多くの移民を受け入れることによって人口は維持されたが、遺伝的な質はどんどん低下していった。アテネは、道徳的にも経済的にも凋落の一途をたどった。

ゴールトンは、アテネの文化の盛衰から重要な教訓を引き出した。人々の交配のあり方に注意を払わないと、社会は多大な損害をこうむってしまうのだ。ヒトの優秀な特質は貴重な商品であって、畜牛が健康、肉の質、そして病気への抵抗力を考慮して交配されるのと同じように、育まれるべきだった。

ダーウィンが熟考し綿密に論述した理論は、このように、スペンサーやゴールトンなど「社会ダーウィニスト」として知られる当時の理論家たちによって換骨奪胎された。彼らは、自然淘汰が彼ら自身の極端な社会的偏見の後ろ盾として使えるということに気づいた。優生学という新しい科学の核心には、人種差別、知的俗物主義、見当違いの民族主義——これらのどれもヴィクトリア朝時代の知識人には珍しくはなかった——があった。二十一世紀の現在から見れば、人間の文明についての彼らの分析は、科学的な装いをしているだけで、支離滅裂で、明らかに間違いだらけだった。しかしそれは、身体や精神に障害をもつ人々に対する不妊手術や権利剥奪と、社会のなかの遺伝的に「劣った」人々の「排除」を支持するために使われるようになった。そのあとに起こったことは、ご存知の通りである——年月で風化しそうになるが、決して忘れてはならない出来事である。1890年代には、スペンサーを批判する人々は、彼を「絶滅恐竜」と呼んでいた。彼の研究の大部分は信用できないものとされたが、初期の社会ダーウィニストたちが最初に方向づけた道は、カリフォルニアにおける精神障害者への強制的不妊手術と、そして最終的にはナチスのアーリア人至上主義の追求とアウシュヴィッツの「死の門」という、現代の倫理における最悪の出来事へと突き進んで行った。社会ダーウィニズムの理論はどれもこれも、ヒットラーの思想と同じぐらいとんでもないもので、悪い結果を招くおそれのあるものだった。

実際には、スペンサー、ゴールトン、ハクスリー、そしてほかの社会ダーウィニストたちは、いくつかの根本的な誤りをおかしていた。第一に、ダーウィンの「適者」という概念は、彼らの念頭にある望ましい人間の「質」という考え方とは異なるものだ、ということである。現代の社会においては、高い道徳性、知的能力、身体能力といったものが繁殖能力を高めていると考えるだけの理由はない。

端的に言えば、現代の人間社会は、自然淘汰の法則に従って機能しているわけではない。ホモ・サピエンスでは、自然淘汰は、世代から世代へのヒトの特性の伝達と、そしてこれらの特性（身体的特性にせよ心的特性にせよ）がその伝達の過程で少し変化する可能性とに依存する。いまわかっているのは、これが起こるメカニズムには遺伝子が関与しており、とりわけ個々の人間の遺伝子の突然変異が関与している——これが特定の環境のなかでのその個人の相対的適応度に影響を与える——、ということだ。

　自然淘汰がはたらくためには、現在の環境や生活様式により適した身体的特性や心的特性をもった者が、もたない者よりもより多くの子孫を残さなくてはならない。重篤な心的あるいは身体的な障害の場合には、子どもができないことがある。たとえば、もし遺伝子に突然変異が起こって、生まれてくる子が生殖能力を欠いていれば、当然その遺伝子が次の世代に受け継がれることはない。しかし、基本的な遺伝的差異は、それが知能、身体能力や性格傾向といった特性（これらの多くについては、その遺伝的要素がどのようなものかはまだわかっていないが[注]）の通常の範囲内にあるなら、現代の社会においては繁殖能力に大きな影響をおよぼすことはない。聡明な、あるいは強い意志をもった、あるいは才能豊かな人々が、全体的に、平均的な人々よりもより多くの子孫を残すわけではないし、体力的にすぐれたスポーツ選手が、家でテレビばかり見ている人よりも子孫を残す上でうまくやっているわけでもない。

　社会ダーウィニストたちは、自然淘汰こそ私たちのあり方の指針となるべきだ、ということを示唆した点でも間違っていた。これは、いわゆる「自然論的誤謬」の一例である。論理的に言えば、自然淘汰のプロセスに倫理的価値があるわけではない。自然淘汰は、その本質から言って、倫理的に良いも悪いもなく、ランダムな突然変異にもとづく生物学的プロセスである。

ここまでの説明から明らかなように、「適者生存」は、現代の社会における私たちの生活を述べたものではない。しかし、ホモ・サピエンスの進化の歴史の大部分では、事情は現代とは大きく異なっていた。人間対人間の適者生存――生き残るためのたえまない賭け――が、自然淘汰の正確な姿である。社会理論家の倫理的理想は脇において、歴史的に進化を推し進めた現実の要因について考えてみよう。それは競争であり、この競争は、2つのまったく別の視点から見ることができる。

まず第一に、異なる種の個体間に競争がある。もし2つの種のハイエナ――たとえばタフなハイエナの種と弱々しいハイエナの種――が同じアンテロープの群れを狙って張り合い、同じ水飲み場を利用し、なわばりをめぐって争い、つねに一方が勝つとすれば、ひとつの種（この場合には弱々しいハイエナの種ということになるが）が丸ごと消え去ってしまうだろう。過去の歴史においては、弱々しいハイエナの種の多くの個体が生き、死んでいったはずである。だが、環境条件の単純な変化――たとえば、川が干上がるとか、ハイエナを咬むアリの大発生とか、ガゼルや獲物の動物に病気が蔓延するとか――は、気球に乗っている人間のなかのだれかが飛び降りなければ気球が墜落してしまうといった問題のように、二者択一の状況を設定することがある。

［注］これらの複雑な特性のほとんどは、おそらく多遺伝子性である（すなわち、多くのさまざまな遺伝子が作用し合って生み出される）。

この観点からすると、あたかも種と種が敵対していて、その闘いの勝者は自然淘汰が決めるかのように見えるが、これは、魚群探知機でとらえた像——つまり、大洋を遊泳中の巨大な魚群の輪郭はとらえることはできるが、なかにいる個々の魚を見分けることはできない——のようなものだ。実際のところ、進化的変化を推進する原動力は、種間の競争ではない。進化は、集団全体に対してはたらくわけではないのだ。生き延び繁殖する上で、適者として成功するのは個体であって、そうした個体が自分の（変異）遺伝子を次の世代へとうまく受け渡す。ある進化的変化が起こるためには、1頭のタフなハイエナともう1頭のタフなハイエナとの間に競争がなければならない。彼らがまず最初にタフになったのは、このようにしてなのだ。

同じ種の個体間の競争が、自然淘汰を動かす原動力だ。人類の系統と大型類人猿の系統を分けた脳の爆発的発達についてもう一度考えてみよう。それを引き起こした個々のステップは（それらのステップは小さかったのかもしれないし、大きかったのかもしれないが、その詳細はまだ明らかにされていない）、その時代に生きた者たち——呼吸し、食べ物を食べ、道具を作り、おそらくはコミュニケーションし合っていた人間たち——の間の競争の産物であった。彼らは、配偶のチャンスをめぐって、食べ物、水、身の隠し場所のような資源をめぐって、そして繁殖によって自分の遺伝子を生き残らせ広める機会をめぐって競争していた。今日の私たちのなかに、こうした恒常的な対立、衝突や競争の痕跡は見つかるだろうか？　長い進化の時を通して、それは、私たちの心の構成にその痕跡を残したに違いない。その結果は、クン族の青年たちの格闘技から金融市場の攻防戦にいたるまで、人間の生活のすべての領域に見ることができる。現代の社会では、適者生存が意味するのは、「適者」のみが生き残るということではなく、私たちが時にはそれが真実であるかのように行動することがある、ということである。

「正直者こそ最後にたくさんのものを得る」。これに続けて、J・ポール・ゲティ〔訳注　二十世紀に石油業などで財をなしたアメリカの大富豪〕は次のように言った。「でも、採掘権の場合は別だ」。

最初の対立

1960年代から70年代にかけて、「ネオダーウィニズム」の先導者たちは、金銭的に恵まれることはなかったものの、進化についての世界観を変革することに喜びを覚えていた。ウィリアム・ハミルトンは、血縁淘汰と包括適応度についての卓越した理論を数式の形で発表した。その2年後、ジョージ・C・ウィリアムズがいまでは古典になった『適応と自然淘汰』を出版し、ハミルトンの公式を読みやすい文章に変え、どんな生物学者にもその意味がわかるようにし、群淘汰の定説に立ち向かい続けた。

ウィリアムズの本は、進化論のこの革命の第三の立て役者、当時はハーヴァード大学の大学院生だったロバート・トリヴァースのバイブルになった。トリヴァースの有名な利他行動の研究についてはあとの章で紹介するが、彼は1974年に画期的な論文を発表し、そのなかで論議を呼ぶ驚くべき予測を行なった。これは、血縁淘汰の理論にもとづいて、人間の間の競争がすでに生まれる前から始まっているということを示していた。

私たちは、母親とお腹のなかの赤ちゃんを協力と調和の典型として思い描くことが多い。胎児は、一定温度に保たれた羊水のなかで、膨張する子宮をとり囲む脂肪層によって衝撃と外傷から守られて、ぬくぬくと成長する。この心地よい住みかの中心へとくねりながら入っていくのが臍の緒であり、血液によって栄養分と酸素を胎児に供給する。しかし、母子の結合のこの想像的イメージの陰にある現実は、実はそう単純なものではない。血縁淘汰の数学は、妊娠期間の9か月の間、母親の身体と胎児とが必然的に対立関係にある、と予測する。母子とは言っても、遺伝的には違いがあり、遺伝子で同一なのは半分にすぎない。残りの半分は父親由来だから、免疫学的にも母親とは合わない。意外に聞こえるかもしれないが、母親にとって、それは異物の組織なのだ。身体のほかの部分に移植したり妊娠以外で移植を試みたとしたら、胎児は母親の免疫システムによって即座に拒絶されるだろう。子宮内の胎児はいわば完全な寄生体であり、いま現在も、なぜ胎児が、ほかの人の腎臓を移植された時のように拒絶されることがないのか、十分にわかっているわけではない。

母親の免疫システムとの、この奇妙でいまも不明な点の多い関係はともかく、胚(胎児)のより効果的な発生を助ける進化がいくつかある。しかしこれらは、母親の犠牲の上に——それゆえ将来生まれてくるかもしれないきょうだいの犠牲の上に——成り立っている。こうした例のひとつは、胎盤を通しての母親の血液供給である。胚が母親の子宮に着床する時、胚は実際には子宮壁——とりわけ母親の動脈の壁——に「侵入」してその構造を変化させ、母親の体からの通常のコントロールがきかないようにする。したがってこれらの動脈は、母親の体の妨害を受けることなく、酸素、ホルモンや栄養といった貴重な物資を直接送り届けることができる。一方母親の体が胎児に届く栄養の量を制限しようとすると、自分自身の組織に行く栄養の量を少なくしてしまうことになる。そして、胎児は母親の血液供給システムに直接つながっているので、自ら化学物質を分泌して、胎盤を通して母親の体に影響を与えることができる。そうした化学物質のなかには、胎児の側の手段として、妊娠を維持させるようにはたらくホルモンもある。胎児は、母親が食事をしたあとは栄養をめぐって母親の体と争い、たとえ母親の卵巣の一方が完全に活動を停止しても、妊娠を維持させるために胎盤にはたらきかけて、大量のプロゲステロンを分泌させることができる。一方、母親の体は、自身のための成長因子を大量に放出して、胎児が自分の組織に侵入するのを抑えようとする。

したがって、胎児中で発現する遺伝子の作用は、母親の遺伝子発現における変化によって打ち消される。これは進化的に完全に意味がある。もし母親が危険な状態にあるなら、その未来の子どもたちもみな危険な状態にあるということであり、この危険は、彼女の子宮に現在いる胎児の健康と比較して評価されなければならない（次ページのボックスを参照）。このように、遺伝的に2つの対立する陣営が、進化的な戦いを繰り広げている。生物学者はこれまで、母親によいことは赤ん坊にもよいと考えてきたが、必ずしもそうではないのだ。

遺伝子の綱引き

このように、闘いは、ヒトのもっとも基本的なプロセスのなかで――受精卵が赤ちゃんへと成長するプロセスのなかでも――繰り広げられる。長い期間にわたって、血液の供給とそれがもたらす

以下に、数学が苦手でない読者のために、子宮のなかの血縁淘汰の数学の簡単な例を示す。

母親が最初の子を身ごもっているとしよう。彼女は若いので、将来的に多くの子を産む可能性がある。母親は、どの子どもとも遺伝子の50％を共有する（そしてこのことは、将来生まれてくる子どもにもあてはまる）。同様に、胎児も、（父親が同じだとすると）未来のきょうだいと遺伝子の50％を共有している。

母親が、自分の健康と生存を危うくするような、しかしいまいる胎児の生存に利するような突然変異をもっているとしよう。この突然変異から悪影響をこうむるのは、母親だけではない。将来的に、健康な状態で生まれる赤ん坊の数も少なくなるかもしれない。将来の子どもへのこの影響は、いわば彼女の遺伝的口座の負債である。これは、あたかも母親が次のような計算をしているかのようだ。

この突然変異は、この胎児の生存の確率を80％から90％へと高めるが、将来生まれる可能性のある赤ん坊の生存の確率を80％から75％に低めるとしよう。この仮説的な例では、母親が、一生のうちにさらに3人の子をもつことができるとしよう。したがって、母親にとっての全体的な遺伝的利益は、次のようになる。この胎児と共通する遺伝子の割合×胎児にとっての利益の割合、つまり0.5×10％である。

母親にかかる遺伝的コストは、将来の赤ん坊の数×彼らと共通する遺伝子の割合×将来の赤ん坊にかかるコストの％、すなわち3×0.5×5％である。

したがって、純利益は（0.5×10％）－（3×0.5×5％）＝－2.5％になる。

結果はマイナスなので、最終的に母親にとって利益ではなく、コストになる。結局のところ、突然変異が母親に起こったとしても、それは選択されないだろう。では、その生存に同じ影響を与えるような突然変異が胎児に起こった場合には、どうなるだろうか？

胎児は、自身の遺伝子を100％、すなわち1・0もっている。この胎児から見れば、自分自身の生存は、そのきょうだいの生存の2倍重要である。したがって、新しい式は、（1.0×10％）－（3×0.5％×5％）＝＋2.5％になる。

結果はプラスなので、胎児にとっては全体的利益があって、遺伝的変化は結局選択されるだろう。一方の結果はプラスで、他方はマイナスなので、これら2つの対立する力の間にはつねに緊張関係がある。この場合は最終結果がゼロになるだろう。

栄養をめぐる闘いは、文字通り生死を賭けた闘いだが、発生しつつある胎児の内部では、もうひとつ別の激しい小競り合いが繰り広げられている。この時に対戦するのは、母親と父親であり、ここでも武器として使われるのは遺伝子だ。

正常に発生しつつある胚のなかの個々の細胞には、23の対をなす46本の染色体がある。各対の一方の染色体は母親由来で、もう一方は父親由来だ。子どもの性を決定するＸＹ染色体を別にすれば、対の染色体の遺伝コードの機能にも指令にも違いはない。私たちは実質的に、指示マニュアルの2つのコピーをもっており、発生過程の各段階では、一時にその2つのマニュアルの一方のみを参照する。どちらのマニュアルが使われるかは、一般には、もっている各遺伝子の対（「対立遺伝子」と呼ばれる）のうち優性なほうに依存すると考えられている。もし一方が優性でもう一方が劣性だとすると、優性な対立遺伝子が勝つ。

したがって、あたかも実質的に完全な遺伝子が受け継がれているように見えるのだ。しかし、いま見たように、遺伝子は、自身の生き残りの確率を最大にするように進化してきたのであり、母親と父親に由来する遺伝子それぞれは、妊娠期間の間利害が微妙に対立する。父親の遺伝子の観点からすると、「より大きな」赤ん坊を作ることが大きな利益になる。大きな赤ん坊は、妊娠期間を生き延びる可能性が高いし、より健康な状態で生まれ、乳幼児期を生き延びる可能性もより高いだろう。これに対して、母親の観点からすると――厳密に言えば、母親の遺伝子の観点からすると――赤ちゃんは健康でなくてはいけないが、それほど大きくなくてよい。身体の大きな赤ん坊は、母親から妊娠時に貴重な栄養分を奪い、生まれる時も、母親の健康に脅威を与える可能性がある。出産に際して母親が死亡する危険性は現実にきわめて高く、赤ん坊が大きくなればなるほどその危険性も高くなり、それゆえ母親の遺伝子は、胎児の生存可能性と大きさとの間でちょうどよいところを探す。

ケンブリッジ大学の研究者たちは、発生しつつある胚のなかで、これらの利害が時に対立していることを発見して驚いた。いくつかの母親あるいは父親由来の遺伝子は、優性・劣性に関係なく、胚(胎児)の発生の際にスイッチが「オン」になるという驚くべき能力を進化させてきたのだ。このプロセスは、ゲノム刷り込みと呼ばれている。ごく少数の遺伝子は、それが父親由来なのか母親由来なのかがわかるように「マークされている」(すなわち刷り込まれている)ように見える。このマーキングが、発生の一定の時点で、その遺伝子を(優性・劣性とは関係なく)活性化するように引き金を引く。これは言ってみれば、2冊のマニュアルがあって、一方だけに読者の注意を喚起するようにところどころに蛍光ペンで線が引いてあるようなものかもしれない。驚くべきは、父親由来と母親由来の同じ遺伝子が必ずしも同じ方向に作用するわけではないということだ。このことは、私たちが進化の点からそうではないかと思っていたことが実は正しかったということを証明している。確かに、胎児の生存をめぐって父親と母親の間で遺伝的綱引きが行なわれているのだ。

ケンブリッジ大学の研究チームは、刷り込まれたこうした遺伝子のひとつ、IGF2がインシュリンとよく似た成長ホルモンを作るということを発見した。このホルモンは、初期の胚の発生過程と胎盤で役割をはたす。このホルモンが胎盤で活性化すると、母親から子へと受け渡される栄養の量が増加する。したがって、この遺伝子が父親由来だというのは、驚きではない。

こうしたゲノム刷り込みは、すべての哺乳類の遺伝子に共通している。そこでケンブリッジ大学のチームは、自分たちの理論をマウスでテストすることにした。彼らは、発生しつつあるマウスの胚のIGF2を「ノックアウト」し、この遺伝子がまったくはたらかないようにした。予想通り、生まれてきたマウスの赤ちゃんは、正常なマウスよりも40％も小さかった。

父親は、発生しつつある胚の成長を早めるために刷り込まれた遺伝子を伝えているように見える。そこで研究者たちは、母親由来の遺伝子がそれとは逆に作用すると考えた。母親は、父親由来のIGF2遺伝子によって生産された過度の量のタンパク質を一掃する役目をもつリセプターの遺伝子のスイッチをオンにする。実際、母親由来の遺伝子は、父親由来のIGF2とは逆に作用し、胎盤を通過する栄養物の量を減らす。母親由来のIGF2遺伝子を欠いた──父親由来のIGF2の作用をストップさせるリセプターを欠いた──マウスは、正常マウスよりも体重が16％重かった。[注]

このゲノム刷り込みのプロセスからわかるのは、父親と母親が子の発生の支配をめぐって争っている、ということである。強調しておくと、その結果は、こうした利害の対立の解消を狙ったハッピーな妥協なのではない。自然淘汰は、複数の人間の妥協の産物を生じさせるのではなく、ある特定の個人の遺伝子に作用するのであって、その個人の成功に報いるのだ。すでに見たように、その結果は、

［注］　私の研究室での研究によると、ヒトの卵でも、受精後3日目にはこの遺伝子がはたらき始めている。クローンが成長障害をもつ過体重の個体になってしまうのは、おそらくこうした理由による。クローンは、対の染色体のどちらもひとりの親から受け継いでいる。したがって、ゲノム刷り込みのプロセスが正常に機能せず、赤ちゃんに重大な結果をもたらす可能性が大きい。これも、多くの科学者がヒトのクローンに強く反対する理由のひとつである。

進化の軍拡競争の最終産物であり、いまいる赤ん坊の生存可能性と将来生まれてくる赤ん坊の生存可能性（それはとりもなおさず、母親の生存可能性だが）との間で繰り広げられてきた闘いなのである。

現代の医療技術の助けがなかったなら、出産に際しての母親の死亡率は高いものになる。これは、平均的な大きさの新生児の出産でも、大きな危険がともなうからである。WHOによると、世界全体では1日に1600人の女性――1年だと50万人以上の女性――が出産で亡くなっている。医療が十分でなく、帝王切開も行なわれていない開発途上国では、これらの死亡者のうちかなりの割合は、赤ちゃんの身体が大きいことと、赤ちゃんに十分な血液を供給する必要性とが間接的に関係している。この高い死亡率には、ゲノム刷り込みによる父親由来の遺伝子のはたらきが一役買っていると考えられる。

競争するオス

「ほかの動物の利益になるように生じた本能はない」とダーウィンは書いている。「しかし、個々の動物はほかの動物の本能を利用する」。ダーウィンは、本能が私たちをよき人間にするために「デザイン」されているわけでも、種全体の利益を促進するためにデザインされているわけでもない、ということをよく理解していた。本能は、ひたすら個体の遺伝的成功を追求することを通してのみ生じ、したがってこれらの遺伝子の生き残りと複製の確率を高める特性なら、どんな特性もうまくいき、広まる。

配偶相手をめぐる競争がある場合には、自然は、私たちが競争力と攻撃性を発達させる傾向にあるということを示してきた。これらの特性は「性淘汰」の産物である。繰り返しになるが、自然淘汰とは、特定の個人（個体）の生存を高める特性が淘汰されるプロセスである。それらの特性とは、たとえば、空間認知能力（獲物を追跡して狩るのに役立つ）、手先の器用さ（道具製作には欠かせない）、高所恐怖といったものである。私たちに長生きを可能にし、よく食べることを可能にし、自分や血縁者を危険から守ることを可能にする——したがって、繁殖を可能にする——ものならなんでも、適応メカニズムに、そして自然淘汰の産物になりうる。これこそ、まわりの環境への適応を可能にするものであり、私たちの場合、この環境がサヴァンナであった。

他方、性淘汰は、もし多くの配偶相手をもち、したがって多くの数の子をもつならば、その人の遺伝子が生き残る確率も高くなるというプロセスである。セックスする機会を増やすものはなんでも、性淘汰の点では適応的である。多くの種では、オスが配偶相手をめぐって競争し合い、武器——その目的はただひとつ、ほかのオスと闘うためだ——を発達させる。アカシカの角はその典型的な例であり、捕食者に対してよりも、メスをめぐる闘いのために使われる。ダーウィンは、次のように書いた。「ある構造の発達、たとえばある種のオスジカの角の発達は、驚くほど極端なところまで——ある場合には、通常の生活条件から言って、オス自身が怪我をしかねないところまで——行く」。これは、その動物種にとっては悪いことだ。というのは、この武器が危険なものであればあるほど、自分自身が傷ついたり、それで死んでしまったりすることもあるからだ。それだけではない。角を成長させるのに必要なエネルギーと栄養分も、相当なものになる。角をより大きくする競争は、その動物種全体にとって、環境に適応するのにも、追ってくるヒョウから逃げるのにも、そしておそらくは新しい食料源を見つけ出すのにも、よいことなどひとつもないだろう。しかし、大きな角は、個々のオスが闘いに勝つためにはなくてはならぬものだ。性淘汰とは、本質的には、その動物種内の競争と対立にほかならない。

ハーレム・システムを採用している動物にとって、オスどうしの争いは、社会生活の重要な一部をなしている。ハーレムの権利と、その権利にともなう莫大な遺伝的報酬は、オスどうしが闘うことによって決まる。ゾウアザラシのオスがあれほど大きいのは、戦闘能力のゆえであり、大きくて太っているほうが、闘いに勝利し、ハーレムの巨大な支配者になることができる。

しかし、性淘汰は、角を突き合わせることや相撲のようにとっくみ合うだけではない。『人間の由来』のなかで、ダーウィンは、「メスを引きつける力はほかのオスを負かす体力よりも重要な場合がある」と書いている。「魅力」は、闘いのための体力と比べると微妙で間接的な手段であり、よく知られているように、きわめて奇妙な産物をもたらすことがある。

クジャクの尾羽

性的魅力に関するかぎり、それを淘汰するのはもう一方の性である。有性生殖を行なう動物種のほとんどでは、メスが配偶相手のオスを選ぶ。一部のメスは妊娠や子育てをしているため生殖が行なえないので、全般的に見ると、生殖可能なオスとメスの数は釣り合っていないことになる。しかも、メスにとって卵子を作るコストは高く、子どもを産んで育てるのにも相当な時間と労力がかかる。したがって、オスを選ぶにあたって、メスに間違いは許されない。言いかえると、メスがする選択はきわめて重要であり、メスは、オスたちが闘ってけりをつけるまで、おとなしく待っているなどということはしない。

メスは、特定の身体的特性をもったオスを好み、この特性が際立っているオスほど魅力的に見える。これが循環論法だというのは、主張する側も承知の上である。明るい色、美しい歌声、ダンスのうまさ、勇敢さに対する好みは、どんな実用的な価値にもとづいている必要もない。女性はみな直観的に知っているように、ジェイムズ・ボンドが駿足の素敵な車に乗り、何杯ものドライ・マティーニを飲みほし、勇敢な行為をするとしても、あとから電話するさということばはあてにはならない。

自然界で典型的な例は、クジャクの尾羽である。オスのクジャクの尾の華麗な虹色の色彩と、広げると現われる巨大な羽は、性淘汰の極端な例である。オスのクジャクは、気どって歩き、羽を扇形に広げると、たくさんの目玉模様が出現し、それらが太陽の光のもとでウインクし、ゆらめく。「オスのクジャク《ピーコック》」ということばがダンディな男性のナルシシズムのシンボルであるのも、驚くにはあたらない。

尾羽は魅力的かもしれないが、大荷物でもある。それは実用には役立たない。攻撃を受けたり、ほかのオスと闘っている時、尾羽は傷つかないようにしまい込まれている。こんな気まぐれな装飾品をもつことは、酒場で乱闘するのに、白ネクタイをしてチョッキと燕尾服を着て臨むようなものだ。雨のなかを正装で歌って踊るフレッド・アステアのように、意味なく上品できついだけの（場合によっては台無しになるかもしれない）スーツで着飾ることは、男性のファッションがどんなところから進化してきたのかを示している。クジャクの尾羽も大きなハンディキャップであり、日々を生きてゆく上で、明らかに不利だ。敏捷に行動する際にも、能力を十分に発揮する時にも、邪魔になる。尾羽を成長させ維持するのにも、多大のエネルギーが必要だ。なかでも最大の欠点は、捕食者の目につきやすいということだ。羽を広げた場合には、「食べてちょうだい」というネオンサインを背負っているようなものだからだ。常識的な進化の会計士なら、オスのクジャクに、それは止したほうがいい、と忠告しただろう。確かに、自然淘汰なら、それを支持することなどなかったろう。

性淘汰には、さらにほかの側面もある。性淘汰が約束するのは、1羽のオスのクジャクがたまたま少しだけ大きな、あるいは少しだけカラフルな尾羽をもつやいなや、そしてそれが1羽のメスの目を引きうっとりさせるやいなや、残りのクジャク連中もそれに右ならえするということである。配偶相手をめぐる競争は、真剣勝負だ。クジャクの尾羽の進化においては、自然淘汰と性淘汰とが、言うなれば恒常的対立関係にあり、性淘汰が勝った。メスがより大きな尾羽を好むということは、「大きな尾羽」の遺伝子がうまくいくということを意味した。同様に、1頭のオスのシカがより大きな角を生み出す突然変異遺伝子を受け継ぐと、その遺伝子が集団全体に広まる可能性が高くなった。（配偶相手を引きつけるこれらの邪魔な付属物をもたないほかの多くの動物種では、おそらくは、そういった特性が消滅したか、あるいはうまくいかなかったのだろう。）

だが明らかに、パラドックスは残る。メスは、自分の子どもたちの生存にとって明らかな利点をもたない特性を、なぜ好むのだろう？　1930年代に、傑出した生物学者、ロナルド・フィッシャー卿は、このプロセスを「暴走的性淘汰《ランナウェイ》」――配偶相手を引きつけるが、生存にとってハンディキャップであるような華麗な特性を作り上げてしまう循環的なプロセス――として記述した。

フィッシャーの理論が有効であるためには、進化の歴史においてメスのクジャクが長い尾を好み始めるという出発点の瞬間がなければならない。この好みは、完全にランダムなものであり、すなわちたんなる気まぐれな好み――たとえば、風変わりな性的好みをもつメスが1羽いる、とか――の結果である。長い尾にはなんの意味もないかもしれない。しかし、もし長い尾をもったオスが偶然にほかの点でとくによい遺伝子をもっていたなら、どうだろう？　たとえば、そのオスが敏捷だとか、身体が大きいとか、すぐれた免疫系をもっているとか、である。この場合に、長い尾を好むことは、そのオスの子はより健康で、より適応力をもった子になる可能性が高いので、戦術としてはよいだろう。短期間で、その遺伝子は、遺伝子プール全体に広がってゆくだろう。というのは、より長い尾は、よい遺伝子と等しいものとして――両者の間の関係が一時的なものでしかないとしても――出発したからである。もし十分な数のメスが長い尾のオスに対する好みを受け継いでいるなら、彼女たちの娘もこうした好みを受け継ぎ、そしてもちろん息子も、平均より長い尾をもつだろう。この仮説は、「セクシーな息子」仮説として知られるようになった。長い尾をもつ息子が次の世代でよりセクシーなのは、好みの配偶相手の特性が受け継がれるからにすぎない。

フィッシャーが70年ほど前に自分の考えの概要を述べて以来、生物学者は、彼のシナリオをコンピュータを用いてモデル化してきた。そこでわかったのは、それが多くの世代にわたって安定しているということだった。彼らのモデルは、必然的に単純化されたモデルにならざるをえないが、その原理は正しいように見える。性淘汰は確かに、徐々にではあるが、自然淘汰を凌駕することがあるのだ。悪循環の産物であるオスのクジャクの尾羽は、「どのオスもそれを維持しなくてはいけない。でないと負けてしまう」ということを意味する。

暴走的淘汰のかなり思いがけない産物もいくつか見つかっている。たとえば、大部分の鳥では、オスにペニスがない。彼らの交尾は「総排泄腔キス」と呼ばれ、オスとメスの性器の開口部を一瞬触れて精子を受け渡す。しかし、カモやダチョウのようにペニスをもつ種も、少数ながらいる。最近、アラスカ大学の研究者たちは、権威ある科学雑誌『ネイチャー』に、50センチという体長ほどの長さがあるペニスをもつアルゼンチン・レイクダックのオスの例を報告している。このペニスは、コルクスクリューを長くしたような形をしている。彼らは、この印象的な一物がフィッシャーの性淘汰モデルの産物だとしている。さらにこのオスは、メスと見れば見境なく、セックスする機会をたえずうかがっている。このことは、あるメスがより長いペニスを好んだことによって、暴走的淘汰が淘汰圧をおよぼした可能性を示唆している。[注]

優良遺伝子

暴走的淘汰が無用に見えるものを生み出すことは、直観に反するように思える。それまで進化は、問題を生じさせるのではなく、問題を解決すると考えられていた。生物学者はいまも（心のどこかで）、オスのクジャクの長い尾羽が本来は優良遺伝子を示すものだったのであり、そして依然としてそうかもしれない、と思っている節《ふし》がある。彼らは、力の強さや多産性といったオスのゲノムのほかの価値ある特徴を示すのでないのなら、動物が、巨大な尾羽をもつといったように、退廃的で浪費的であったりするわけがないと思っている。

そして彼らには、この主張を支持するある種の証拠がある。少数の動物種では、オスの華麗さは、実際に遺伝的優秀さと関係しているようだし、しかも彼らのオスの子は、次のメスの世代にも魅力的に映るようだ。アフリカの熱帯にいるシュモクバエ科の2つの種は、奇妙な姿形をしている。滑稽なほど長い柄が頭から直角に突き出し、その柄の先端に眼があるのだ。この柄の長さは、体長の1・5倍にもなる。毎晩、オスは、川の堤から出ている木の根に陣どって、ほかのオスと頻繁に眼と眼の決闘をする。シカのオスどうしの対決では小さな角のオスのほうが退却するように、シュモクバエでも、短い眼柄のオスのほうが通常は身を引く。メスは、オスが小競り合いをしている湿地をぶらついて、最高級のオス――もっとも長い眼柄をもったオス――を選び、交尾する。

実際、彼女の産む息子は長い眼柄をもち、この息子もシュモクバエの独身者の集まるディスコで確実にうまくやるだろうが、そこにはもっと重要な利点がある。これらの種のシュモクバエでは、性比が、オス1に対してメス2といったように、メスに偏っているのだ。長い眼柄のオスのハエはとりわけ強力なY染色体をもっていて、実はこの強力なY染色体は、通常と異なり、メスよりもオスの子ど

［注］　この論文の筆頭著者のマックラケン博士によれば、まだ不明な点がいくつもある。たとえば、オスは実際には、ペニスをどれだけ挿入するのか？　メスの身体の構造のせいで、精液を注入するのが難しかったりするのか？

もをより多く生じさせるはたらきをする。そのオスの配偶相手となったメスにとって、次の世代でより多くの息子をもつことには利点がある。メスの数が圧倒的に多い集団においては、オスの子どもをもつことによって、自分の遺伝的出力が最大になるからだ。この強力なY染色体は一定の割合のオスにだけ見られるので、メスは実際には、すぐれた遺伝子と劣った遺伝子の間の選択をしていることになる。

オスどうしの間の競争は、彼らの遺伝的適応度にはっきりと直結しうる。鳥のいくつかの種、たとえばキジオライチョウは、春の季節に行なわれる「レッキング」と呼ばれる儀式を発達させた。レックは、集団の求愛の場であり、オスたちが集まって、メスたちに向かって気どった歩き方をして見せ、ポーズを作り、ダンスを踊って見せる。メスたちは、旋回する群集のなかを歩き回る。わかっているところでは、彼女たちは、すべてのオスのディスプレイを見て回り、明らかにそれらを比べて配偶相手を選択している。映画『サタデーナイト・フィーバー』〔訳注　1977年ジョン・バダムが製作したディスコを舞台にした大ヒット映画〕のジョン・トラヴォルタのように、その出来がよければ、その夜の終わりには寝る娘を確実にひとりは――すごい踊りを踊れるなら、数人は――ものにできるだろう。というのも、この場合には、ディスプレイそれ自体が遺伝的に優位であることの証拠だからである。レックの端っこでうじうじしている寂しげで貧相なオスに比べ、もっとも見栄えのする身体的ディスプレイをもったオスは、強く健康である可能性が高い。

そしてもうひとつ、ここでは興味深いプロセスがはたらいている。ヒトの場合と同様、キジオライチョウも、数羽のオスがすべてのメスを独占する。もっとも踊りのうまいオスの場合、80%ほどのメスが彼を選ぶこともある。最近の研究によれば、こうした高い割合になるのは、最良のオスを選ぶにあたって、ほかのメスの選択に頼って選んでいるメスもいるからのようだ。メスの剥製を用いて、何羽かのメスが関心を示しているかのように見せかけた実験によれば、被験体のメスのキジオライチョウは、オスのなわばりのなかにメスが少数しかいないオスよりも、何羽ものメスがいるように見えるオスのほうを選ぶ傾向がある。同様に、人間での心理学的研究によれば、女性は、デートする男性を選ぶ際に、ほかの女性が魅力的だと言っている男性に関心を示すことが多かった。おそらく、優秀な遺伝子をもっている相手を選ぶ際に右ならえしたほうが、時間と労力の節約になるし、わずかにせよ安心が得られる。

フィッシャーの暴走的性淘汰説の支持者は、以上のことに納得していない。彼らは、数学モデルを完成させ、クジャクの尾羽が基本的には無駄以外のなにものでもないことを証明しつつある。一方、対抗する陣営も強硬で、優良遺伝子説にぴったり合った動物種をいくつも発見しつつある。可能性として強まってきたのは、どちらの理論にもそれなりの説得力があるということだ。優良遺伝子説は、なぜメスが最初に特別な好み――求愛ダンスにせよ、特定の形式のソングにせよ、明るい色をした尾羽にせよ――を発達させるのかを説明し、暴走的性淘汰説は、どのようにして、この好みが抑制のきかないものになり、最終的には遺伝的に見て合理的でないものになってしまうのかを説明する。

性淘汰と脳

ヒトには長い眼柄などないし、広げると華麗な模様が現われる羽も、また目を見張るようなコルクスクリューみたいなペニスもない。しかし、もっとも多彩で艶《つや》のある尾羽にまさるとも劣らない、驚くべき身体的特徴がある。それは脳である。すでに見たように、ヒトの脳がなぜこれほどの大きさになったのかは、説明するのが難しい。化石資料は、そうした脳の成長に対応した能力や創造性の進歩を示していないし、剥片石器も、そのあとの時代のしずく型のハンドアックスも、それぞれ100万年ほどの間変化しなかった。この間に、脳はどんどん大きくなった。同様に、そうした適応の推進力となる明確な環境や気候の大変動もなかった。

フィッシャーは、そうとは知らずに、これに対する答えを与えているのかもしれない。脳は暴走的淘汰の産物なのかもしれない。つまり、脳が私たちをセクシーにしているという可能性だ。コミュニケーションに長けた初期人類——唸り声、表情、あるいは十分に発達した言語のいずれを用いていたにせよ——は、配偶相手を見つけるのがうまかっただろう。情報やゴシップの交換、そして冗談を言うことさえも、150万年前のホモ・エレクトゥスにまでさかのぼる生活の特徴のひとつだったのかもしれない。社会的知能が脳のサイズを増大させる上で役割をはたしたというのは魅力的な仮説で、直観的には理解できる。他者を操ったり連帯したりすることで得られる利益は、セックスの機会を増やすということにもつながったはずだ。私たちに近縁の類人猿では、自分の遺伝子を次の世代に伝えることができるかどうかは、その個体が集団内でどの程度優位かに左右される。優位オスはだれにも邪魔されない。

ほかの研究者は、生き抜くには大きな脳が必要だったと主張する。たとえば、チンパンジーは長い草の葉を使ってアリ塚のなかのシロアリを「釣る」ということが知られているが、私たちの祖先も、手の届かないところにある食べ物をとるために、道具を使っただろう。しかし、ここで注意しなければならないのは、ほかのほとんどの動物は、その身体に比して桁外れに大きい脳をもたなくても、生き残り繁栄しているということだ。通常、脳は必要な大きさなのだが、なんらかの理由で、私たちの脳は進化のロケット花火に乗っかってしまった。脳は、作るのにも維持するのにも高くつく器官だから、淘汰圧は大きかったはずである。クジャクの尾羽のように、脳は大きな負担だったろう。

しかし、脳については、暴走的性淘汰説では説明できない点がひとつある。性淘汰の法則だけに従えば、オスは、メスを引きつけるきわめて複雑な装飾品を発達させるが、一方、メス自身は、配偶相手を選ぶのにエネルギーを費やし、自身は装飾品が必要ではないので、そうしたものをほとんどもたないはずである。しかし、現代の男性や女性の脳は、大きさの点でも能力の点でもきわめて似通っており、身体の大きさとの関係で、男性の脳のほうがほんのわずかに大きい程度である。もし男性が女性を引きつけ、魅了するために大きな脳を発達させたのだとするなら、どうして女性の脳が男性の脳と同じ大きさに進化したのだろう？　サイズのでかい私たちの脳は、どうやらたんなる性淘汰による装飾品ではないようだ。ほかの説明もあるに違いない。

マキャヴェリ的本能

北イタリアの大都市国家であったフィレンツェで500年前に書かれた一冊の本が、ヒトの進化の現在の理論に大きな影響をおよぼしている。ニッコロ・マキャヴェリの有名な著書『君主論』は、1513年に書かれ、彼の死後の1532年に出版された。この本に述べられていることを一言で言うなら、君主たる者は、自分の領土を完全に支配したいのなら、だますことを含め、あらゆる手段や策略を用いなければならない、ということだ。マキャヴェリは、目的は手段を選ばず、という格言の唱道者だった。『君主論』のなかのいくつもの節のなかで、彼は、同じく北イタリアのロマーニャ地方の、ふつうは悪名高く軽蔑をもって語られる専制君主、チェザーレ・ボルジアをほめたたえている。この本は、人を操り支配するための入門書であり、望むものを手に入れるための不正な計略の用い方、ウソのつき方やだまし方の一連の法則を教授する。必要なのは、役割——君主の場合には「情けある指導者」の役割——を演じることであり、それによって腹黒さやさまざまな私利私欲は覆い隠せる。すなわち、「たとえば、慈悲深く、信頼でき、人間的で、誠実で、信仰が篤いように見えるようにすることは有益だし、また実際にそうであることも有益である。だが、そうでないほうがよくなった場合には、その逆へと変わる方法を心得ておかねばならぬ」。スコットランドのセント・アンドリュース大学の2人の心理学者、アンドリュー・ホワイトゥンとリチャード・バーンは、マキャヴェリのこの教えをサヴァンナで生活していたヒトの相互作用にあてはめた。

彼らの理論のもとにあるのは、「社会的知能仮説」である。この仮説は、人間関係をうまくやるためには、道具を使ったり日々を生き抜くということ以上に、より高い知能が必要だと主張する。たとえば、小集団で緊密な関係のなかで生活していた私たちの祖先は、他者の意図や欲望を読みとって、他者に特定のことをさせる必要があった。それには、集団の社会的権力構造や親族の構造を理解しなければならなかった。同盟を結ぶプロセスは、その個人の成功にとって決定的に重要である。このプロセスは、『生き残り選手権《サヴァイヴァー》』や『だれかが見ている《ビッグ・ブラザー》』〔訳注　それぞれアメリカ・CBS、イギリス・チャンネル4のTV番組〕といった他人のことを覗き見するTV番組でも、霊長類の行動の研究からも、明らかだろう。そこでは、狡猾な人間が、ばれないと思えば、いかに巧妙に、正当な取り分以上のものをとるかを見ることができる。小規模な集団の場合には、ウソやだましがばれてしまうと、その人間には将来まで汚点が残る。

人から操られるよりも操るほうが、知力を多く必要とする。ホワイトゥンとバーンは、マキャヴェリ的行動こそヒトの脳が急激に進化するための推進力であった、と結論している。人をだまして利用する行動がいったん出現すると、この利用とそれへの対抗策とを競合させる淘汰圧が生じるが、これは知能の増大を必要とする。こうした軍備拡張競争が続くと、個々のマキャヴェリ的存在が次のそうした存在によって負かされるといったように、知力が進化における基本的な特性になる。霊長類やほかの動物での多くの研究がホワイトゥンとバーンに示したのは、たくさんの社会的知識を吸収し新しい相互作用の戦略を速やかに学習して効率よく記憶するには、脳の相当な能力、とりわけ皮質の増大を必要とする、ということであった。

これらの戦術が、このようにヒトの進化の基本的側面であったのなら、私たちの社会は、搾取と敵意の土台の上に乗っかっているだろう。確かに、厚かった友情が搾取や敵対関係によって汚されてしまうことはよくある。バンクォは、「よき友」マクベスを、「胸を割って話し合える、この上なく誠実な」兄弟のように思っていた。バンクォは、自分が頭を20回も切りつけられて水路に身を横たえようとは夢想だにしていなかったが、そうなるにおよんで最後の最後に、疑いがその脳裏をかすめたことだろう。

この理論は、性的支配にまで拡張することもできる。誘惑は、どの程度マキャヴェリ的だろうか？誤った情報や操作によって、セックスはどの程度保証されるだろうか？　私たちは、性の駆け引きと社会的道徳が十分すぎるほどに複雑だと思っているが、50万年前も、おそらくそれらは同じように複雑だったろう。たとえ私たちがヒトの用いる戦略のこの暗い側面を脇におきたいと思っても、なぜ男性も女性も同じ大きさの脳なのかについての答えは、おそらく性淘汰にあるのかもしれない。ヒトの脳それ自体は、相手を選ぶためのメカニズムとしても見ることができる。おそらく、男性が女性に言い寄るために高度に複雑な脳を進化させたのにともなって、女性のほうも、相手の男性を理解し選ぶためにより大きな脳を発達させなければならなかった。どのようにして私たちがこのような大きな脳をもつに至ったかは、こうした性淘汰と、ほかの人々との社会的相互作用においてマキャヴェリ的知能を使う必要性との、複雑な組み合わせによって説明できるかもしれない。

人間の行動

ヒトは、求愛の舞台の上ではなにをするだろうか？　私たちは、自分のやれるやり方でだが、尾羽を震わせ、眼柄を振って、ジョン・トラヴォルタのように踊ろうとし、性淘汰の点数表の得点を稼ごうとする。しかし、印象的な知性や機転の利いたウィットは、ダンスフロアではうまくいくとはかぎらない。たとえば、ディスコで女の子を口説くダメ男、ウッディ・アレンの場合。ウッディは女の子に「土曜の夜って、なにする予定？」と話しかける。女の子は「自殺すんのよ」と答える。（それに対してウッディは「じゃ、金曜は？」と聞き返すのだが。）

ちょっとの間、配偶相手のもっとも望ましい特徴について考えてみよう。一般に、女性は、地位の高い野心的な男性が好みだ。こういう男性はどのようにして女性たちに自分の地位が高いことを示すのだろうか？　それは、経済的・社会的地位を示すシンボルを誇示することによってだ。実は、この『人間の本能』のテレビシリーズの性行動に関する回では、ロサンゼルスでロケを敢行した。BBCテレビの撮影スタッフは、おしゃれなビヴァリー・ヒルズ大通りに面したカフェテラスに4人のおしゃれな女性たちを座らせた。彼女たちには、車に乗って現われ、テラスの隣のテーブルに座る男性を評価するためのカードが配られていた。彼女たちにはわからないように、プロデューサーは、カフェの主人に、私のためのテーブルを空けておくよう頼んであった。私は、ジャンパーと破れたズボン、汚れたスニーカーをはき、現地の映画スタジオから借りた古いフォードを運転して、カフェに乗りつけた。アイススケートのフィギュア競技のように、４人のレディがカードをあげる。点数は、０、０、１、０で、平均点は０・２５だった。

翌日、私は、美容院でマニキュアをしてもらい、グウィネス・パルトロウやメグ・ライアンのヘアメイクも担当しているローレント・D氏に髪をシャンプーしカットしてもらった。そして宝石店のハリー・ウィンストンズから借りた2万5千ドル（２８０万円）のカフスボタンと、ダイヤのちりばめられた3万ドル（３４０万円）のカルティエの時計をし、ロデオ・ドライヴにあるヴェルサーチの店から借りたスーツとネクタイに身を包んだ。乗った車は、25万ドル（約3千万円）するベントレーのピカピカのオープンカーだった。私はきのうと同じテーブルの脇を通って座った。カードは、10、９、10、10で、平均点は９・７５だった。しかし、あとからそのなかのひとりと話す機会があって、彼女はこう言った。「きのうのあなたのほうがほんとうは好みなのよね。だって、ロサンゼルスの成金っぽくなかったんだもの」。

女性もまた、私心をもたずにほかの人を助けるヒーローを求めている。こうした特質を誇示することは、男性の求愛行動における不変の部分である。すなわち、伝統的に、紳士たる者は、あとから来る人がいる時にはドアを開けて待つとか、勘定書きを最初にとるとかしなくてはいけない。

大ざっぱな言い方をすれば、高価な車に乗り、ブランド品を身につけ、自信を控えめに表現することは、配偶相手の質を示すものだ。女性は、身体的な特質――力強さ、精力、健康などの外見上のサイン――も求めるが、これらは、あったほうがよいという程度である。したがって、クジャクの尾羽は、ヒトの場合には、リスク、武勇、地位、そして富の形をとる。つまり、すべては消費と誇示と自信だ。女性は、ロシア人がよく使う言い回しで言うと、膝の深さしかないかのように海をあつかう男性を好む。

女性のほうも、自分が配偶相手として魅力的だというシンボルを誇示する。着るものや化粧は、男性が一般に魅力的と感じる生物学的特性を強調していることが多い。たとえば、ヴィクトリア朝時代のコルセットは、ガラスの砂時計のような恰好をしているが、この形は適正なウエスト－ヒップ比に対する好みを反映しているし、口紅や頬紅は、性的に興奮した時の血流の増加を模している。しかし興味深いのは、男性がいないところでも、着るものや見かけを気にするということである。同性内の競争も、男性への魅力度と同程度に重要である。

どの文化の人間も、ヒトには、誇示したいという、そして富を浪費と虚飾のために使いたいという本能があることを認めるだろう。これらの特質はみな、性淘汰の基本的な部分をなし、人間行動のかなり奇妙で変わった風習のいくつかに関係している。

アメリカとカナダの西海岸のインディアンは、贅沢さの基準を極端なところまで押し上げた。ポトラッチは、自分の社会的地位を確立し高めるために、もてなす側が行なう社会的風習のひとつである。その多くは、子どもの誕生、娘の初潮、息子の結婚といった家族内の重要な出来事を記念するために行なわれた。昔から続いてきたこの風習は、誇示的消費の顕著な例である。その集会の本来の目的は、近隣の部族との物品の交換にあったのだろうが、氏族の富が増大するにつれて、価値あるものをほかの者に与え、それらを破壊までする傾向が強まっていったのだろう。これらの集会には政治的に大きな利点があったが、それは多大の富の犠牲の上に成り立っていた。極度の蕩尽を通してのみ、氏族は地位と政治権力を得ることができるようになっていったのだろう。奴隷は殺されるか、解放されるかした。おびただしい数の銅の料理鍋が海に捨てられ、膨大な数の毛布が燃やされた。

現代の社会においては、すべての生活が消費的であり、浪費するにも創造性が必要だ。２００１年、携帯電話の普及にともなって、ロンドンの宝石商、ド・グリソゴーノは、もっとも高価な品物ももはやこの例外ではないと考えて、ダイヤをちりばめた携帯電話の限定販売を始めた。値段は、安いもので1万5千ポンド（約３００万円）、高いものは3万ポンド（約６００万円）した。生まれ月の星座のデザインは、とくに人気があった。

危険をおかす

この本を書いている時点で、ラリー・エリソンは世界二位の億万長者で、一位のビル・ゲイツに次いでいる（米国政府がマイクロソフト社を独占禁止法違反で訴え、マイクロソフト社の資産が落ち込んだあとで、エリソンは束の間、億万長者の世界タイトルを手にした）。オラクルというコンピュータソフト会社で財をなしたエリソンには、株式市場の変動の状態にもよるが、約５００億ドル（6兆円）ほどの資産がある。その個人資産は、エクアドルやチュニジアの国内総生産（ＧＤＰ）よりも多い。

エリソンの伝記を著した作家は、彼を「ひとり占めのアミューズメント・パーク、ラリーランド」と書いた。彼は最近、日本の皇居を模して造ったカリフォルニアの大邸宅を4千万ドル（約50億円）

で購入した。ビル・ゲイツは、旅客機はつつましくエコノミークラスに乗ることで知られているが、エリソンは、自家用のSIAIマルケッティ戦闘機を購入し、太平洋上で息子とともに模擬空中戦に興じている。（彼は、ロシアのミグ戦闘機を輸入しようとしたが、米国政府は、それが兵器であるという理由で許可しなかった）。そしてビル・ゲイツは、余暇には家族とセイリングを楽しむことで知られるが、ラリー・エリソンのほうは危険なヨットレースに興じ、1998年のシドニー－ホバート間のレースで優勝した（この時のレースは、風速が時速13キロ、波は6メートルの高さがあって、3人が命を落としている）。

ヘロドトスは、偉業はつねに大きな危険を賭けてなしとげられる、と言った。私は、これに次のことをつけ加えよう。偉業だと思わないからこそ、大きな危険をおかせるのだ。

しかしこれは、危険をおかそうとする性質が偉業をもたらすということを過小評価しているのではない。中世のヴェネツィア人たちは、平たいと信じられていた地球の端から落ちてしまうという危険をおかしながら［注］、果敢にも遠い未知の大洋へと船出した。安全に生き残ろうとする意志は、危険を顧みず思い切ったことをする能力によってつねに損なわれる。今日、スロットマシーン中毒者も、賭博に金をつぎ込む人も、この本能があるおかげで大儲けしている連中がいることは百も承知だ。儲けるのはほかならぬ興行主だというのは、ラスヴェガスのネオンサインを見ただけで一目瞭然だろう。カ

［注］　私は、中世の船乗りたちが、地球が平べったいと本気で信じていたとは思わない。彼らが、地球が少なくとも湾曲していると考えていたことを示す証拠はたくさんある。とは言え、その時代には、長期の航海は信じがたいほど危険で、無事に戻ってこられる可能性は高くはなかった。

ジノは、アメリカ人から1年に600億ドル（約7兆円）を巻き上げるのだ。カジノの律儀なお客の多くは貧乏人で、やっとローンで買った家の来月分の支払いを失うわけにはいかない人たちだ。なぜ、勝ち目がほとんどないことがはっきりしているのに、ギャンブルにうつつを抜かすのだろう？

危険をおかす本能は、完璧に有益な適応なのだろうか？　適応という意味では、それは性淘汰や性的競争とはほとんど無関係なように見える。ここで、サヴァンナは季節によって食べる物が不足することがあると仮定してみよう。たとえば、雨季がいつもより早めに終わったりすると、果実がほとんど実らず、アンテロープの数も激減してしまうかもしれない。おそらく、集団内のおとなたちは丈夫なので生き残れるだろうし、（以前も同じようなことがあったので）そのうち川の水かさも増して、獲物の動物も谷に戻ってくるかもしれない。しかし、子どもたちはそれまで待てない。幼くて弱い子どもたちや、母親が栄養失調になったため十分な乳をもらえない赤ん坊がいる。もっと多くの食料を手に入れるためには、危険な道を通って隣の谷まで行くことぐらいしか、方法は残されていない。それは長い旅であり、うまくゆくという保証はない。道に迷ってしまうかもしれないし、飢えて死んだり、マウンテンライオンにやられるかもしれない。おそらく、隣の谷まで旅しようとする者は、かつて同じように旅に出た人々もいたが、そのなかの何人かは帰らぬ人になったということを知っているだろう。

自然淘汰は、このような危険をおかした者を優遇したのかもしれない。どれぐらいの確率で生き延びることができるのかを知るのは不可能だし、私たちは、飢えて死ぬ子の数に対して生き延びる確率を意識的に見積もるわけでもない。もちろん、私たちの多くは、本能的に勝算があると思えた時に、勝ちに賭けて行動する。しかし、このことは、なぜラリー・エリソンがジェット戦闘機に乗るのかも、なぜ百万にひとつしかない幸運を「もう1回」狙ったがために、一文無しになってしまう人がいるのかも、説明しない。

危険をおかす行動とハンディキャップ

危険をおかす行動は、ヒトだけのものではない。トリニダードのグッピーの例で考えてみよう。前に紹介したように、グッピーの群れに捕食者が近づくと、1匹か2匹のとりわけ勇敢なオスが、ほんとうに危険かどうかを調べに、少しずつ侵入者に近づいてゆく。一般に、こうした行動は、近くにメスがいる時によく見られる。たとえそうであっても、なぜ逃げるしか術《すべ》のないグッピーが、危険なはずの捕食者にわざわざ近づいたりするのだろうか？

昨年のことだ。タイの海で泳いでいたドイツ人観光客が、近くを泳ぐ大きなイタチザメを見つけた。彼は急いで泳いで岸に戻り、カメラをひっつかんで、サメを撮ろうと海に引き返した。サメはゆっくりと泳いできて、その脚に噛みついた。彼は動脈をやられて、失血死した。彼が浜辺で日光浴していた女性たちにその勇敢さを印象づけようとしたのかどうか、ほんとうのところはわからないが、この事件とグッピーの行動には、見かけ以上に多くの共通点がある。

2人のアメリカ人研究者が、トリニダードのパリア川でグッピーを数か月間観察していた。そこで彼らが発見したのは、メスのグッピーが危険をおかすオスと確かに配偶したがるということだった。

実際、実験室での観察では、こうしたオスが危険をおかして捕食者を確認しようと近づいてゆく頻度は、メスがまわりにいない時には、ほかのオスと同じだった。この場合も、生存という観点からは無駄なだけで、下手をすると傷ついたり死んでしまったりする行動を、性淘汰が後押ししているように見える。またしても、自然淘汰と性淘汰は対立しているように見える。

イスラエルの伝説的な動物行動学者で、テル・アヴィヴ大学の自然保護研究所の動物学の教授、アモツ・ザハヴィは、こういう行動を説明することに取り組んできた。1970年代に、彼は、危険をおかす行動――進化の観点からすると合理的でない行為――の謎にとりつかれ、最終的に妙を得た過激な理論を考え出した。この理論は、発表当時は一笑に付された。

コストが高くつく行動は、動物が伝えようとしている種類の「信号」と関係している。性淘汰のルールに従うと、グッピーのオスは「オレはいい遺伝子をもってるんだけどな。オレを選ばなきゃ損するぜ」という信号を送ろうとしている。問題は、たとえ最初はこのシステムがそれら特殊な信号（たとえば、特定の色で身体を彩るとか、独特で軽快な動きで泳ぐとか）を送るもっとも優秀な遺伝子をもつグッピーだけで始まるとしても、ウソをつく奴が出てくれば、どうにもならないということである。質のよくない遺伝子をもつグッピーが、その信号を利用して自分のために使うかもしれない。最終的には、このことは、メスがその信号を無視するという事態を招き、配偶相手を選ぶ際には別の基準を用いるか、あるいは相手をランダムに選ぶかするかもしれない。したがって、この戦略は不安定で長期にわたってては維持されず、信号は不適切なものになってしまうだろう。

ザハヴィは、このパラドックスを長く執拗に考え続けた。彼が長年にわたって研究材料に選んだ動物は、アラビア・チメドリで、中東の砂漠にいる目立たない地味な鳥である。グッピーと同様、チメドリは、捕食者がいるところで大きな危険をおかす。辛抱強い観察と思索を続けながら、ザハヴィは、なぜチメドリのオスの一部は捕食者に向けて鳴いて、自分の存在を知らせるのかについて、説明を作り上げていった。

すでに見たように、クジャクの尾羽は「ハンディキャップ」だ。大きな負担になるし、エネルギーを食う装飾品である。同様に、チメドリやグッピーがおかす危険も、ハンディキャップとみなすことができる。捕食者に近づくことは、そうした行動をとる者の一部は確実に食べられてしまうだろうから、彼らの遺伝的適応度を低める結果になる。ザハヴィは、これらの動物が成功するのは、危険をおかすチメドリのオスに対するメスの好みがたまたま発達するからだけではない、と主張した。確かに、これはどう考えてもおかしい。生存に対するマイナスの効果は、フィッシャーの暴走的淘汰説が仮定するどんな利点も消し去ってしまうはずである。というのは、危険をおかすチメドリは、動作がのろかったり運が悪かったりすると、食べられてしまう可能性が高いはずだし、実際にも食べられてしまうからである。代わりに、ザハヴィは、ハンディキャップが存在するのは、それがその動物の実際の遺伝的適応度のほんとうで正直な指標だからだと考えた。

チメドリのオスが危険をおかすことができるのは、優秀な遺伝子をもっているからである。そのオスは元気で、健康で、機敏であり、それゆえその行動は、望ましい配偶相手を正しく測るものさしになる。群れのなかでもっとも敏捷なチメドリにとっても、危険をおかすことが時には利益をもたらさないこともあるが、その戦略は長い目で判断される。重要なのは危険をおかすことだとは言え、それをするのは、自分が食べられる心配はまずないと感じて、自分にそれができると思った時だけだ。言いかえると、正直なのがもっともよい戦略であり、しかもそれにとどまらず、それが長い目で見ると唯一持続しうる戦略だということである。というのは、正直であるという戦略は、「ウソつき」によってその方法が無効になるのを防ぐからである。劣った遺伝子をもったチメドリは、危険をおかせば食べられてしまう確率が高く、それゆえ「ウソつき」の遺伝子は結果的にうまくいかないだろう。

ザハヴィの理論には、ハンディキャップ原理という名前がつけられ、ある種の哺乳類の興味深い行動にも適用されている。ガゼルは、群れがワイルドドッグによって狙われている時、後脚で立つことがある。これは、「ストッティング」と呼ばれる行動で、捕食者に向けて自分の存在を宣伝する。なぜこんなことをするのだろうか？　かつて群淘汰説が支配的だった頃には、その答えは明白であるように見えた。すなわち、ストッティングはワイルドドッグの注意を逸らし、ワイルドドッグの存在に仲間のガゼルの注意を向けさせる、というものだ。それは典型的な自己犠牲の例であり、集団全体の適応度を最大にするための行動として説明されていた。自分の集団のためになるのなら、喜んで危険をおかす、というわけだ。しかし現在では、こういった行動が進化するためには、それが個体にとって――より正確には、個体がもっている遺伝子にとって――有益でなければならない、ということがわかっている。ハンディキャップ原理で考えてみよう。ストッティングは、多大なエネルギーを消費し、危険な行為であり、下手をすれば命を落としかねない。そうだからこそ、ストッティングは、配偶相手の質について信頼できる情報を提供する。というのは、それをするのは、能力のあるガゼルに限られるからだ。ハンディを負えるのは、すぐれた遺伝子をもった者だけである。ストッティングするガゼルを調べた研究によれば、確かに彼らはワイルドドッグから逃げおおせることが多い。最初は、だれも、この風変わりなイスラエルのバードウォッチャーの言うことなど信じなかった。みな、ザハヴィの考え出した理論なら、どんな種類の行動も——どんなにおかしく見える行動でも——説明できてしまうと思った。進化生物学者のロバート・トリヴァースは、ザハヴィをからかって、逆さになって飛ぶ鳥がいたら、ザハヴィの理論を使って、自分がいかにうまく飛べるかを異性に示そうとしていると説明することもできるしね、と言った。ザハヴィは、ジャーナリストのリチャード・コニフのインタヴューに答えて、実際ある種の鳥は求愛ディスプレイで逆さに飛ぶことがあるんだよ、とさらりと言ってのけた。

ザハヴィは、決して自分の理論を数式で表わすことはしなかった。私がここでしたように、その理論をことばで表現し、もっとずっと簡単に「悪いからこそいいってものもあるんだよ」と言ったりもした。当然ながら、これでは当時の動物行動学者や生物学者を納得させることはできなかった。彼らは、行動戦略の進化のゲーム理論と数式による証明に重きをおき始めていたからだ。しかし、やがてザハヴィの理論はコンピュータ・プログラムに翻訳され、「正直な宣伝」という戦略が長い目で見て(すなわち幾多の世代を重ねると)うまくいくかどうかがテストされた。その結果、その通りだということが明らかになった。しかもうまくいくのは、ハンディキャップが高くつく時だけだった。つまり、危険をおかすことは、行動がとりわけ危険をともなう時にのみ、利益をもたらすのだ。

十九世紀末に活躍し著作を発表したソースティン・ヴェブレンは、変わり者で短気だったが、「すべてを知り尽くした最後の男」と言われた。イェール大学でイマヌエル・カントについての論文で倫理学の博士号を取得し、25の言語を話したとも言われる。彼は、シカゴ大学とスタンフォード大学の職を追われた。その講義は「ぼそぼそ喋り、話はとりとめなく、しかも脱線ばかり」という評判だったが、失職の原因は、少なくともひとつは女性問題だった。彼は、文学、芸術、歴史、科学、科学技術、農学、労働問題、教育、工業の発展などに造詣が深かったが、現在は政治経済学者として分類されることが多い。彼は、ザハヴィの鳥のように、人間が自分の地位を誇示するということを強調した。「誇示的消費」という印象的な用語を考え出したのは、このヴェブレンだった。彼の頭のなかでは、誇示的消費は、自分の地位と評判をみなに知らせたがるという人間の性質と直接結びついていた。ヴェブレンは、その著書『有閑階級の理論』のなかで「高価なものを消費することは、有閑階級の男たちにあっては自分が尊敬される手段である」と述べている。彼は一例として、「アルコール類や麻薬」をあげている。

もしそうした消費品目の値段が高ければ、それらは貴いもの、尊敬すべきものとされる。それゆえ、低い階級、主として女性は、それらの刺激物が安価で得られる国の場合を除き、それらを禁制された。古代から……それらを消費するには、高貴な生まれや高貴な育ちの男性である必要があった。

この観点から言うと、「ハンディキャップ」には、自ら捕食者の標的になるということだけでなく、毒のある食べ物を食べること、無用で危険な行為にエネルギーを費やすこと、生存や適応の利点がないのに貴重な資源を消費することも含まれる。フグは、日本では美味で高価な食べ物として珍重されているが、毒にあたれば死ぬこともある。フグの肝は猛毒で、ロシアン・ルーレットのような食べ物だ。フグの調理は熟練を要し、免許も必要である。このように注意を払っているにもかかわらず、肝の一部がほんのわずか残っていて、毎年100人ほどの人がフグ中毒で病院に運ばれ、数人が命を落とす。高所からのダイヴィング（崖とか橋とかタワーの上から身を投げ、途中でパラシュートが開く）のような危険なスポーツも、人気を呼んでいる。いまこの時も、必要以上にスピードを出して車を走らせている人がいるし、かつてなかったほどの数の人々が、気晴らしのために危険なドラッグをやっている。

性淘汰との関係が明らかな例もある。ある実験が示すところでは、道路を横断する際に、男性は、女性が見ていると、より危険をおかす傾向にある。狩猟採集の部族社会では、危険をおかすことが通過儀礼になっていることも多い。たとえば、ケニア南部のマサイ族では、青年は、昔からの伝統で、結婚する資格を得たければ、命を落とす危険のあるライオン狩りに参加しなければならない。

しかし私は、この本能が現在では、私たちのなかに深く根をおろしているため、配偶相手を実際に求めているかどうかに関係なく、ヒトの心の基本的な特性になってしまっているのではないか、と考えている。ヒトは、大きな危険に興じ、自らを危険な状況におくために独創的なアイデアを次から次へと思いつき、高くつくハンディキャップを背負えるだけ背負おうとする。私たち自身が、ザハヴィの理論の生きる証拠だ。

野心の性差

性淘汰は、メスよりもオスに対して強力に作用する。これはたんに、オスどうしが配偶の権利をめぐって熾烈な争いをするからである。ハンディキャップ原理はオスのガゼルやチメドリに顕著に見られるが、ヒトの場合にも、女性よりも男性に見られると考えてよいだろうか？　日常経験からすると、日々の生活だけでなく、危険な活動を好むかどうかという点からも、確かに男性が女性よりも危険をおかしやすいように見える。たとえば、車の運転でスピードを出すのは女性よりも男性が多く、その結果男性の死者が圧倒的に多い。これは、平均寿命が男性では女性よりも短いことの一因でもある。実際男性は、さまざまな種類の重大事故に巻き込まれやすい。しかし、よい例をあげれば、大きな危険をおかして勇敢な行為をした人々に授与されるカーネギー人命救助賞の受賞者は、9割が男性である。

多くの心理学者や生物学者は、男性に危険をおかす傾向があるのは、育てられ方や性的ステレオタイプでそうなったのではなく、もともとそうした傾向を遺伝的にもっているからだということを証明するのは不可能に近い、と言うだろう。ある理論が統計的に見ると意味をなす――あるいは別の理論と合う――からと言って、その理論が正しいということにはならない。だが、あえて自分の理論が正しいと主張する者もいる。『モラル・アニマル』の著者、ロバート・ライトは、男性が喜んで危険をおかすだけでなく、より大きな野心をもっており、この2つは、ヒトの「男らしさ」にとって中心的な役目をはたす進化的適応だと考えている。

もしこれがほんとうなら、政治的にいくつか興味深いことが言える。もし男性の野心が「生まれつき」のものならば、立身出世における男女差は必ずしも性差別や性的偏見のみによって生じるのではない、ということになる。この理論に従えば、大ざっぱに見て、女性はどの分野においても相対的に男性ほどには成功しない、と予想される。女性の給料の平均が同じような仕事をしている男性の75％だという事実は、（女性が妊娠して子育てするのにかかる負担のことはとりあえず脇におくとして）野心が少ないことの公平で必然的な結果である可能性もある。この見方に立てば、私たちは、立身出世や収入の不平等に思い悩む必要などないということになるが、これは大きな議論を呼ぶ考えだろう。

しかしライトは、より満足のゆく人事方針を支持するために、自分の結論が使えると示唆している。男性は選んだ職業において女性より仕事がよくできるとは言う人は、あまりいないだろう。たんに、男性では、部分的には野心が大きくリスクをおかす傾向があるおかげで、女性よりも仕事が速くよくできるようになることが多いのである。ライトは、それゆえ、性による差別の影響を弱めるのではなく、ヒトの本性の影響を弱めるために、差別の是正が講じられるべきだ、と言っている。ありうるなかでもっともよいのは、人々が野心でなく実力にもとづいて仕事を得ることであり、野心という男性の遺伝的バイアスをとり除くようにすべきだ、というわけだ。

どちらの見解をとるにせよ、結論は、異論の多いものにならざるをえない。野心は、成功したいという欲求の表われであると主張することもできる。もしこの欲求がないのなら――それが個人的な感情に由来するにせよ、遺伝的傾向に由来するにせよ――、私たちは、この差を正そうとすべきではないだろう。この見方によれば、女性は、平均的には、男性と同程度の成功を望まないのだから、この差をならすべきではない、ということになる。さらに、野心とリスクの程度を評価するのは難しい。どのようにしてその平均的な差を測り、それをしつけや教育といった環境の影響から切り離し、人事の方針に役立てればよいだろうか？　この問題をさらに複雑にしているのは、ある種の野心的な仕事に成功するためには、実際的な能力と危険をおかす傾向が必要だ、ということである。女性がコロンブスのようになりたいと思ったことがあっただろうか？

　もちろん、そう思った女性はいたはずだ。次のことを心に留めておく必要がある。もし性差があったとしても、その差というのは、平均の差だということである。個々の人間がそうだということではないのだ。学校の数学を例にとろう。点数だけを見ると、男子生徒は女子生徒よりもよくできる傾向にある。ある研究によれば、男子生徒と女子生徒の点数を無作為に選んで対にすると、63％の確率で、男子生徒の点数のほうがよい。このことは、数学では、すべての男子生徒がすべての女子生徒よりも成績がよいということを意味しない。したがって、私たちは、そのように考えることに慎重でなければならない。もしある仕事で人を雇う時に、ある男性とある女性の応募者のうち、一般に男性のほうが数学ができるからと思って男性のほうを採用すると、10回に4回はあてがはずれるだろう。文化の差異、家族の影響、個人間の遺伝的差異が、これらの差の多くを説明する。とは言え、社会や教育が力をもち影響を与えるにしても、進化が私たちの行動のどの面にも必ず見出されるというのは、驚くべきことのように思われる。しかし、それは動かしがたい事実であって、進化は、どの文化にも影響を与え、その文化の土台をなしている。

競争は、ヒトの進化の推進力であった。短期的には、競争は必ずしも有益とはかぎらない。それは生命を脅かすことがある。競争のために競争することがあったり、財産や健康を危険にさらすことだってある。これといった理由もないのに命を賭けたりもする。一部の人間は、目を引く高級車を買うだけでなく、それを荒っぽく乗り回して、派手な事故を起こす。

進化は人を傷つける。これが次の章でとりあげるテーマだ。そこでは、ヒトの暴力の本能について考える。しかしとりあえずは、競争は、アダム・スミスの言うように必ずしも自由市場の効率的メカニズムや富の産出のためではないにしても、ある状況では人間社会の大きなプラスの力になりうるということを心に留めておこう。競争の本能は、交響曲の作曲から科学的な新発見にいたるまで、ヒトのありとあらゆる営みのなかで役割をはたしている。どの分野の真の天才や達成者にとっても、天賦の才能だけで十分であることはめったにない。才能は多くの場合、忍耐力、危険をおかしたがる傾向、そして秀でたいという燃えるような願望をともなっている。

6章　暴　力

ロンブローゾ

チェザーレ・ロンブローゾは、当代切っての売れっ子犯罪学者だった。イタリアのヴェローナで生まれ、パドヴァ、ウィーン、パリといったヨーロッパの名門大学で学んだあと、彼の学問的経歴は、1876年の『犯罪者』の出版で絶頂を迎える。この本は、講演会場でも、法廷でも、多くの賞賛を浴びた。当時、ヨーロッパのどの都市でも、工業化が急速に進んだせいで、貧困・過密・衛生状態の悪化が深刻化し、犯罪も急増しつつあった。犯罪に対して早急に対策を立てる必要があった。ロンブローゾの理論は、法を順守する人々と犯罪の素質をもった人々とを識別する方法をもたらした。

ロンブローゾは、犯罪傾向が遺伝するということだけでなく、犯罪の特徴がその犯罪者の頭の形に現われるということも証明しようとした。彼の基本的アプローチは、十八世紀末から十九世紀初めにかけて大流行した骨相「学」から導き出されていた。その頃広く信じられていたのは、脳の各部分は特定のことに専門化していて、これらが個人の各特性の違いを生じさせる、ということだった。たとえば、脳のある部分が発達すると、頭蓋の上に凹凸ができ、熟達した骨相学者なら、それが一目でわかった。つまり、人の性格は頭の形から予測することが可能だった。

しかしロンブローゾは、頭の形だけでなく、顔のはっきりとした特徴も反社会的行動の可能性に関して決定的な手がかりを与えると考えた。彼の理論によれば、これらの「徴候《スティグマ》」(彼はそう呼んだ)は、先祖返り、すなわちヒトの発生の初期段階を連想させる身体的特徴(遺伝的に表に現われなくなってかなりの世代が経ったあとで自然に出現する特徴)であった。注目すべき特徴のひとつは、「異様な大きさの耳、場合によってはひじょうに小さな耳、あるいはチンパンジーのように頭から突出している耳」だった。殺人犯には「突き出たあご」、またスリには「長い手とまばらな生え方のあごひげ」という特徴があった。

このような見方では、犯罪者の精神病理は、進化の程度が遅れていることに等しかった。ロンブローゾは、太古の人々が現代人よりもはるかに暴力的であり、罪をおかす心をもっていたと考えた。現代の犯罪者は、祖先の犯罪的な性質をもっているだけでなく、祖先の身体的特徴ももっている。彼らこそ、暴力的な野蛮人――進化の階梯では現代人の数段下に位置する存在――の生きた証拠である。犯罪者は基本的に退化した人間なのだった。

この理論は、犯罪という、政治的にも法的にも重要な問題にダーウィンの進化論を大胆に適用したものとして賞賛された。ロンブローゾは、この道の権威と見なされ、刑事裁判では証拠の提供も依頼された。ある裁判では、2人の兄弟が女性を殺害した罪で裁判にかけられたが、殺人をおかしたのはどちらか一方で、もう一方は関わっていないことがはっきりしていた。ロンブローゾは彼らを調べ、一方は温和な性格に見えるので、無罪に間違いないと断言した。もう一方は、彼の理論によれば、「生まれついての犯罪者」だった。ロンブローゾは、その男のあごが大きく、上唇が薄く、頭が並外れて大きく、鼻柱が太いと記している。これらは、罪をおかしやすい人間の人相であり、したがって犯人は彼に間違いなかった。

もしこの理論が十九世紀のヨーロッパの政治家や法律家の圧倒的支持を集めていたなら、ロンブローゾの研究は、優生学の基礎として用いられていたかもしれない。犯罪者は、望ましくない遺伝的性質をもつ者として、選択的交配や不妊政策によって、社会からなくせる可能性があった。犯罪者の身体的特徴が適正に分類されれば、不運にも将来罪をおかす可能性のある特徴をもって生まれた子どもに対しては、法を破る以前の段階でなんらかの手を打つことができるかもしれなかった。しかし、その後数年して、ロンブローゾの理論は支持を失った。顔の特徴と犯罪の行動傾向の間には、なんの関係もないことが示された。同じく、ロンブローゾがあげた身体的特徴——乳房が余計についているとか、(身体全体と顔が毛むくじゃらになる)「狼症候群」といったような、きわめてまれな遺伝的後戻り——は、先祖返りを示すものなどではなかった。

ロンブローゾの信用が失墜すると、犯罪学者の関心は、犯罪の原因についてより良識ある考え——子ども時代のしつけや社会的・経済的背景——のほうに向いた。先祖返り、徴候《スティグマ》、変な形の頭は、骨相学やヴィクトリア朝時代のほかのエセ科学と同じ運命をたどった。社会科学の時代が始まり、重点は、犯罪者は生まれついてのものではなく作られるのだ、という考えにおかれるようになった。

社会科学者は、犯罪を、決定論的な遺伝プログラムの結果ではなく、家族関係の崩壊、暴力の反復、無教育、貧困などに根源的な原因があるものと考えた。ロンブローゾの理論は、確かに現在の私たちを苛立たせはするが、彼の最期を考えるなら、少しは大目に見てやってもいいかもしれない。1909年に彼が亡くなると、その頭はガラスビンのなかに入れられ、それ以来トリノの犯罪人間学博物館に陳列されている。

ところが最近、犯罪が遺伝するという考えが、復活しつつある。これは、ヒトゲノム研究と、特定の遺伝子の影響が追跡可能になったことによって、特定の遺伝子が暴力行動に関与しているかどうかを直接テストできるようになったからだ。この話題は現在も大きな議論を生み出すもとであり、事実、もっとも激しい学問的論争を巻き起こしてきた。

暴力掌握プロジェクト

1992年春、アメリカ国立精神衛生研究所（NIMH）の資金援助を得た大規模な研究プロジェクトが、暴力行動の生物学的基礎を探る研究を進めつつあるという噂が広がった。これは「暴力掌握」プロジェクトと呼ばれた。

そんななか、傑出した精神科医で、NIMHの所長だったフレデリック・グッドウィンは、ワシントンDCで公開討論会を開き、その席上で、社会のなかである種の人々は遺伝的に暴力に走りやすい傾向をもっている、という物議をかもす見解を披瀝した。つまり、犯罪をおかしやすいように生まれついている人たちがいて、グッドウィンらの研究は、そういった人たちを探し出そうとしていた。霊長類にも平均以上にけんかを好む個体がいるので、グッドウィンは、チンパンジーも含め霊長類との比較を行なった。そしてまずいことに、詳しく説明していくなかで、犯罪者を「極度に攻撃的な」サルや「性行動が極端な」サルにたとえた。グッドウィンは、犯罪が多発するアメリカの都市社会を「ジャングル」と呼んだが、これは比喩以上のものを含んでいた。

それは大失態だった。アメリカの都市では、犯罪者に黒人の若者が占める割合が相当なものになる。たとえば、暴力犯罪で逮捕される割合は、黒人青年が白人青年の6倍にもなる。評論家に言わせると、グッドウィンがチンパンジーと比較したのはとんでもないことだったし、「ジャングル」に住んでいるという意味の発言をしたことも、それに輪をかけて不穏当だった。トム・ウルフは、この騒動を「1992年度のアメリカ公務員のバカ発言大賞」と書いた。下院議員も、上院議員も、科学者も、躍起になってグッドウィンとその研究プロジェクトを非難した。彼らは、その発言が人種差別だとしてグッドウィンを非難し、彼の方法すべてを批判した。彼らは、霊長類での研究が「今日のわが国に蔓延している犯罪と暴力」の複雑さを分析する「基礎として使えるというのは実にバカげたこと」だと言った。彼らの見るところ、グッドウィンの考えは、ナチスの優生思想となんら変わりがなかった。その意味するところは、「暴力遺伝子」――そんなものがあるとすればだが――をもつ人々を発見でき、しようと思えば、生まれた時に治すことができるかもしれない、というものだった。彼らは、「大都市のスラム街に住む、たくさんのいたいけで無垢な子どもたちに投薬をする魂胆だ」と騒ぎ立てた。

抗議の嵐に直面して、NIMHは発言を撤回し、最初はそうした研究プロジェクトの存在を否定することに努め、次にその研究に人種差別的な意味合いはないことを強調した。ともあれボールはすでに坂を転がり出しており、慎重に研究は続けられた。法学の教授、デイヴィッド・ワッサーマンは、会議をメリーランド州の海岸の田舎町で開催することで、このプロジェクトにいくらかでも生気をとり戻そうとした。止せばいいものを、国立衛生研究所（NIH）は、この会議を部分的に資金援助したが、それは、ワッサーマンが犯罪の遺伝的要因の考え方に異を唱える学者を招くことに同意して後のことだった。だが、会議には、怒り心頭の抗議団体が押しかけ、デモ行進しながら次のように叫んだ。「メリーランド会議よ、隠すことなんでできないぞ——ジェノサイドを進めようたって、そうはさせないからな！」これについて、トム・ウルフは次のように指摘した。「かつてカトリック教会は、人体の解剖を禁じていた。それというのも、人体の内側に発見されるものが、神が自分に似せて人間をお創りになったという教義に疑いをはさむおそれがあったからだ。だが、いまここでやられていることも中世となんら変わるところがない。」

科学者は、政治的タブーと文化的過敏症の地雷原のなかを慎重に進んで行かねばならない。さらに、科学が誤用されないように注意する必要もある。当然ながら、政治的な理論や人種差別理論に加担することがあってはならない。しかし同時に、「科学」を行なう者として、私たちのまわりの世界——物理世界だけでなく、もちろん人間の理解も含まれる——を客観的かつ正確に映し出すように努め続けなければならない。暴力掌握プロジェクトは、センセーショナルにとりあげられ、多くの誤解を招いたが、研究プロジェクトとしては潜在的に興味深いものだった。この章でこれから見てゆくように、実は、暴力傾向には強力な遺伝的・生物学的要因があることを示唆する興味深い証拠が、いくつも得られているのだ。

ロンブローゾの時代以前にも、ヒトの脳の特定領域が攻撃性と本来的に結びついているという証拠があった。それはフィニアス・ゲイジの例である。ゲイジは、アメリカのヴァーモントで鉄道線路の敷設工事の現場監督をしていた若い男だった。1848年9月、彼は、岩を破砕する爆薬をセットしていた。発火用の火薬の入った穴に、直径2・5センチの鉄の棒を押し込んだ瞬間、爆発が起こって、鉄の棒は猛スピードで彼の顔を直撃した。棒は、あごに近い左の頬から入り、左眼を破壊し、脳の前の部分を貫通し、頭蓋のてっぺんに穴を開けて、20メートルほど離れたところに落ちた。脳の左前の部分が破壊された。彼は意識を失い、身体は痙攣を起こした。しかし間もなく意識をとり戻し、近くの医者、ジョン・ハーローのところにかつぎ込まれた。みなが驚いたことに、ゲイジはその時喋っていたし、自分の足で歩くこともできた。

ゲイジは失血し、感染症を起こしたものの、一命をとりとめた。しかし、もとの彼ではなくなっていた。以前は、繊細で、聡明で、礼儀正しかったのに、事故後は、攻撃的で、衝動的で、粗暴になってしまった。破壊されたのは、現在は前頭前野として知られる脳の領域だった。この領域は、感情の処理に重要な役割をはたしており、攻撃的反応を仲介する上で重要な役目を担っていると考えられている。

最近の研究プロジェクトは、暴力や攻撃性が、脳のなかでどのように「出現する」のかを分析するために、脳活動をリアルタイムで調べている。ある人をほかの人よりもより暴力的にする物理的変化や際立った構造的特徴はあるのだろうか？　脳に「暴力中枢」といったものはないかもしれないが、扁桃核——辺縁系の中央にあるアーモンドの形をした情報の流通センター——は、危険な状況で逃げるか闘うかの反応を起こさせるのと同じやり方で、恐怖や攻撃の感情を開始させるように見える。前頭前野は、この扁桃核に直接連絡している。前頭前野はおそらく——下位の脳領域からの信号を支配し、それらの信号を仲介することによって——攻撃行動に「ブレーキ」をかけるという役目を担っている。

もしこの通りだとすると、とりわけ暴力的な人間の脳のなかでは、なにが起こっているのだろうか？　彼らの脳は、扁桃核と前頭前野の間の連絡が関係しているという説を支持するだろうか？　何人かの有罪判決を受けた殺人犯の脳画像を撮影した研究では、そのほとんどが、前頭前野と、場合によっては扁桃核のような脳のより深部の活動に異常が見つかっている。別の研究では、暴力傾向をもつ人々を調べたところ、彼らの前頭前野が健常者に比べてかなり小さいということも見出された。

しかし、こうした証拠には、注意が必要だ。これらの手がかりは、暴力を生じさせる生物学的原因なのだろうか？　それとも、ほかの知られざる要因による結果なのだろうか？　たとえば、暴力にはほかの生物学的要因も関係しているという強力な証拠がある。脳内のホルモンの量は、攻撃性の程度に影響をおよぼす。高いテストステロン値は、その人の攻撃性の強さに影響をおよぼすようであり、しかもこの値にはかなりの個人差がある。さらにこの値は、日常の環境によっても大きく変化する。前のところで述べたように、テストステロン値の変動は、日常的な競争状態の程度と相関する。さまざまな職業の男性を調べたアメリカの研究では、もっとも高いテストステロン値は法廷弁護士で、もっとも低かったのは牧師だった。また、脳細胞にセロトニンを取り込む能力の低下（鬱病の生理的指標でもある）が、攻撃性の増加と関係しているという示唆もある。このことが意味しているのは、プロザックのような鬱病に効く薬は暴力的な性格を抑えるということだ。ほかの理論は、まわりの環境の刺激に対する感受性が低い人の場合、自分の覚醒水準を上げるために、危険度の高い活動——それには犯罪行為も含まれる——をしたがると予測する。

暴力に関係する神経プロセスを理解しようという決然たる努力にもかかわらず、これらのプロジェクトのどれも明確な結論を得るまでには至っていない。かりに違いがあるにしても、構造的あるいは機能的異常が、すでに存在する暴力傾向の結果でないとは断言できない。子どもの脳の発達は、部分的には成育環境——しつけ、人間関係、感情体験——に依存する。たとえば、ヴァイオリンを弾くことが左手の動きを制御する脳の部分を発達させるといったように、脳内の重要な物理的変化は外的刺激に依存しうる。ある人の脳はほかの人の脳と物理的に違っているかもしれないが、しかしそれが遺伝によるものだとは言えない。神経の連絡の違いが外部の影響によっている可能性もあるからだ。というわけで、私たちは、暴力の社会学的説明に戻ることになる。

環境要因と生物学的要因を分けるというのは、きわめて難しい作業だ。遺伝子と脳内物質と神経組織とがどう作用し合うのかは、まだよくわかっていない。これは部分的には、どれが原因でどれが結果なのかが明らかになっていないからでもある。だが、興味深いことに、脳画像法が犯罪や刑罰にもっと直接的な影響を与える可能性もある。米国のある民間企業が、脳機能画像によるウソ発見器を開発したと発表した。容疑者は、その犯罪に関係した単語や映像を示される。容疑者が事件の特定の詳細——たとえば、殺害された被害者の顔や着ていたものや、犯罪の現場——がわかっているなら、この装置が「マーマー」と呼ばれる特殊な脳波を検出し、この反応が本人が知っていることを示し、その犯罪に関与したとわかる。アイオワ州の裁判所は最近、殺人罪で起訴された男性の弁護でこの証拠を使うことを認めた（ただし、身の潔白を確信させることはできなかった）。

現代のロンブローゾたちは、暴力的な潜在的犯罪者を、罪をおかす前につかまえようと考えているが、明らかに科学はまだそれだけのことができない。生まれたばかりの赤ん坊の微笑みの陰に将来の殺人犯の心が隠れているかどうかなど、どんな脳科学者も、警察官も、親も、わかるはずがない。頭蓋骨の形の異常や神経の特殊な異常から、その人の未来の行動を予測することもできない。環境、遺伝子、脳内物質、これら三者間の相互作用はあまりにも複雑で、見通すことができない。

暴力の本能はあるか？

子殺し、メスをめぐるオスどうしの（あるいはオスをめぐるメスどうしの）死を賭けた決闘、集団による暴力、組織化された戦闘と奴隷化、レイプやほかの種類の性的暴行、なわばりをめぐる闘いなど、暴力は実にさまざまな形態をとる。そして驚くなかれ、ここにあげた例はヒト以外の動物の場合であり、ヒトではさらに多様である。

（同一種の）動物どうしの衝突は、多くの場合害がない。とくに、報酬が一時的か、わずかなものである場合は、そうである。キマダラジャノメチョウは、林床の上の陽の射す暖かなスポットをめぐって争うが、それによって怪我をすることはない。すぐに別の木洩れ陽のスポットを見つけることができるからだ。配偶相手をめぐる争いは重大だが、それは、その動物が一生のうちにチャンスが一度しかめぐってこないかどうかによる。オスのアカシカは角を突き合わせて争うが、重傷を負うのはその2％にすぎない。しかし利害関係が深刻になると、激しい暴力に発展する可能性も高くなる。ある長期にわたる研究では、オオカミの集団の25％がほかのオオカミとの対立で命を落としていた。樹木の瘤に寄生する昆虫の幼虫は、瘤に近づこうと闘いを繰り広げ、10回中6回は、争った個体のうち一方が死ぬ。2匹のミツバチの女王がコロニーの支配をめぐって争う場合も——遺伝的な成功と失敗を決める上で決定的に重要な闘いだ——、闘いは熾烈をきわめる。一方が死ぬか、悪くすれば両方が死ぬ。

どうして、ヒトがこれと違わなければならないのだろうか？　生殖、競争と生き残りのための本能と同様、暴力のための本能は、私たちの祖先が暮らしていた環境での幾世代もの自然淘汰によって形作られてきた。サヴァンナは、旧石器時代の常食であった果実、肉、根菜、そしてそのほかの必需品の形でしか食糧を提供できなかった。しかも、初期のヒトの祖先は、獲物を狩って食べるという生活を長い年月の間送っていた。なわばりもまた、つねに高価な資源だった。見晴らしのきく場所、隠れ場所、水飲み場は、間違いなく争いの種であった。性行動は、礼儀正しく平和的な活動ではおそらくなかっただろうし、もっとも多産で見かけのよい配偶相手をめぐる競争は、熾烈な争いへと発展したに違いない。初期人類が暴力的であったに違いないということは、私たちの遺伝子には暴力がプログラムされているに違いないということになるが、はたしてそうだろうか？

ホッブズと自然状態

政治哲学者たちは、自然状態がどういうものかについて長い間関心を抱き続けてきた。社会、国家、政府、法といったものはみな、人間の行動を制約し規制する方法や手段をもっている。それゆえ、これらの規制がなかった初期の人間の生活を考えてみれば、現代の人間がどんな政治システムを本能的に欲している（あるいは必要としている）かがわかるかもしれない。最初にこの問題をとりあげたひとりは、その時代の偉大なイギリスの哲学者、トーマス・ホッブズだった。1651年、彼は『リヴァイアサン』という有名な本を著した。書名の「リヴァイアサン」とは、その権力が市民生活の隅々にまでおよぶような、絶対的な統治者のことを指している。「リヴァイアサン」はまた、政治システム――そしてそれに付随する政府、課税、法律などすべて――の正当性の問題にも答えてくれる、とホッブズは結論した。

ホッブズは、現代文明において政治理論をもつためには、政治と組織化された社会が誕生する以前の人類の状態を想像しなければならない、と考えた。この時期が彼の言う「自然状態」である。よく知られているように、自然状態において人間は惨めな生活を送っていたと言ったのは、ホッブズである。彼によると、自然状態では、物質的慰めもなければ、芸術や文字もなく、いかなる産業もなかったし、最悪なのは「たえざる恐怖と暴力による死の危険性であり、そして人間の一生は孤独で、貧しく、不潔で、野蛮で、短いものだった」。

彼の考えは悲観的で、見方によっては芝居がかったところもあるが、ホッブズが生きていた時代状況を考えれば、それもうなずける。彼は、清教徒革命の動乱の時代を生き、戦争が諸悪のなかでももっとも悪いものだと考えた。戦時下にあっては、自分が生き延びるのが精一杯で、倫理的なことはすべて二の次にならざるをえない。彼の主張の核心は、自然状態では私たちは救いがたいほど道徳意識に欠け、善悪の感覚を失っており、だからこそ契約を結ぶことが利益になるのだ、ということである。彼は、この契約を「社会契約」と呼んだ。

社会契約の考えは、協力し合うことが自然状態から抜け出るための唯一の道だ、ということを示している。それは、ホッブズが「コモンウェルス」と呼ぶ、合理的な形態の政治と社会生活を決める自由な人々によって成り立つ。自然状態は、あまりに苛酷で暴力的であるため、これを解決するには、絶大なる権力と完全な統治力をもったリヴァイアサンを作るしかない。

ホッブズは果敢で聡明な思想家だったが、その理論は石ころだらけの地面の上に建てられていた。彼は、自然状態を、すべての「文明的」影響や社会的圧力がないものと考えていた。しかしヒトが、繁殖の時には一緒に行動しはするものの、それ以外の時はまったく非社会的で、単独で狩りをし、ひとりきりで死肉を漁っていたということはありそうにない。ヒトの生活のもっとも大きな特徴こそ、集団生活と社会的相互作用だからだ。次の章でとりあげる協力行動は、それを強制する法律がない場合でも、ヒトの生活に不可欠の、必ず見られる特徴である。ホッブズの自然状態はあまりに抽象的で、現実からかけ離れていた。思考実験として見ても、ヒトの本性に光をあてることはない。

だが、そのもとにあったいくつかの疑問は、依然として妥当だ。暴力はどこから来るのか？　それは人間の文化が生み出したものなのか？　それとも進化的な起源があるのか？　文化的伝統や個人のもって生まれた性質によって、平和的にも好戦的にも、どちらにもなれるのか？

セヴィリア声明

1986年、20人ほどの学識者が、ユネスコの呼びかけで、国際平和年を記念してセヴィリアに会した。その目的は、暴力と戦争の原因について論じ、この問題について声明を出すことだった。彼らの専門は、心理学、社会学、脳科学、動物学といったように多岐にわたっていた。異論の多い問題だけに、合意が得られたとしても、それは玉虫色になるように思われた。ところが、驚いたことに、これほどさまざまな分野の専門家が集まったにもかかわらず、十分な合意を得て、きわめて明快な声明が出されたのである。その声明は次のように始まる。

> 私たちが祖先の動物から戦争をするという傾向を受け継いでいるという主張は、科学的に誤りである。

確かにこれは大胆な書き出しだ。主張を一刀両断に「科学的に誤り」とする書き方は、自信にあふれていた。しかし、それと意見を異にする者には反感を抱かせずにはおかなかった。出だしの文章の要点は、ホモ・サピエンスは武器を用いて組織化された戦争を行なう唯一の動物だ、ということだった。これは（あとで見るように、まったく正しいとは言えないにしても）それほど異論はなかった。

文章は次のように続く。

戦争は、生物学的には起こりうるものだ。しかし、戦争の頻度や性質が時代や地域でさまざまに異なることに示されるように、戦争は避けられないものではない。何百年もの間戦争のなかった文化もあるし、またある時代に頻繁に戦争をしていても、ほかの時代にはまったくしていない文化もある。

これは確かに正しい。戦争は、人間の生活のなかに必ずある予測可能な特徴というわけではない。どんな社会においても、暴力の程度には明らかに文化の影響が見られる。さらに、声明文は次のように続く。

戦争やそのほかのいかなる暴力行為も人間の本性のなかに遺伝的にプログラムされているという主張は、科学的に誤りである。……まれな病気を除けば、遺伝子が暴力の素質をもった人間を生み出すことはない。

これが明快と思えない人のために、主張はさらに以下のように続く。

人間の進化の過程で、ほかの種類の行動よりも攻撃行動が選択されてきたという主張は、科学的に誤りである。詳しく研究されているどの動物種においても、集団内の地位は、協力し合う能力とその集団の構造に合った社会的役割をはたす能力とによって得られる。

言いかえると、人間は本能的に攻撃的ではなく、協調的で、他者を思いやり、仲良くやるという性質をもっている。おまけに、脳科学者たちは次のようにつけ加えている。

人間が「暴力脳」をもっているという主張は、科学的に誤りである。私たちがどのように行動するかは、それまでどう条件づけられ、どう社会化されてきたかによって決まる。私たちの脳には、私たちを暴力的に反応するよう強いるものはなにもない。

最後に、彼らは次のように結論する。

……生物としての性質が人類に戦争を運命づけているのではない。……戦争を生み出す同じヒトという種が、平和を生み出すこともできる。どちらをとるかという責任は、私たちそれぞれにある。

このように、セヴィリアに一堂に会した20人の学識者は、暴力と戦争のすべての原因が「環境によって」説明できると主張した。彼らの（なるほど立派には違いない）意図の土台には、科学理論、とりわけ進化論の誤用に対する恐怖があった。社会ダーウィニズムは、ナチスによる大虐殺を含む、戦争と暴力の身の毛もよだつ行為を正当化するために援用された。この社会ダーウィニズムの亡霊は、いまもその辺を徘徊している。セヴィリアの20人の学識者は、暴力の進化的説明が悲観的な考えを蔓延させたと考えた。その考えとは、もし暴力が私たちの遺伝子のなかにあるのなら、私たちは、暴力にあふれ戦争に引き裂かれる世界を甘受するしかないだろう、というものである。

一般市民には、セヴィリア声明はあたかもひとつの発見であるかのように見えた。もちろんそれは、その時点までに行なわれた研究にもとづいて、特定の学識者集団によって議論されてまとめられた見解であった。しかし、その言い回しからすると、人間科学が飛躍的な進歩をとげたということを示していた。彼らが言うには、暴力は遺伝的なものではない。私たちは、文化によって暴力的になるのであって、もともとは平和的存在である。このことに関して、彼らにはまったく迷いはないように見える。

もし彼らの言っていることがほんとうなら、これほど喜ばしいことはない。声明は、その端々《はしばし》で、遺伝的プログラムが私たちの生を支配する全能の力ではないとしているという点で、良識ある立場を標榜している。私たちの個人的生活も、社会的生活も、文化——政治風土、子どもの育て方、社会・経済的状況——のたえざる影響力によって支配されている。そうではないと考えるのはバカげたことであり、彼らは暗に進化論者を、この事実を否定する輩とみなしているが、これはどう見ても戯画でしかない。

だが恥ずかしいことに、これらの学識者の声明は、純粋に主観的な根拠にもとづいていた。このセヴィリア声明の裏にある意図は、善意から出たものであるにしても、それらの20人の学識者たちは、声明のよりどころとなる証拠を一切あげなかった。何度も繰り返される「科学的に誤り」という表現は、2足す2は5だと人を言いくるめているように聞こえる。確かに、彼らの言うことが正しいなら、これほどよいことはない。しかし実際には、人間科学のどの分野も切れ味のよくない不完全な道具しかもたず、そうした道具を用いて、暴力行動に遺伝的な要素があるのかどうか、もしあるのならば、それがどの程度あるのか、そして個々の人間の環境によって調節することが可能なのかどうかを明らかにするという、大きな問題が残されたままになっている。これは、計り知れないほど重要な問題である。政治家、社会学者、警察官、精神科医、刑務所長、そして犯罪や暴力のさまざまな側面をあつかうあらゆる人が、いまだにその答えを待ち望んでいる。なぜ科学者たちがいまもなおこの難問に取り組み、暴力の生物学的起源を探り続けているかと言えば、このような理由があるからである。

なぜ暴力的になるのか?

暴力に走る傾向が病だという考えは、昔からある。病とは、ヒトの心や身体のある側面が適切にはたらくのを止めた状況をいう。肝臓病は病だし、脳内のある種の生化学的変化をともなう統合失調症もそうだ。つまり暴力は、精神障害のひとつの症状——心的過程や能力が正常に機能していないことを示す種類の行動——というわけだ。

この見解は、現在の精神医学にある程度反映されている。精神科医は、犯罪を繰り返す人間の多くが反社会的人格障害(ASPD)と呼ばれる症状をもっていると考えている。このASPDは基本的には、精神病質として知られる病の軽症型である。ASPDの顕著な徴候は、衝動性、向こう見ず、けんか癖、ウソをつくこと、社会規範に従えないこと、犯罪をおかしても良心の呵責がないことなどである。これらは、刑務所の服役囚には珍しくない特徴である。

ほとんどの精神科医は、いま生きている人間だけを診るが、カリフォルニア大学のエリック・アルトシューラー博士は、聖書に登場する戦いの勇者で、怪力が長い髪に宿っていたサムソンもＡＳＰＤだったと考えている。聖書によれば、サムソンは、神とユダヤの民に仕えることを誓った。彼にとってそれをするのにもっともよい方法は、闘うことだった。サムソンは戦士として恐れられ、男たちの偉大な指導者だった。ある日など、ロバのあごの骨を武器にして、ひとりで、千人ものペリシテ人たちを殺した。しかし、アルトシューラーは、勇者というサムソンの評価は見直されるべきだと考えている。アルトシューラーは、もしサムソンが現代にあってそのような行為をしたなら「凶悪犯」であり、弱い者を苦しめ、自分のふるった暴力を悪いことだと思わない人間とみなされる、と語る。妻のデリラが少なくとも3回もペリシテ人にサムソンを殺害させようとして失敗したあとで、サムソンは自分の秘密をデリラに洩らしてしまうのだが、このことからわかるように、彼は明らかに衝動的で、自分の身の安全にまったく注意を払っていない。サムソンは、守らなければならなかった3つの誓い――ぶどう酒を口にしないこと、髪を切らぬこと、死体に触らぬこと――も破ってしまう（とは言え、サムソンは、戒律を破ったことの埋め合わせに神殿を破壊し、屋根の支柱を壊して、3千人のペリシテ人もろとも死んでしまうのだが）。

サムソンは、聖書のなかで自殺をした数少ない人物のひとりだ。おそらくは、デリラと彼の関係も「機能不全」と呼べるものだった。しかし、彼はほんとうに精神病だったのだろうか？　この議論を現代にもってくると、征服軍の暴力的でやくざな将軍とか、さらに言えばサッカーの試合で暴動を首謀するフーリガンなどは、病的状態にあるのだろうか？

暴力に走る傾向は病だという示唆には、2つの意味がある。ひとつは、病なら、どうにかすれば治せるということ、もうひとつは、私たちの進化の過程において、暴力はなんら有用な役割をはたしていないということである。しかし、暴力を実際に一種の適応的行動として見ることができるなら、それを病と考えるだけの理由がなくなる。（これは、暴力が現代の生活において望ましい特徴だということではない。現代の文脈において、暴力は当然ながら非適応的な行動だ。）

人が暴力的になる状況を考えてみよう。そういった状況はつねに、闘うアカシカどうしや女王バチどうしと同様、お互いにとって重要なものをめぐって生じる。なわばり、配偶相手、食べ物——これらはサヴァンナで生きる上で基本的に必要なものだった。さてここで、サヴァンナの水飲み場をめぐって争いになった時に起こったことを、あるいは、スーパーマーケットの駐車場の駐車スペースをめぐってほかのだれかと口論になった時に起こることを想像してみよう。直観的には、暴力に訴えることは、意図的な戦術ではないかのように見える。暴力は通常は、直接的で無意識的な反応であり、相手に説明してもまったくわかってもらえそうにない時の最終の手段としてある。そして、私たちの太古の闘争‐逃走本能は、1章で見たように、恐怖の感情によってだけでなく、怒りの感情によっても呼び覚まされる。アドレナリンの放出と血圧の上昇は、暴力的な行動をとるための（あるいは暴力をふるう相手から走って逃げるための）必要条件である。だとすると、私たちの怒りの反応が恐怖の反応によく似ているということは、私たちが身体的（物理的）攻撃で反応するように、あるいは相手が攻撃してくるのを予期するように「作られている」、ということを意味するのだろうか？

私たちのほとんどは、暴力向きの身体をしてはいない。アウストラロピテクスからこのかた、人間はひ弱になり続けてきた。現代人はか弱く（たとえば平均的なおとなのチンパンジーに比べると、はるかにひ弱だ）、攻撃にすぐれた動物種に見られる歯や爪ももっていない。しかしおそらく、道具が使えるという能力が、こうした身体的な限界をとり払った。私たちは、棒を振り回し、槍を投げ、矢を射ることができる。最初の武器は、おそらくその辺に転がっていた木の棒や石だったかもしれないが、私たちの身体がか弱くなるにつれて、その武器は致命傷を負わせることができるものになっていった。サムソンの怒りや絶望などなくとも、核弾頭をもつことができるのだ。

中心的な権力者のいない部族社会や狩猟採集社会では、暴力をふるうことが病とされることはまずない。実際、富、地位や子どもの数の点で集団内でもっとも成功している者はしばしば、集団内外の他者に対してもっとも暴力的な者であることが多い。攻撃は栄誉を与え、どんな社会においても高価な必需品である。

産業化以降の現代の西洋社会では、暴力犯罪をおかす可能性のもっとも高い人々は、統計的には、都市のスラムの貧しい若年層の黒人である。これは、貧しい黒人の若者が暴力に走りやすい傾向を遺伝的にもっているからではない（一部の理論家はこれまでそう主張しようとして、みな失敗している）。彼らがおかれた社会的条件が、動機の点でも、その機会の点でも、犯罪の温床になっているからである。実際のところ、貧者、欲求不満の者、なにももたない者が、もっとも危険をおかしやすい。それはたんに失うものがなにもないからだ。デイリーとウィルソンが言うように、「明日まで生きられないかもしれないということが、今日手に入るものを手に入れる理由になる」のだ。

教育の欠如、貧困、集団内の暴力の文化——これらは、犯罪を強力に予測し、またその引き金になる。しかし、このことは、遺伝的説明の余地がないということではない。身長、知能、あるいはバニラのミルクセーキの好き嫌いに個人差があるのと同じように、暴力に走る傾向にも遺伝的な差異があるはずである。しかし、最近の遺伝的研究から、重要なことがわかっている。それは、私たちの遺伝子の違いがいわゆる人種の違いという概念とは合わない、ということである。実際のところ、無作為に選んだ2人の人間の間の全体的な遺伝的差異は、異なる「人種」どうしの遺伝的差異よりも大きいのだ。つまり、貧困にあえぐ黒人の青年が暴力犯罪に手を染める可能性が高いのは、彼らの遺伝子よりも、彼らのおかれている社会的条件の影響によるところがはるかに大きい。

しかし、犯罪統計を一瞥しただけで、はっきりわかることがひとつある。暴力に走りやすい遺伝子をもっているグループがひとつあり、それが男性だ、ということである。犯罪の大部分、とりわけ暴力犯罪を犯すのは、男性である。性本能の場合と同様、この違いはほとんど確実に、男性と女性の遺伝的差異に帰すことができる。男の子は男の子らしくなり、淘汰は男性に、身体的攻撃の強い傾向と、そうした攻撃を使うだけの身体的な強さをもたらしているように見える。

男の暴力

マーティン・デイリーとマーゴ・ウィルソンは、イギリスの大学町からウガンダのバソガの人々まで、数十もの異なる文化における犯罪統計について興味深い研究を行なった。彼らは、「同性間」の殺人――男性が男性を殺す、あるいは女性が女性を殺す――の数を割り出した。男性間の殺人は、殺人全体の大部分を占め、どの文化でも、85％から100％にのぼった（ほとんどは1990年代半ばの統計を用いている）。

もちろん事件ごとに事情はさまざまだが、私たちは、いくつかのありそうなシナリオを思い描くことができる。2人の男が仕事や悪事で敵どうしであったのかもしれないし、仲間だったのに一方が裏切ったのかもしれない。居酒屋で飲んでいた見知らぬ2人のちょっとした口論（場所のとりあいや、面目を保とうとして）がきっかけになって乱闘が始まり、それが深刻な暴力に発展することもある。女性をめぐって、男どうしが殴り合うこともある。暴力は、借金の返済やこじれた取り引きをめぐる言い争いからも生じる。シェイクスピアは次のように書いた。「この金をとれ。これこそ人の心の毒薬。忌まわしいこの世にあってたくさんの命を奪うのだ」〔訳注　『ロミオとジュリエット』中のセリフ〕。

男性が女性を殺害するという事件では、そのほとんどは夫婦か、恋愛関係にあった者どうしである。家庭内殺人――この場合も9割は男性が女性を殺害する――はおもに、性的嫉妬や不倫の疑惑に起因する。嫉妬の本能が大きな力をもつこと、そしてそれがいかにすぐに暴力と流血に発展することがあるかは、すでに見た通りである。

男の子は男の子になる

かつては、男の子はオモチャの銃で遊びたがり、女の子はお人形で遊びたがるというのは、普遍的に認められた事実だったが、最近では、子どもの性同一性については、こうした旧来のステレオタイプを捨てて、より公平な見方がとられるようになっている。研究が示すところでは、現代の親は、子どもに旧来の性役割に合ったオモチャだけでなく、合わないオモチャも買い与えている。しかし、これらの研究はまた、子どもに自由にオモチャを選ばせると、旧来の性役割に合ったオモチャのほうを選ぶことが多いということも示している。

最近、大手の玩具チェーン「トイザらス」は、こうした自由な趨勢に逆行して、同じお客が買う可能性が高い品物を互いに近いところにおくように、店内の品物の配置を変更する計画を打ち出した。その結果、男の子のオモチャと女の子のオモチャの売り場がきれいに分かれてしまった。バービー人形やグリッター・メイキャップは、半自動空気銃やモンスター・トラックから通路いくつか分離れたところへ移った。トイザらスの調査では、性差は2歳ぐらいから始まっていた。それによれば、「全般的に、女の子は、人間関係中心の遊びに興味をもつのに対し、男の子はアクション中心の遊びを好む[注]」。

トイザらスの計画は、実際には進化心理学者の間で急速に一般的になりつつあった見方も反映していた。性淘汰は強力で、すでに見たように、これが、オスとメスの間の遺伝的差異を生じさせる。オスは競い合わねばならず、この競争には、攻撃行動、先手を打つ行動、向こう見ずで危険な行動なども含まれる。非暴力的な性質が女性に共通の特性であるのには、もうひとつ、もっと実際的な理由がある。女性は、子どもに授乳しなければならなかったから（その期間は現代社会の授乳に比べかなり長かったろう）、子どもと一緒にいる時間もそれだけ長くなった。女性は第一に子どもを育てる役目を負った。想像できるのは、共感能力が高く、世話好きで、暴力や攻撃性の少ない女性のほうが、子育てをうまくやっただろう、ということだ。

X染色体——父親由来か母親由来か？

しかし、攻撃的でないという、女性に特有の傾向をもたない女性も、少数ながらいる。実際、彼女たちは、これとはまったく逆の傾向を示す。彼女たちの遺伝子について画期的研究がイギリスで最近行なわれ、どのようにすべての男性のなかに「暴力的な男性」傾向が作られるのかについて、興味深いことが明らかになった。性を決定するのは、2つの染色体である。卵子はX染色体をひとつだけもち、精子はXかYのどちらか一方をもつ。受精時にはこれらが合体し、すべての正常な胚は、23番目の染色体対として、XX（女性になる）か、XY（男性になる）かを受けとる。このように、どの人

［注］ とはいえ、トイザラスは、性役割のステレオタイプを強めるのを助長しているという（子どもではなく、おとなからの）批判を浴び、この計画を撤回せざるをえなかった。

も X 染色体を必ずひとつはもつ。女性は、父親由来の X 染色体と母親由来の X 染色体をもつのに対し、男性は母親由来の X 染色体だけをもつ。そしてこれから見てゆくように、X 染色体には、その人の行動や性格に大きな影響をおよぼす遺伝子が含まれている。

ターナー症候群は、生まれてくる2千人の女の子あたりひとりの割合で発症する珍しい遺伝病だ。これは、X 染色体のひとつが欠けているために起こる。彼女たちの X 染色体は、父親や母親のいずれか由来の X 染色体ひとつだけで、XX でなく X0 である。ヒトの発生・発達のプロセスは、こうした単純なエラーに対する抵抗力がある。ほかの染色体のペアの一方がないのとは違って、2つの X 染色体のうちひとつがないことは、必ずしも致命的ではない。X 染色体がひとつだけの胚の多くは、妊娠の終わりまで生き延びることがないのは事実だが、ターナー症候群をもって生まれる女の子は、相対的に正常であることが多い。これらの女の子は、背が低く、健常者よりも首が太く、ひじから先の腕がやや外向きになり、卵巣が適切に形成されないので、ふつうは不妊である。それ以外にも、ターナー症候群の女の子の多くは、社会的スキルの学習がきわめて困難で、破壊的で、攻撃的で、一般に反社会的である傾向がある。彼女たちは、会話に割って入り、顔の表情やしぐさを読み違え、そして多くの場合、きわめて無神経である。

実際、社会的スキルに関しては、これらの女の子はちょうど粗暴な男の子のように行動する。ロンドンの小児医療研究所のデイヴィッド・スクーズは、これらの性格特性が、彼女たちの X 染色体が母親と父親のどちらから受け継いでいるかによっている、ということを発見した。母親由来の X 染色体をもつ女の子は、父親由来の X 染色体をもつ女の子よりも破壊的で、社会環境への適応に大きな問題があった。スクーズは、反社会的行動の評定指標を用いて、ターナー症候群の子どもの親とそうでない子どもの親に、子どもの行動の評定をしてもらった（合計の最低点は、まったく問題なしの0点で、満点は、精神病質で殺人を犯す可能性のある24点である）。正常な2本のX染色体をもつ女の子の平均点数は2点だった。男の子の平均は4点で、父親由来のX染色体をもつターナー症候群の女の子も4点だった。だが、母親由来のX染色体をもつターナー症候群の女の子は、この反社会性尺度では9点と、かなり高かった。

研究者たちは、X染色体上には行動の調整に関与する遺伝子が複数あり、反社会的行動を引き起こす遺伝子は、母親由来のX染色体上でゲノムに刷り込みされている（つまり「強調されている」）ため、より活動的になる、と考えている。正常に2つのX染色体をもつ女の子では、父親由来のX染色体上の遺伝子がはたらいて、反社会的傾向が出現することはない。これに対して、母親由来のX染色体をもったターナー症候群の女の子には、その行動に対するこうしたブレーキが欠けている。

このことから、正常に発達する子どもたちでは、X染色体の役割についてなにが言えるだろうか？ここで注意してほしいのは、ほとんどの女の子は母親由来のXと父親由来のXをもっているのに対し、すべての男の子は、母親由来のXしかもっていない、ということだ。したがって、男の子は、父親由来の「ブレーキ」をもたずに母親由来の反社会的行動の遺伝子をもっていることになる。言いかえれば、ほとんどの女の子は、大部分の男の子よりおとなしく、その理由は遺伝的なものだ。男性は、荒っぽくふるまうようにプログラムされているのだ。

この理論によれば、男の子は女の子よりも破壊的で、無神経で、反社会的だということになる。ほとんどの親や教師は、確かにその通りだと言うだろう。これは、暴力や攻撃性の現われ方にもあてはまる。就学前の子どもでの研究では、2人の男の子の間で争いになる時には、力ずくや脅しによる「荒っぽい説得法」を用いる場合が、平和的に解決する場合の2倍以上にのぼる、ということが示されている。2人の女の子の間では、ほぼどんな場合も、力ずくではなく、話して解決することが多い。

もちろん、子どもは、遺伝子によってプログラムされただけの存在ではない。しつけや社会化は、行動に大きな影響をおよぼす。男の子は、女の子の数倍も、親や影響力のある周囲の人たちから攻撃性を学びやすい。女の子は人形で遊び、男の子はオモチャの銃で遊ぶ。バービーちゃんがマシンガンと一緒になることはなかった。生まれと育ちを分けることはつねに難しいが、ターナー症候群の研究は、まさにその2つを分ける。平均的には、母親由来のXをもった女の子と父親由来のXをもった女の子の育てられ方の間には、おそらく統計的な有意差はないだろう。したがって明らかに、彼女たちの反社会的行動の評定結果の違いは、遺伝子の産物である。このことから推論できるのは、同じ遺伝子が男の子にも同じように影響している、ということである。「X因子《ファクター》」(しゃれではないので、念のため〔訳注 イギリスの音楽オーディション番組〕)は、男の子と女の子の間の(そして成人男性と成人女性の間の)行動の違いを生み出す重要な要素である可能性がきわめて高い。

ほかの遺伝子

セヴィリア声明から9年後、ヒトの暴力性への遺伝子の影響を本格的に考える重要な会合がロンドンで開かれた。犯罪行動と反社会的行動に関するチバ国際シンポジウムは、その領域の錚々たる面々が出席し、そこでは、暴力行動に関与している可能性の高い遺伝子が数多くあるという証拠が示された。シンポジウムの出席者は、たんに政治的に公正であるという理由で選ばれたわけではなかった。とはいうものの、この会議を主催した著名な小児精神科医、マイケル・ラター卿が出席者に向けて言ったように、遺伝的影響を誇張したり、差別的なラベルを作り出したりする危険性がつねに潜んでいることを、肝に銘ずる必要があった。

説得力のある最初の遺伝的証拠のひとつは、いくつかの遺伝子のみが異なる複数の系統の実験マウスが攻撃性の点で大きな違いを示すということだった。マウスの第9染色体上の特定の遺伝子（ヒトではこれと相同の遺伝子が第6染色体上にある）を欠損したマウスは、きわめて興味深い。この遺伝子は、脳の特定の受容体――とくにセロトニンの受容体――を作る。この遺伝子を欠いたマウスは、ほかのマウスとは行動が異なっていた。新しいケージに入れられた場合にとる探索行動はまったく正常に見えたし、性行動も食行動もほかのマウスと同じようにまったくふつうだった。ところが、それまで会ったことのない新しいマウスに直面すると、きわめて攻撃的にふるまったのだ。

この同じシンポジウムで、フィンランドの研究者が、ヒトで相同のこの遺伝子の変異が反社会的行動――暴力傾向とアルコールを多飲する傾向――と関係しているというきわめて強力な証拠を提示した。現在、この遺伝子が一般の人々と行動に問題のある人々とで、構造的にどの程度異なるのかを調べる研究が行なわれつつある。

脳内の神経伝達に影響を与える関連遺伝子のひとつは、モノアミン酸化酵素Ａ（ＭＡＯＡ）と呼ばれる物質を生成する遺伝子である。この遺伝子が異常な家系があり、オランダのある家系では男性にその影響が現われ、衝動的行動、攻撃的性行動、放火癖が顕著に見られた。しかし、この遺伝子を調べていた研究者は、検討の末、MAOA遺伝子そのものはどうやら「攻撃性遺伝子」ではなさそうだと指摘した。観察された行動が複雑な多様性を示したことと、MAOAの不足が神経伝達にきわめて多様な影響をもたらすことを考え合わせると、直接的な因果関係があるとはどうしても考えにくいのだ。というわけで、攻撃性に寄与する遺伝子については、いまだに確たることはわかっていない。私たちの祖先がサヴァンナで暮らしていた頃には、攻撃性があったほうが有利だったかもしれないが、そういった攻撃性に関係した遺伝子を突き止めるまでには、まだ時間がかかりそうだ。

ロンドンのシンポジウムで残念だったことのひとつは、双生児研究についての報告が少なかったことだ。双生児は、遺伝学者にとって貴重な情報源である。一卵性双生児は、遺伝子の点でまったく同一である。二卵性双生児は、遺伝子の違いがきょうだいどうしの違いと同じだが、お腹のなかにいる時には子宮を同時に共有するので、同じような環境にさらされる。さらに、生まれたあとも、環境の影響はかなり似たものになる——年齢の近いきょうだい以上に、よく似たものになる。確かな統計的方法と測定法を用いてこれらさまざまな双生児を調べれば、遺伝子と環境の相対的影響について洞察を得ることができるだろう。こうした研究はさらに広げることができるし、遺伝子と環境の条件とをいろいろ組み合わせることもできる。双生児が（一卵性双生児も）生後すぐから互いに離れ離れになって——まったく血縁関係にない家族の養子になるなどして——異なる環境で育ったケースがいくつもある。こうした双生児を調べることによって、遺伝子と環境の相対的影響についての多くの情報が得られている。

情報はまだ不足しているものの、ボストンの精神科医、マイケル・ライオンズ博士の研究では、論議を呼びそうな興味深い傾向が示されている。彼は、ヴェトナム戦争当時軍隊にいた３２６組の双生児（すべて男性）を調べた。そのうち約半分が一卵性双生児であった。彼がとくに焦点をあてたのは、逮捕歴と犯罪行動だった。そこから浮かびあがった可能性は、15歳以前には、共有環境が犯罪行動に影響を与えていたが、15歳以降には、遺伝の影響のほうが強くなる、というものだった。とは言え、当然ながら、本人が家族のもとを離れて暮らし始めれば、共有環境の影響は問題にはならなくなる。ライオンズ博士の研究は、とくに双生児のデータの集め方に問題があるのと、サンプルも偏っている可能性があるため、その結果の解釈には難しいところがある。

戦う女たち

しかし、男性だけが暴力的で攻撃的なのではない。ヴェトナムの祭日には、紀元一世紀に生き自決した姉妹、チュンチャクとチュンニーを祭る日がある。ヴェトナム人の国の誇りのシンボルであるこの2人の伝説的女性は、中国の支配に対して反乱を組織し、勇敢にも8万人の農民軍を指揮した。彼らは、数十の町の支配をとり戻し、それまで千年もの間支配を続けてきた中国人をヴェトナムから出て行かせたのだった。しかし、中国軍の兵士は、チュン姉妹の軍の兵士の数倍の数であり、最終的に彼らを圧倒した。チュン姉妹は、捕らえられるのを潔しとせず、自決して果てた。

イギリスにも、女の戦士がいた。古代のケルトにあっては、女性が部族を支配し、軍勢を率いて戦うことは、珍しくなかった。なかでももっとも有名な戦う女王はブーディッカで、ノーフォークのイケニ族を率いてローマ軍と戦い、ロンドンを略奪占拠し、焼き払ったこともあった。ケルトのもうひとりの女王は、カルティマンドゥアであり、ローマ皇帝クラウディウスの時代にブリガンテス族の強靭で明敏な統率者であった。カルティマンドゥアの兵士の一団は、捕虜としてローマに連れて行かれたが、その時にクラウディウスの妻、小アグリッピナが皇帝だと思って、彼女の前に跪いた。

しかし、なんと言っても、歴史上もっとも有名な女性戦士と言えば、アマゾネスである。彼女たちのもっとも偉大な女王、ミレーネは、サモトラキ島からシリアまでの中東と地中海にまたがる広い地域を征服した。北アフリカの戦いでは、彼女は、3万人の女性の騎士の軍勢を率いたと言われている。

しかし、現代の軍隊では、めったなことでは、女性が前線の実戦部隊に入ることはなかった。その理由としてあげられてきたのは、（a）女性には、男性ほどの強さ、スタミナ、身体能力がない、（b）女性は前線では戦いたがらない、（c）女性の存在は秩序を乱し、意気を阻喪させる危険性がある、といった理由である。

このうち第一の理由は疑わしい。というのは、今日の戦争は、身体的な強さにはあまり依存していないからである。太刀を振り回す必要も、原野のなかを遠くまで大砲を運ぶ必要もないし、現代の前線の兵士に、特殊部隊のような体力や俊敏さは要求されないからである。同様に、第二の理由も疑わしい。現実に、多くの女性が軍隊に入隊しているし、大多数というわけではないが、その一部は前線に参加したいだろう、と思うからだ。しかし、第三の理由は、前線の男女の混成部隊を考えた場合、確かに問題になるかもしれない。女性は、部隊内の男性間の分裂や対立を生み出す原因になりうるからだ(もちろん、逆もありうる)。とは言え、戦闘状態になれば、嫉妬や性的対立どころではなくなる。

一般には、多くの女性は男性と同じように好戦的になる。たとえ彼女たち自身が戦わない場合でも、戦いの状況では、たとえばチアリーダーとして(男性が乗り気でない場合も)戦意を高揚させる役をつとめる。十八世紀のある人類学者の報告によると、コンゴのバフアナ族の女性は、もし男性が敵の部族の攻撃に対して報復をしなかったなら、彼らをバカにした。「怖がってるようじゃ、あんたとなんか絶対寝ないからね」というように。したがって、男たちがとるべき選択肢はひとつ。行って戦うしかなかった。戦争の歴史の専門家、マルティン・ファン・クレヴェルトは、「不快なことではあるが」とまえおきしながら、次のように言っている。「なぜ戦いをするのかと言えば、男は闘うのが好きだからであり、女は彼女のために闘ってくれる男が好きだからだ」。

私の研究室は、女性陣によって占められている。男女比は1対5だ。そしてもちろん、そこにはやさしさと明るさがある。しかし私は、女性の攻撃性と暴力の本能を過小評価すべきではないと思う。部族間や地域や国家間の戦い(このあと見ることになるが)においては、女性も、その夫、兄弟や息子と同程度に流血を好むことがある。男性が、平均的には女性の20倍もの血中テストステロンをもつことによって、身体的にも精神的にも暴力的傾向をもっているのは確かだが、女性も、彼らの戦意を高めるにとどまらない。歴史が示しているように、時には自分たちのために、進んで戦うこともあるのだ。

暴力と猛戦士

ある人々はほかの人々に比べ遺伝的に暴力に走りやすい傾向はあるものの、社会における暴力については、別の見方もできる。人類には、特定の状況で暴力を用いる能力があり、これは、歴史的には、配偶相手、食べ物、なわばり、地位を得たり、復讐をしたりするのに有効な手段であった。暴力をひとつの戦略として見ると、維持される行動として進化におけるその潜在力を研究することが可能になる。つまりこの見方をとると、初期人類の集団において暴力が進化によって支持されたのかどうかを明らかにできる。

最近、アイデアに富んだ研究がその材料として、激しい暴力、レイプや略奪でつとに知られた民族、ヴァイキングをとりあげている。この研究を行なったのは、ロビン・ダンバーらである。彼らは、ヴァイキングの10ほどの一族の生い立ちと運命について述べたアイスランドのニヤールのサーガを分析した。[注]とくに興味深いのは、このサーガのなかの3つの一族である。それぞれ、「猛戦士」として知られる地位の男を擁していたからだ。

猛戦士は、恐怖心のない、血に飢え、超人的な力をもつ、痛みを感じない戦士として知られていた。一部の研究者は、幻覚作用のあるキノコがこの無敵の感覚を引き起こしたとしているが、別の研究者は、酒を大量にあおってあれだけのことをやったのだと考えている。使っていたのがどんな薬物にせよ、戦いのさなかにあっては、猛戦士は、狂ったように暴れまくって勝利し、英雄になった。実際、そのあとは、彼らは王直属の軍隊の精鋭の「奇襲部隊」として雇われた。おそらく、戦士としてのヴァイキングの評判は、この少数の男たちにもとづいている。彼らは、不運にも彼らに遭遇してしまった異邦人に強烈な印象を残したからである。

しかし平時にあっては、猛戦士は、味方から邪魔者あつかいされた。暴力こそ彼らの存在理由であり、もはや戦いの時ではないからといって、暴力的であることを抑えることはできなかった。レイプ、殺人、暴力はみな、略奪をはたらく（たぶん酔っ払ってもいる）猛戦士のせいにされ、そういうわけで北欧の平時の生活においては、彼らは化け物のような存在になった。しかし、彼らの一族の歴史は、非暴力でなく暴力のほうを選ぶ際の戦略的利点を知る上で、興味深い窓を提供する。進化と残す子孫の数の観点からすると、猛戦士であることは、それに見合うだけのものがあるのだろうか？

その答えは、ヴァイキングの法のなかに見つかる。ある人間が平時に殺された場合、その被害者の家族は、犯人の家族のひとりを復讐のために殺すか、あるいは殺人の代償（すなわち慰謝料）を請求するか、どちらかができた。サーガには、こうした多くの殺人やその顛末も記されているが、猛戦士が殺人をおかした時には、被害者の家族は、復讐の殺人を選ぶよりは、慰謝料を請求することが圧倒

［注］ サーガ（北欧伝説）は、十三世紀に書かれ、それ以前の数百年間に起こった出来事が記してある。それゆえ、その物語には、伝言ゲームがもつような誤解や作り話が入り込んでいる。しかし、二十世紀に考古学者たちが、サーガに登場する墓地の場所や居住地についての記述を調べたところ、それらの場所が実在したことが判明した。加えて、サーガが書かれた第一の理由が、一族の歴史を記録にとどめることにあり、一族のメンバーの一生の描写もかなり正確であるようだ。

的に多かった。いざという時に猛戦士が役に立つということを考えると、もう一方の選択肢を選ぶことは危険すぎた。逆に、もし殺人をおかしたのが猛戦士でない場合には、被害者の家族は復讐を選ぶことが多かった。したがって、次のような疑問が生じる。猛戦士たちは、そうでない者たちに比べ、どれだけ多くの子孫を残したのだろうか？「乱暴者であること」は、有効な戦略だったのだろうか？

サーガは、猛戦士たちがその危険きわまりない生き方――戦いで命を落としてしまう可能性が高かった――にもかかわらず、確かに、ほかの者よりもより多くの子孫や親類縁者を残す傾向にあった、ということを示している。全体的に見れば、その戦略は成功していた。このかなり極端な例を用いた研究は、なぜ暴力が（一般に平和を好む集団においてさえ）生じるのかについて、ある洞察を与えてくれる。

より安定した戦略

長い間、暴力は、常軌を逸した行動――明らかに非適応的な行動――だと考えられてきた。これは、論理的に言って同種の動物間の暴力が適応的であるわけがないとした、群淘汰説の遺産であった。負傷や死をもたらす、したがってその動物種の適応度を下げる（たとえば短気のような）特性はどんなものも、淘汰されて残らなかったはずである、というわけだ。しかし、群淘汰説が支持されなくなったいま、非暴力的であることが私たちの「自然状態」だという、素朴で心落ち着く見方をとる理由はない。自然状態が牧歌的な平和状態では決してなかったという点で、ホッブズは正しかった。

進化においては終始、戦略がすべてだ。このことは、私たちが状況に応じて暴力を用いるかどうかを意識的に（合理的に）決めているということではない。ここで言う「戦略」とは、長期にわたる進化の戦術のことである。たとえば二足歩行の採用やヘビへの恐怖は、進化の過程を通して成功した戦術であった。長期にわたる包括的目標が遺伝的適合度を最大にすることだと仮定すると、理論的には、戦術として暴力を採用すべきかどうかを調べる方法が必要になる。ひとりひとりの進化的成功によって、その人のとる戦術が生き残り広まるかどうかが決まる。しかしもちろん、戦術は、ほかの人々がとろうとする行動にも依存する。サッカーの試合で言えば、フォワードとミッドフィルダーの特定のフォーメーションは、あるチームとの対戦ではうまく機能するかもしれないが、別のチームとの対戦ではまったく機能しないかもしれない。では、どのようにしたら、人は、自分の行動が、自分とは違った行動をとるような人々もいる集団のなかで、もっとも成功していると「わかる」ようになるのだろうか？

1970年代初め、著名な進化生物学者、ジョン・メイナード＝スミスは、それまで数学者、経済学者や軍事アナリストの手法であったゲーム理論を用いて、この問題に取り組み始めた。ゲーム理論は、軍事紛争のシミュレーション、いわゆる「戦争ゲーム」において用いられることは、よく知られていた。第二次世界大戦の終結後、ソ連が原子爆弾を製造しているということが明らかになった時、軍事アナリストは、西側諸国が使える戦略を綿密に検討した。ハルマゲドンの可能性は、難問を突きつけたが、結局は相互確証破壊（mutually assured destruction すなわちMAD）が最適解だということが明らかとなった。MADによって、膨大な数の核弾頭が敵に向くことになる。しかし、最初のミサイルを発射したのがだれであろうと、発射してしまえば、すべての人間が死んでしまうのだ。(とは言え、ゲーム理論は、敵が合理的に行動するということを前提にしている。スターリンが1953年に死なずに、ますます支離滅裂で妄想的になっていたら、世界はまったく違った状況を呈していたかもしれない。)

意外なことに、ゲーム理論はまた、動物行動の進化モデルを作る上できわめて有効な方法だということが明らかになった。このようなモデルは単純化せざるをえないので、微妙な差異や複雑さをともなう現実の状況をシミュレートできるわけではない。代わりに、ゲーム理論は、必要最小限の量的分析(一種の近似だが、この近似が動物行動の理論を与える)を示してくれる。そのおかげで、いくつかのきわめて興味深い結果が得られた。

メイナード＝スミスは、2種類の動物がなわばり争いをするゲームを考え出した。なわばりをめぐる争いは、さまざまな種類の動物種間で現実に繰り広げられている。メイナード＝スミスの考えたゲームはそれを単純化したもので、そのルールは以下の通りである。タカとハトという2種類のプレイヤーがいる。タカは、あるものを得るために——この場合にはなわばりだ——闘いたがっている。ハトはその名の通り、平和を愛し、臆病だ。

ここで強調しておかねばならないのは、これらは、2つの異なったタイプの動物ではなくて、2つの異なる戦略だということである。したがって、闘うまでは相手がタカかハトかはわからない。これは、こちらに歩いてくる人を見ただけでは乱暴者かどうかはわからないのと同じである。

メイナード＝スミスは次に、このゲームの利益とコストに得点を割り振った。なわばりを得たほうの得点はプラス50点、失ったほうの得点は0点になる。もし、プレイヤーの一方が負傷したなら、それはマイナス100点に値する。もし対峙して、双方とも闘わずに逃げたら（ハトがとりそうな行動だ）、対峙のコストは、なわばりを得る場合も失う場合も、マイナス10点だ。（このコストは、この儀式にかかる時間と労力を表わしており、動物の世界では、2匹の動物がにらみ合い、歯をむき出し、角《つの》を振り回し、あるいは威嚇の音をたてるのにかかるコストである。）もしタカがタカに対して身構えるなら、それはつねに闘いになるだろう。もしすべてのタカは力と敏捷さが同じだと仮定するなら、それぞれが勝つ確率は50％になる。したがって、勝った側はプラス50点のなわばりを得、負けた側は傷ついて100点を失う。タカがハトと対峙する場合には、ハトはつねに逃げ、タカが勝つ。タカにとっての得点はプラス50だ。この時ハトはなわばりを得られないから、得点は0点だ。ただし、タカもハトも負傷することはない。もし2羽のハトが互いに対決したなら、なかなか闘おうとしない。この場合、どちらのハトも対峙にマイナス10点を払い、闘ったとすれば、勝つ確率はこの場合も半々だ。したがって、勝ったほうは40点を得、負けたほうは10点を失う。

では、もし集団が平和的なハトだけからなっているとしたら、どうなるだろうか？　それぞれの戦いは、対峙の後、暴力的でない形で解決されるだろう。ゲームが何度も――集団内のすべてのメンバーが相手とランダムに闘うとして――繰り返されたら、各プレイヤーの平均得点は、戦いごとの得点の合計（40引く10）をプレイヤーの数（2）で割ったもの、すなわちプラス15になるだろう。

ここまではよい。平均得点はプラスであり、ハトたちにとって幸先がよい。しかし、ここでしばしば突然変異が起こって、プレイヤーの一方が戦略を変えるというルールを導入すると、どうなるだろうか？　もし、たった1羽のハトでもタカに変わったなら、どうなるだろうか？　このタカは、どの闘いにも必ず勝ち、平均プラス15のハトに比べ、対戦ごとに50点を獲得するだろう。このように高得点を得ることを進化的適応として考えるなら、このたった1羽のタカが成功し、つねに戦いに勝ち続けるので、長生きし繁栄するのが可能になる。したがってタカの遺伝子は、ハトの遺伝子を犠牲にして、集団内に広まるだろう。

ここで、タカだけからなる集団があるとしよう。毎回のゲームは、激しい闘いで終わる。どのプレイヤーにとっても、最終的な平均得点はマイナス25（ゲームごとの得点の合計（マイナス50）をプレイヤーの数（2）で割ったもの）になる。このような状況では、たった1羽でもハトがいると、ハトのほうが成功する。このハトの平均得点はマイナス10（毎回タカから逃げるから）であり、タカの平均得点（マイナス25）よりかなりよい。したがって、ハトの遺伝子はうまくやり、タカの遺伝子を犠牲にして広まるだろう。

結論は、全員がタカの集団も、全員がハトの集団も、安定しないということである。メイナード＝スミスは、このゲームをゲーム理論の方程式として表現し、唯一安定した集団は、タカとハトが混在する集団であることを明らかにした。そしてこれを進化的に安定した戦略（Evolutionary Stable Strategy：ESS）と呼んだ。これは、どんな突然変異が起こっても平衡状態を保つような集団であり、変化があっても、つねにESSに戻る。この場合には、いま示したような得点システムだと、ESSは約58％がタカで、42％がハトになる。こういった混在はありうる結果のなかで最良というわけではないが、安定しており、それこそが一番重要なことである。

このように、2つの正反対の戦略が混在しうる。この場合には、どんなに早くそれぞれがハトからタカに（あるいはタカからハトに）突然変異したとしても、それに代わるほかの戦略（あるいはほかの戦略の組み合わせ）はありえない。同様に、ヴァイキングの社会は、もしだれもが猛戦士ならば、大いに困ったことになるだろう。しかし、猛戦士はほんの一握りの人間だけだったので、社会は安定していた。このタカとハトになぞらえた集団内にいる個人は、タカかハトの一方に固定される必要はない。ゲームは、同じ人間がある日はタカに、次の日はハトになることを選ぶようにもできる。ESSは、このシナリオにもあてはまる。すなわち、もしあなたや私がこのゲームのプレイヤーで、毎回だれと対戦するのかわからない場合には、全体に占める割合で言うとタカで58％、ハトで42％プレイするのが、（私たち自身の遺伝的適応度にとって）もっともよいだろう。

その後、このハトとタカのゲームは発展させられ、より複雑で、現実のシナリオに近いものにされた。たとえば、全プレイヤーが、闘う能力がみな等しいということは現実にはありそうもない。闘う能力の差を考慮して毎回のゲームの勝敗を判定することもできるだろうし、プレイヤーごとになわばりにおく価値が違うようにすることもできるだろう。また、ゲームごとに、一方のプレイヤーがすでになわばりを「所有」していて防戦し、もう一方のプレイヤーがそれを奪いとろうとするようにもできるだろう。この最後のシナリオは、ちょうど自分の巣を守る鳥のほうが通常は有利であるように、既得者に有利になるように闘いにハンデをつけるという効果をもっている。

動物の世界では、社会集団のなかで生きるには闘争能力が絶対的に重要であり、その能力によって主導権を握る者が決まる。動物のどんな群れにおいても、順位関係は、もし闘ったらどちらが勝つかの適切な指標である。順位関係の形成は、激しい闘いを大幅に減らすという効果がある。大型類人猿、サル、そしてほかの社会性哺乳類（たとえばオオカミ）では、しぐさがその集団内の個体の「順位」を直接伝える。優位な個体は、より直立の姿勢をとり、ものごとに動ぜず、自信をもって行動する。これに対して劣位の個体は、おどおどして、目を逸らし、頭を低くする。ご存知のように、見てわかるこれらのサインは、ヒトにも共通している。つい最近に論争したり、けんかしたりした時のことを思い出してみてほしい。それは、教室でのとっくみあいだったり、居酒屋でビールをこぼしたこぼさないの言い争いだったり、仕事上の口論だったりするかもしれない。あなたの声のトーン、しぐさ、姿勢はどうだったろうか？　あなたが演じていたのはタカだったろうか？　それともハトだったろうか？

ゲーム理論は、「進化の冷淡な計算」を探る有力な方法である。それは、進化が特定の遺伝子の生き残りと繁殖に完全に依存するという考えにもとづいており、自然淘汰のモデルとして、行動の進化が自明でもないし、当然の結果でもないということを証明できる。ゲーム理論が私たちに教えてくれるのは、サヴァンナで小集団で生活していた私たちの祖先の環境にあっては、暴力が有益な戦略でありえた、ということである。それは、資源やなわばりや配偶相手を死守するといったように、少なくとも特定の状況では、個人の成功のための解決方法としては最良のものであった。

しかし、メイナード＝スミスや、それに続いてゲーム理論を複雑なものにしていった多くの研究者が示してきたのは、ある一定の集団内では、複数のタイプの行動が同時に存在しうる、ということであった。進化というものは、私たちみなが同じやり方で行動しなければならないということを意味しないし、私たちの行動が一貫しているということも意味しない。私たちは、ある日はタカになり、次の日はハトになることができる。重要なのは、戦略の混在が長期的には安定している、ということなのだ。

チンパンジーの暴力

注意深く観察すれば、動物もたくさんのゲームをしているということがわかるはずだ。とは言え、ほとんどは複雑すぎて、私たちのモデルではほんの近似しかできない。それに、これまであつかってきたのは1対1の対立だけだった。では、組織による暴力については、どうだろうか?

ほんの最近まで、同じ種の動物のなかで組織による暴力が見られるのは、ヒトだけ――4千種類の哺乳動物のうちの、そして1千万種類の動物種のうちのただの1種だけ――だと考えられていた。動物行動の研究も、このことを強めるように見えた。世界的に著名な霊長類学者、ジェイン・グドールは、1960年代の半ばにタンザニアのゴンベ国立公園で野生チンパンジーの調査を開始した。そこで彼女が見たものは、上品な平穏さと協力関係だった。彼らは陽気で、遊び好きだった。オスどうしの間では優位をめぐってけんかすることもあったが、相手を傷つけるようなことはめったになかった。彼らは、共同してサルを狩ることがあった。つかまえることができた時には、その肉を仲間内で分け合った。対立関係やささいな嫉妬はあったが、集団内の関係は緊密で、彼らはそれに十分満足しているように見えた。

しかし、その数年後、グドールは、その集団が2つに分裂しかかっており、それぞれのグループにはなわばりがあるということに気づいた。それぞれは優位な個体が仕切っており、ほかのチンパンジーは、どちらか一方の側につくのを余儀なくされた。この分裂のあと間もなく、チンパンジーを観察し続けていた研究者たちは、衝撃的な発見をした。それは、叩かれてめちゃくちゃになったおとなのメスの遺体だった。考えられる説明は、信じがたかったが、ひとつしかなかった。彼女は、敵対するグループの手にかかって殺害されたのだ。ほんとうにそうだったのだろうか？

間もなく、もうひとつの殺戮があった。これは、グドールの調査助手のひとりが、その現場を目撃した。その時、ゴディという名の、21歳のオスのチンパンジーが、木のなかで身を丸くして、食事中だった。いつもは仲間と移動するのに、この時にかぎって、ゴディはひとりきりだった。敵のグループの8頭のチンパンジーが遠くから彼を見つけ、ゴディがいる木に忍び寄り、突然襲いかかった。ゴディは跳んで逃げたが、攻撃する側は多勢だったので、すぐつかまってしまった。1頭がゴディを地面に押さえつけ、ほかの数頭がこぶしで思いっきりゴディを殴った。そのなかの1頭は、殴るのに石を使いさえした。数分間、すさまじい暴力を加えたあと、チンパンジーたちは、叫び声をあげながら、そこを立ち去った。ゴディは負傷し、多量に失血していた。その後ゴディの姿を見た者はいなかった。おそらく、このあとすぐに死んでしまったのだろう。

これ以降、チンパンジーがほかのチンパンジーを殺すところが何度も目撃され、それらの報告からあるパターンが見え始めた。一方のグループのチンパンジーたちは、なわばりの周辺部をパトロールし、相手のグループのチンパンジーが単身で通りかかるのを待ち伏せる。そうしたチンパンジーを見つけると、奇襲部隊は、獲物を狙うハンターのように、物音を立てずに、そっと忍び寄る。そして突然、かちどきの声のようにホーやキーといった叫び声をあげながら、圧倒的な暴力でもって攻撃をしかける。最初の発見があってから数年後の1977年には、第二のグループは、メンバーが殺されるか、しかたなく第一のグループに加わるかして、消滅した。

このいわゆる「必殺の襲撃」は、驚くほど用意周到だった。1頭のオスのチンパンジーが興奮すると、どうやらそれを機に境界のパトロール隊が結成されるらしかった。グループは揃って、自分たちの本拠地を離れ、なわばりのはずれまで出かけて行った。彼らは時には叫び声をあげ、もう一方のグループからの反応が聞こえてくるのを待つこともあった。もし反応があれば、自分たちの本拠地やグループの残りのメンバーのほうへ引き返すことが多かったが、もし隣のなわばりに潜入中に、敵のグループのチンパンジーがひとりぼっちで無防備でいるところを見つけたとすると、とる行動はそれとはまったく異なった。声をあげるのをぴたり止めると、音を立てずに孤立無援のチンパンジーに忍び寄っていった。そして暴力的な奇襲攻撃を開始し、すぐにパトロールのほかのメンバーも駆けつけ、協力行動は完全なものになった。

当時、動物行動の研究者たちは、ゴンベのチンパンジーでのこうした暴力の強力な証拠を何度も聞いて衝撃を受けた。この時まで、ほとんどの研究者は、組織化された殺戮が戦争の結果としてのみ起こると考えており、そうした戦争はヒトの間でしか見られず、自然界ではほかには観察されたことがなかった。彼らは、チンパンジーの行動が、彼らの生活環境のなかに人間の研究者が入り込むという不自然な状況によって引き起こされたのではないかと疑った。ジェイン・グドールは、最初にゴンベにキャンプを設けた時、チンパンジーを間近で観察できるように、チンパンジーをバナナで餌づけする方法をとっていた。批判者は、このように食べ物を与えることがチンパンジーの正常なレベルの競争を混乱させ、ほかの集団もその地域に入ってくるようになったのだと主張した。しかしその後、この主張はほかの研究によって退けられた。餌づけもされておらず、人間との相互作用も最小限である地域のチンパンジーでも、「必殺の襲撃」があることが観察されたのだ。

では、チンパンジーはなぜこうした襲撃をし続けるのだろうか？　おそらく、隣の群れのメンバーを叩きのめすのが有益だからであり、なわばりや食料やメスを守るという目的もある。しかし、毎回の襲撃には、境界のパトロールにつきまとう実質的な危険がある。攻撃されるチンパンジーが反撃してきて、奇襲部隊のメンバーが重傷を負うこともあるかもしれない。チンパンジーたちは、この危険性も考慮に入れている。すなわち、相手より自分たちの数がまさり、かつ奇襲できる時にのみ、攻撃を開始するのだ。組織化された暴力は、犠牲者を生む。ゴンベのチンパンジーの場合、襲撃による死亡が死亡数全体の30％を占める。私たちにもっとも近縁の種であるチンパンジーは、暴力についての自然の本能を確かに私たちと共有しているように見える。

平和的か好戦的か？

ホッブズ以来、狩猟採集文化が平和的だったのか、それとも好戦的だったのかについては、さまざまな見解がある。一部の人類学者は、戦争というものが本格的に始まったのは文明の誕生にともなってだと考えている。彼らによると、農耕以前、狩猟採集の部族社会のほとんどは、基本的に平和的な社会であり、それは、現在の狩猟採集文化の多くが非暴力的であることからもわかるという。たとえば、クン族は暴力を嫌い、争う者をみな「愚か者」とみなす。中央アフリカの狩猟採集民、ムブティ・ピグミーも、暴力をふるう人間をほめることはない。彼らの物語や踊りのなかにも、暴力は顔を出さない。(これに対して、「パンチとジュディ」〔訳注 夫婦げんかをテーマにしたイギリスの操り人形劇〕は、劇的な効果を演出するために暴力を用いる物語の代表的な例である。暴力場面がいかに現代人を引きつけるかを見るなら、ハリウッド映画のチケット売り場に行ってみればよい。[注]) アメリカのいくつかの先住民の好戦的な文化は、西洋から来た入植者が自分たちの暴力的な征服を正当化するために用いたフィクションだと考えられてきた。ほかの人類学者は、植民地支配が、それまでは暴力などなかったところに暴力を作り出したのだと示唆した。たとえば、アメリカ・インディアンのコマンチ族は、西洋人と出会うまでは平和的な人々だったという。ほかの研究者は、多くの平和的な文化では、領土と所有の考え方がほかとは根本的に異なると指摘している。報告されているところによると、クン族は、自分たちの土地の境界や境などもたないし、土地を守ることもない。また、アボリジニは、

〔注〕 メディアが流す暴力の量は、新たな研究テーマを生み出した。メディアが流す暴力シーンが社会における暴力の原因になっていたり、潜在的な暴力傾向を引き出す引き金になっていたりするのではないだろうか? アメリカ心理学会が行なった調査は、アメリカの子どもがテレビでのべ10万回以上の暴力場面と8千人以上の殺人を見ていると推定している。

私有財産という概念が希薄なように見える。彼らの態度も、「公平にものを分けよ」という倫理を実践している。

しかし、人類学者の別の一派は、どんな狩猟採集民もかつては好戦的であったし、現在も多くは好戦的だと主張する。この見解は、戦争が人間社会の「自然」状態であり、平和は常ではない一時的な状態だと仮定している。確かに、戦争はまたたく間に伝染する。もし隣の部族や氏族が攻撃をしかけてきたなら、生き延びるには、防衛するか、あるいは反撃に出るかしかない。暴力を行使することを嫌がったり、あるいは暴力に訴えることが不可能であったがために消滅した社会は、いくつもある。戦争とは、ドミノ倒しのように、どんどん広がってゆくものなのだ。

だが、実際には、この両極の見解のどちらも支持されない。人類学者なら、同じだけの数の好戦的な社会と平和な社会を見つけてくるだろう。ある研究者は、それぞれがほぼ半々だとしているが、別の研究者は、頻度を問題にしなければ、大半が戦争を行なっているとしている。ここでひとつだけはっきりしているのは、長期の戦略として平和を維持するのはかなり難しいにしても、戦争も平和も可能だという点である。

戦争行為の進化的説明には、説得力のあるものがいくつかある。ほとんどの戦争では、勝者は、敗者に比べ、自分の遺伝子を次の世代に残す機会が増すことになる。たとえば、多くの古代文明においては戦争の首謀者は、敵の男たちを殺し、女たち——とりわけ、子どもをこれから産むことのできる処女の娘たち——を略奪してくることに報奨金を出した。モーセは、ミディアン人を粛清した時、下士官たちに処女の娘たちだけは殺さぬように、と言った。これと多少似た方法は、古代エジプト人もとっている。エジプトのファラオーは、ヘブライ人のもとに生まれたすべての男子をナイル河に流すよう命じた。敗者の側の女性を略取したりレイプしたりすることはしばしば、戦いのひとつの側面だった。この見方に立てば、戦争は、全部を得るか失うかという遺伝をめぐる戦いの場なのだ。

戦争行為の進化的説明に批判的な人々は、戦争の発生には文化が大きな役割をはたすと指摘する。チンパンジーでさえ複雑な行動を学習できるのだから、襲撃という行動は、チンパンジーの活動の歴史のなかのある時に、なんらかの（私たちにはわからないような）理由で「出現した」のかもしれない。チンパンジーの襲撃が遺伝的なものだという証拠はないし、またそれが一種の適応行動として進化したという証拠もない。

しかし、チンパンジーはヒトにもっとも近縁の動物であり、チンパンジーとヒトは、組織化された暴力をふるうただ2つの種である。私は、ホモ・サピエンスが暴力的になりうる能力を進化させ、その時の条件や生態に応じて、戦略として戦争を選択することもできるのだ、と思う。戦うという私たちの能力は適応的に見えるし、論理的に考えれば、自然淘汰は、戦う本能をもった者、そして攻撃に対して防衛する本能をもった者に報酬を与えてきただろう。そして初期人類のある集団が武器をもってしまうと、残りの集団もそれに右ならえするしかなかっただろう。生き続けて繁栄したければ、とるべき道はそれしかなかった。ベルトルト・ブレヒトのことばを借りるなら、「戦争も愛も、起こるべくして起こる」。

人間の歴史は、戦争を抜きにしては語れない。約1万年前に農耕を始めて定住するようになり、文明が生じるや、人類はよく戦争をするようになった。現代の世界を形作った第一のプロセスが戦争だということを知りたければ、民族や国境や国家がどう変わってきたのかを見ればよい。それがすぐ実感できるはずである。

技術が進歩するにつれて、組織化された大規模な暴力を行使する私たちの能力は、高められた。素手で闘うことに始まり、次に石を使うようになり、やがてはどうやったら石を尖らせたり、ハンドアックスを作ったりできるかを習得した。5万年ほど前になると槍が発明され、次に弓と矢が、さらに投石器、石弓、大砲が、そして最後は銃が発明された。戦争の規模が大きくなるにつれて、武器も急速に進歩をとげ、多くの兵士がその犠牲になった。私たちの知性と比類なき問題解決能力は、ほかの人間を殺戮する驚くべき方法を生み出していった。広島への原爆投下は、人類の最悪の技術の驚くばかりの到達点を示している。アインシュタインは、自分の発見によって可能になった大量破壊について次のように言った。「もし第三次世界大戦が起こったら、どんな兵器が使われるのか私には想像できない。でも、第四次世界大戦なら、想像できる。使われる兵器は、木の棒と石に違いない」。

だが、技術、中央集権体制と集中管理によって、私たちは、サヴァンナでの小競り合いや石の投げ合いから、はるかに遠いところに来てしまった。第一次世界大戦では、泥の塹壕のなかに身を横たえて戦った者たちには、なんのために自分が戦っているのかがしだいにあいまいになり、よくわからないものになっていたに違いない。これこそ、なぜほとんどの大規模な戦争が、敵を叩くことが正当であるという宣伝活動と強制的な徴兵といった常套手段を用いないとできないのかの理由である。兵士は、戦う理由がなければ、あえて戦いに行きはしない。強制や宣伝活動が揺らぐと、戦争をするだけの価値がないように感じられ出す。たとえば、1917年のロシアの帝政が崩壊した時、ロシア軍の兵士は、もうそれ以上ドイツ人を殺すのをきっぱりと拒んだ。

軍隊が、士気の高い兵士からなっていようが、気乗りのしない徴集兵や洗脳されたロボット兵士からなっていようが、戦争の力学そのものは、協力に大きく依存している。計画性、意思疎通、協調がなければ、軍隊は軍事力として使いものにならない。次の章では、この協力行動をあつかうが、忘れてならないのは、協力と対立は同じコインのそれぞれの面だということだ。

だが、戦争の技術面だけでなく、それよりももっと重要なのは、協力行動が共通の帰属意識、安心の感覚や仲間意識を生み出す、ということである。私たちはつねに、「彼ら」と「われら」を峻別し、自分たちと隣の谷に住む集団とを区別し、自分たちと隣国の国民とを、そして自分たちとほかの宗教集団とを分ける。ひいきのサッカーチームを応援する際の熱狂ですら、世界を敵と味方に二分したがる私たちの本能に根ざしている。

人間のこのありふれた性質は、残忍な結果をもたらす。ホロコースト、異端審問、植民地支配の恐怖と略奪、ルワンダやコソヴォやアフガニスタンで起こったこと、そして世界大戦、内戦、民族紛争、文化大革命、カンボジア大虐殺のことを考えてみるとよい。したがって、おそらくホッブズの理解はまったくの誤りだったのかもしれない。現代の技術と組織が、古くからの人間の本能と一緒になると、人類はかつてなかったほどに暴力的なものになりうるのだ。それに比べれば、自然状態はまだ牧歌的だったのかもしれない。

7章　協力行動と利他行動

隠　者

マロン派［訳注　レバノンを中心に信者を擁する東方キリスト教会の一派］の隠者の生活は、ほとんどの人がしたいとは思わないような日常だ。シリアの夜明けとともに起床し、1日の日課は、ごつごつした石の床の上に正座して、祈りと瞑想で始まる。それが終わると、粗末な朝食をとる（おそらくは1日の食事はそれだけだ）。午後の時間は、宗教的な書物を書き写すのに費やされる。恋人や友人たちと一切の関係を絶ち、唯一ほかの人との接触は、霊的な導きや祝福を求めてやって来る巡礼者だけ。その生活は、物と人間の世界から隔絶される必要があった。

だが奇妙なことに、これまでずっと、こうした孤独な生活は人気がないわけではなかった。中国では、老子の『道徳経』が、その静寂の快さと自然の喜びを説いていた。ロシアでは、ロシア正教の隠者がシベリアの広大な森林へと移り住んだ。何人かは賢者として評判になり、ロシアの知識人や政治家がこぞって彼らのもとを訪れた。マロン派の隠者は、歴史のなかで最初の隠者ではなかったが、最後の隠者になる可能性はある。現在も、マロン派の2人の隠者が、2千年来の伝統を守って、レバノンの山奥で禁欲生活を送っている。

こうした生き方は、十八世紀のイギリスで、一時期流行ったことがあった。社会のなかの裕福な者たちは、当然ながら、自らが隠者になることはできなかったが、大きな家屋敷をもち、もてなすべき客人がいた。そこで彼らは、隠者を自分の領地に住まわせて、訪れる客人たちを喜ばせ、時には客人たちに霊的な洞察を授けた。これに熱中して、何人かは、どのように草庵を作ればよいか――柱と屋根だけの粗末な東屋《あずまや》から、もっと贅沢な中国風の庵《いおり》(1本の大きな木を囲むように建てられ、長椅子と居間がある)まで――について小論を書いた。しかし、いわゆる「見世物」になる仙人がそう簡単に見つかるわけもなかったので、パトロンは、全国紙の求人欄に広告を出すという策に出た。サリー州のペインズヒルの大地主は、聖書、眼鏡、食べ物、水、寝るためのマットが用意された草庵で少なくとも7年間生活するという条件で募集をかけた。髪や爪も切ってはいけなかった。彼らは、ほんとうの隠者なら、新聞の求人欄など読むわけがないということには思い至らなかった。見込みのありそうな応募者がいたが、3週間ともたなかった。その男は、地元のパブで酒を飲んでいるところをとっつかまって、お払い箱になった。

私たちのほとんどは、こうした孤独な生活に耐えるだけの気力も体力ももち合わせていない。シェイクスピアの『あらし《テンペスト》』に登場するプロスペローの娘、ミランダのように(島での彼女の話し相手は、父親、島に住む怪物、そして精霊だけだった)、私たちには、ほかの人と接したいという強い欲求がある。ミランダは、難船者たちが島に上陸してきた時、「ああ、なんてすばらしい新世界、この世界にはこんな素敵な人たちがいるのね！」と叫ぶ。（人間というものはいかに立派に見えても、多くの場合、一皮剝けば基本的欲求のかたまりだということを知っている父親は、皮肉っぽく「おまえにとって新しいだけさ」と応じるのだが。）

私たちは、本質的に社会的生物であり、その自覚もある。「人間は社会のために生まれる」とは、啓蒙主義の思想家、ドニ・ディドロのことばだ。「ある人間をほかの人間から切り離し、隔離してみよ。すると、彼の考えは千々に乱れ、性格が変わり、数知れぬバカげた感情が湧きあがり、途方もない考えが心のなかをめぐるだろう」。ほとんどの人は、友人や家族や愛する人のいない生活がどんなものか想像もつかないということに同意する。社会的接触は、日々の生活の中核にある。説明すべきは、それがなぜ中核にあるかである。

利己的遺伝子説

動物のなかには、一緒に生活するのは繁殖の時だけという動物もいる。彼らは、一生の大半をひとりぼっちで過ごし、単独で食べ、眠り、身を守り、ほかの動物を狩る。更新世のサヴァンナでは、ヒトは、ひとりで生活するなどできるはずもなかった。これは、ほかの人間と一緒にいたいという情緒的欲求があるからだけではなく、それにも増して、そうしなければ生きることができなかったからである。食物を見つけ、敵と闘い、捕食者を避け、子どもを育てる——これらは協力を必要とした。

したがって、おそらくまず最初にあったのは物質的欲求である。私たちは、ヒトの心が、周囲の人々との協力関係と連帯を求めるために適応してきたのかどうかを考えてみる必要がある。私たちには、協力と社会性の本能があるだろうか？　ヒトの本性は、基本的に利己的で、自己本位ではないのだろうか？

１９７６年、進化生物学者のリチャード・ドーキンスは、その卓越した名書『利己的な遺伝子』を出版した。その時以来、この本は多くの点で誤解されてきた。彼の用いた利己的な遺伝子という比喩は、１９６０年代初めにウィリアム・ハミルトンが行なった研究にもとづいている。ハミルトンは、進化による変化の焦点が個々の遺伝子にあるとして、その役割を強調した。正確さに欠けるかもしれないが、ドーキンスの主張を一言で言うと、こうである。まず、自身の生き残りと複製を高める遺伝子はみな、ほかの遺伝子を犠牲にして広まる。言いかえると、成功する遺伝子（生物集団内に広まる遺伝子）が成功するのは、それらがある意味で自分本位であり、自身の複製のチャンスを高めるからである。もちろん、遺伝子は考えないし、感情や欲求も、意識も無意識ももたないのだから、これは次のように言い直すべきである。すなわち、成功する遺伝子は、あたかも自分本位な存在であるかのようにふるまう。これが利己的遺伝子説の前半部分である。後半部分は次のようになる。生物は遺伝子によって作られる。したがって、生物とは、遺伝子の複製のチャンスを高めるために、遺伝子が作るマシーンである。

これは実に強力な考えである。ドーキンス本人でさえ、この考えが自分にとってつねに驚きだ、と言っているほどだ。しかし、これには但し書きが必要である。生物の発生・発達においては、遺伝子だけが唯一の要因なのではない。多くの点において、遺伝子は、発生・発達の表舞台ではたらくわけではない。遺伝子は、身体や脳の組織を構成するタンパク質を作り上げるのに加え、それらに指示を出す仲介役の別のタンパク質も作り出す。そして、遺伝子が同じであっても、まったく同じ構造をもった個体ができあがるわけでもない（遺伝的にまったく同一の「一卵性」双生児にも、身体的にわずかな違いがあることを思い浮かべてもらうとよい）。さらに、環境は、生物がどのように発生・発達するかに大きな影響をおよぼしうる。

しかし、大まかには、生物の発生とその最終的な形態はおもに遺伝子に依存し、それはゲノム中の突然変異によって変化する。これが、ドーキンスの結論に至る最初の出発点である。ドーキンスの考えの意味することを理解するために、この地球上の生命の始まりを想像してみよう。生命が誕生する以前には、原始のスープしかなかった。このスープのなかで、分子の混合（とくに、ともに炭素を含む二酸化炭素やメタン、そして水素ガスと酸素ガスからできる水）が生じた。これらの単純な無機分子と原子からアミノ酸ができるのは、そう大変ではない。アミノ酸のようなかなり複雑な有機分子は、生命がこの地球上に誕生した時にあったと考えられる環境——たえず放電している大気、高温と紫外線——を模した実験条件下で合成することができる。ここで仮定されているのは、これらのアミノ酸（すべてのタンパク質を構成する部品であり、地球上の生命に不可欠の物質）がつながって連鎖を形成し始めた、ということだ。同様に、糖やプリンのような、炭素を含んだ単純な化合物も形成された。これらの物質はみな、ヌクレオチド、すなわちＤＮＡの基本的構成要素である。タンパク質が作られ、さまざまに分解し、ランダムに再結合された。最終的に、偶然によって、自分の複製を作ることができる分子がわずかに出現した。それらは、原材料としてほかのアミノ酸を結合することによって、自分と同じ化学構造を複製することができた。これらの分子（いわば複製子）は、原始の海に広がってゆき、増殖し、その数が増えていった。

しかし、複製子の多くは、長く続くことはなかった。複製のプロセスに欠陥があると、できるコピーはエラーだらけで、それらのエラーが累積すると、コピーの最終産物では、複製が不可能になった。ほかに、仲介する人のたくさんいる伝言ゲームのように、最後に伝えられる分子は、出来損ないになった。ほかに、毎回きっちり正確なコピーを作ることができた複製子もあっただろうが、その場合には、変化も進化もありえなかった。それらは、複雑なものへと変化することなしに、複製の原材料である単純なタンパク質がなくなってしまうまで、分子から分子を、コピーからコピーを作り出すだけだった。したがって、極端に正確な複製は、成功を約束しなかった。それもまた、進化の行き止まりだった。

長期の成功は、妥協を必要とする。つまり、自分を複製するだけでなく、進化するのに足るだけのエラー（環境条件に適応するものではなくてはいけないが）をする分子である必要がある。たとえ、この複製子のある特定の種類が、そのもととなる原材料を切らしたり、あるいはほかから「食われて」しまった（ほかの複製子の原材料になった）としても、これよりも成功するほかの種類があるだろう。バクテリアが突然変異を起こして、抗生物質に対する免疫を発達させるように、これらの初期の複製子は、食べられるのを防ぐ方策を発展させただろう。

最終的に、ひとつのとりわけ成功した複製子があった。たまたま、この分子の構造は、複製のプロセスを、きわめて正確でもないが、かといって不正確でもないというような、ちょうどよい均衡状態においた。この複製子は、十分な適応力をもっていたので、自分を増殖させるという中心的な能力を保持しながら、かつ広まり繁栄し、そしてほかのすべての種類の複製子を食い尽くした。この成功をおさめた複製子の末裔こそ、私たちがDNAと呼ぶものである。その子孫は、この地球上のありとあらゆる動植物のありとあらゆる細胞のなかに見つかる。

DNA複製子のヌクレオチドの長いねじれた二重らせんの上に、遺伝子と呼ばれる情報のパッケージがある。時間が経つうちに、遺伝子は突然変異を起こし、ランダムに変わる。大部分の突然変異は無益か、あるいは有害だ（その遺伝子が生き残る確率は低くなる）が、少数ながら有益なものがあり、進化は、どの突然変異がよくて、どの突然変異が悪いかを示してきた。

地球上には、自由に泳ぎ回るDNAだけの生き物はいない。知られているなかでこれにもっとも近いのは、単純なウイルスだ。ウイルスは、タンパク質の保護膜に包まれただけの複製子である。この保護膜の作り方の指示は、DNAのなかに書き込まれており、こうしたウイルスは、あらゆる種類の生き物の先駆けである。ここで言えるのは、ヒトも含め、あらゆる生命が、DNAから見れば、一種の防護服だということである。細胞――これが集まって、組織、骨、皮膚、血液、神経系になる――は、私たちのDNAの驚くほど複雑な生存マシーンに欠かせない部品である。このような見方は、遺伝子中心の進化の論理的帰結であり、この結論に私たちは戸惑うが、この結論は逃れようがない。人間の身体と心は、DNAという複製子の生き残りを助けるように「デザインされた」、適応の産物なのである。

ニワトリは、卵が次の卵を作るための手段にすぎない――この諺は昔からあった。しかし、そのほんとうの意味を考えた者はいなかった。この諺が真実を言い得ていることには、だれも気づかなかった。比喩は言い過ぎになることもあるが、遺伝学者のスティーヴ・ジョーンズが述べているように、「進化とアナロジーは、銅像と鳥のフンのように、切っても切れない関係にある」。リチャード・ドーキンスは、遺伝子を「利己的」という刺激的なことばで呼んだことで非難されることがある。しかし、その中心にある考え——遺伝子は自分が生き残ることに余念がない——はきわめて適切である。個々の生物は、遺伝子を運ぶマシーンにすぎないのであって、微生物も、植物も、動物も、自然淘汰の真の焦点ではない。

なぜドーキンスは、遺伝子を利己的と呼ぶのだろうか？　利己的だというのは、遺伝子の存在理由が自身の生き残りにあるからである。それらの遺伝子が現在のゲノムのなかに存在するということは、それらが、いまは絶えてしまったライバル遺伝子よりも複製に成功した、ということを意味する。要するに、自然淘汰というのは、それほど成功しなかった遺伝子を犠牲にして、一部の遺伝子が成功し広まることである。これらの遺伝子は、その宿主やほかの個体の生を快適なものにするとはかぎらない。遺伝子が複製されるということが重要なのであって、その宿主となる生き物が悲惨だろうが、つらかろうが、おもしろくなかろうが、どうだってよい。遺伝子にとって、そんなことは知ったことではない。セアカゴケグモのオスが交尾の際にメスに自分を食べさせるのは、遺伝的指令に従っているのだ。たとえそれらの遺伝子の宿主がこれから母親になる空腹なメスの食事になって果てようとも、その指令は、遺伝子のコピーをできるだけ多く残すという点ではうまくいっている。

ドーキンスにとって、遺伝子は、淘汰の主要な単位としてだけではなく、その最優先課題が自身の生き残りであるような、自分本位の存在として見ることができる。したがって、利己性とは、皮肉にも宿主の生き残りよりも遺伝子自身の生き残りを優先するという、遺伝子のもつ基本的性質である。この典型的な例は、社会性昆虫のなかの子を産まないワーカーの存在である。

多くの人々は、遺伝子は利己的だから、私たちヒトもお互いの関係においても利己的なのだ、と考えた。これは、部分的にのみ真実である。たとえば、最後に残ったビスケットをめぐってけんかするきょうだい。約束や浮気をめぐって言い争う恋人どうし。（時には暴力を用いて、また時には心理作戦に出たりウソをついたりして）配偶者の獲得合戦に興ずる者たち。互いに土地をぶんどろうと隙をうかがう人たち。庭の境界をめぐって言い争う隣人どうし。領土をめぐって戦闘を繰り広げる2つの国、などなど。これらの例に見られるように、私たちは、自分や自分の属す集団がよくなることに関心がある。そしてこうした自己利益は、さまざまな道具や武器や戦術に支えられている。

しかし、利己性が話のすべてではない。ハミルトン、ウィリアムズ、トリヴァース、そしてドーキンスの記述する遺伝子中心の進化は、協力行動と利他行動が、競争の場合と同程度に、私たちの遺伝子に利益をもたらすことがあるということを物語っている。結局のところ、私たちの身体も脳も、遺伝子の青写真に盲目的に従うわけではない。状況が違えば違うように反応するだけでなく、似たような状況であっても違うように反応するようにも「デザイン」されている。サヴァンナにあって、私たちの遺伝子は、300万年の間ルーレットゲームに興じ、ランダムな突然変異が次から次へと起こった。そのほとんどはあたりの番号ではなかったが、ほんのいくつかの突然変異は有益で、決定的に重要にさえなり、消滅せずに受け継がれ、永続するものになった。

私たちの場合、これらの遺伝子は、宿主であるマシーンの初期モデルであったアウストラロピテクスを、集団生活を営み協力し合う現在の社交的なホモ・サピエンスへと変える上で、大きな役割をはたした。

血縁的利他行動

中央アメリカ、ヤシの木立の海岸線に沿って続く大きな砂浜には、この世でもっとも母親らしくない母親の産卵場所がある。砂を60センチほど掘ると湿った砂に行きあたるが、ここが最多で200個ほどの卵の隠し場所である。これらの卵を産むのはオサガメのメスだ。しかし彼女たちは、櫂のような大きな前脚で墓穴にも似たこの浅い穴を掘っても、そこにとどまることはない。未明の闇のなか、重い足取りで暖かい海に戻ってゆく。それから60日ほどすると、体長が7センチ足らずの、甲羅の柔らかい赤ちゃんガメが、卵の殻を破り、白い砂のなかの住みかから這い出てくる。100メートルほど向こうの大海原の岸辺にたどり着こうと、砂の上を漕ぐようにして、最初のよちよち歩きをする。いたいけなこれらの赤ちゃんガメは、自力で食べ物を見つけ、自分で身を守らなければならない。そのほとんどは、海にたどり着く前に、鳥やトカゲやカニのお腹に入ってしまう。なんとか海にたどり着いても、次は、バラクーダやイルカにひと呑みされる危険が待っている。生き延びておとなになる確率は、ほんのわずかだ。産卵場所1か所あたり約200個の卵が産みつけられるが、性的に成熟するところまで生き延びるのは、そのうちのほんの2個程度にすぎない[注]。

ヒトは、これとは逆のやり方をとる。一生の間に産む子どもは数人程度にして、それぞれの子の生存を確実にするために（時間と労力とお金の点で）莫大な投資をする――時にはわが子のために身の危険を顧みないこともある。そうしたやさしさは、自分の子どもたちにとどまらず、近親者にも向けられるが、血縁関係が近いほど、その程度も大きい。これこそ、血縁淘汰の直接的な結果であり、私たちがもっとも多くの遺伝子を共有しているのが自分の子や親やきょうだいだという事実の、必然的帰結である。

すでに見たように、社会性昆虫は、血縁淘汰が行動にいかに大きな影響をおよぼすかということをよく示す例である。実際、それはきわめて強い力であり、ワーカーのアリや殺し屋のハチは、躊躇することなくカミカゼ特攻隊になる。同様に、「血縁以外の者を」間引くという恐ろしい結果――オスライオンは自分が引き継いだ群れのなかの子どもを殺す――も見たし、血縁淘汰が数学的に説明できるということも紹介した。この数学は、自分の子どもと半分の遺伝子を共有する親は、2人の子どもや自分の2人のきょうだい（あるいは4人の孫、あるいは8人のいとこ）のためなら進んで自分の命を捧げるだろうと予測する。しかし行動は、このような機械的計算に忠実に従うわけではない。血縁淘汰は、私たちに傾向――わが子を救うためなら、危ないことも厭わないという傾向――を与え

［注］　これらのウミガメは、この世でもっとも知恵のある捕食者のせいで、絶滅が危惧されている。コスタリカのような貧しい国では、人々が、生活の糧を得るために砂浜を掘って回る。ウミガメの卵は高値で売れ、彼らの貴重な収入源になるのだ。その結果、ウミガメはこの海岸から急速に姿を消しつつある。

るにすぎない。川のなかで流されかけているわが子を救おうと、母親が波立つ川に飛び込む時、母親は、意識的にも無意識的にも、計算をしているわけではない。矢も盾もたまらず飛び込むのだ（あるいは、場合によっては、飛び込まないだけのことだ）。

家族の絆は、私たちの社会的本能の一部を説明する。哺乳動物や多くの鳥類に見られるような核家族構造は、私たちの社会性の始まりを物語っているのかもしれない。イヌイットやイトゥーリの森で暮らすピグミー族のような現代の狩猟採集民は、家族のつながりによって緊密に結びついた小集団で生活する。その社会構造は流動的である。時には、25人から30人——6つ程度の核家族——からなる、いわゆる最小集団《ミニマル・バンド》で生活するが、全員が家族関係によって緊密に結びついている。食糧が不足してくると、これらの集団は分裂し、それぞれの家族が単独で移動するようになる。同様に、食料が豊富にある場所なら、そこにいくつもの最小集団が集まることになる。

では、現代の協力行動の本能の原型は、石器時代の家族生活にあるのだろうか？

大きな勘違い仮説

ジョン・トゥービーとレーダ・コズミデスは、現代社会の大規模な協力行動の本能のもとにあるのは血縁淘汰だ、と主張している。この考えは、「大きな勘違い仮説」と呼ばれている。トゥービーとコズミデスは、私たちが、更新世のサヴァンナで、血縁者からなる小集団で進化したので、その集団内のすべてのメンバーと協力し合うような傾向をもつようになったのだ、という。彼らのあげている理由は、サヴァンナでは、多くの集団が血縁によって、あるいは少なくとも「結婚」によって――セックスや育児のパートナーとして――つながっていただろう、というものである。私たちの心は、今日私たちが暮らす巨大で複雑な社会用ではなく、サヴァンナ用にできているので、大きな社会を血縁集団だと「勘違い」してしまう。したがって、現代社会における協力行動は、血縁淘汰の非適応的な副産物である。言いかえると、数百万年にわたって有益な進化的戦略であったものが、現在は裏目に出てしまっている、というのだ。私たちは、たとえ現在では自分たちにとっての利益がはるかに少ないとしても（近親者ではなく、遺伝子の共有の少ない他人を助けることには、遺伝的な利益がない）、まわりの人間たちと協力し合うという行動傾向を完全には捨て去ることができない。さらに、赤の他人も、私たちを助けたり恩を返したりしても、遺伝的利益はない（このことは、だまされてだれかを助けてお返しがないこともありうる、ということを意味している）。つまり、大ざっぱな言い方になってしまうが、私たちみなが多かれ少なかれ協力的であるのは、みなが同じ非適応的メカニズムをもっているからだということになる。

私と息子のベンがアーセナルのシーズン・チケットの席で声を嗄らして一緒に叫ぶ理由は、おそらく血縁者の協力行動なのかもしれない。そしてハイベリーのアーセナル・スタジアムの私の席の両側[注]にいつも座っている、（正直にありのままを言えば）ちょっと口の悪い、たばこ臭い、多少能天気で、少しだけ太っちょの人類のメンバーと私との間にはとくに遺伝的に共通のところはないように見える。

［注］身の安全とベンの心の安寧のため、席の番号は内緒である。

ところが、デニス・ベルカンプが敵のゴール前にいるティエリ・アンリにこれぞというパスを出したりすると、思わずこのすばらしい隣人たちと抱き合うのだ。

だが、まさにこの理由から、大きな勘違い仮説は十分な説得力をもっていない。私たちの小規模の緊密な居住集団や氏族集団は血縁者からなっていただろうが、親や子やきょうだいよりも遠い血縁者になると、その遺伝的利益は急激に少なくなる。いとこと共有する遺伝子は8分の1にすぎないし、いとこの子どもとでは16分の1になる。遺伝的利益のこの幾何級数的低下が意味しているのは、血縁者を助けるということから言えば、相対的に小規模な集団であっても、利他行動や協力行動から利益を得るのはほとんどすべて私たちの直接の家族であり、そして私たちには遠い血縁者と近い血縁者とを区別する本能的メカニズムがある、ということのはずである。しかし、これは必ずしも真実ではない。もしあなたが大家族のなかで育ち、だれがあなたのきょうだいで、だれが半きょうだいで、だれがいとこかを教えられないなら、彼らを区別するための「血縁検知」システムがない。近親交配を避けること（インセスト回避）は、それがおよぼす健康への悪影響のゆえに、きわめて重要な（続く数世代にとっても決定的に重要な）問題である。このインセスト回避の必要性は、私たちが血縁者と非血縁者を区別できるということを示しているようにも見える。しかし、イスラエルの共同体（キブツ）で一緒に育てられた子どもたちを調べた研究が示すところによると、血縁者かどうかにかかわらず、仲間として一緒に育った者どうしの間では、性的関係も結婚もほとんど見られなかった。おそらくは、インセスト回避の鍵は、生物学的な血縁よりも、子ども時代に一緒に暮らすことのほうにあるようだ。

いずれにしろ、現代の行動の多くは、大きな勘違い仮説と合わない。現代の社会では、社会のすべての（あるいは大部分の）メンバーと協力し合う傾向は確かにあるものの、非血縁者よりは血縁者を優遇する傾向がある。私たちは、血のつながりのない子よりも実の子のほうに財産を多く残す傾向があるし、（たとえ一度も会ったことがなくても）近親者を助けるためなら、大きな犠牲も惜しまない。たとえば、生まれながらに離れ離れに育ったきょうだいが、一方を助けるために、自分の腎臓や骨髄を提供するといった話がある。私の専門である不妊治療の分野では、人々は、養子をとるのではなく、遺伝的に自分の子をもつためなら、どんな労苦も、どんな大きな犠牲も厭わない。核家族化の拡大と社会的流動性の増大にともなって、生物学的な絆がかなり弱くなっているにもかかわらず、私たちはみな、意識的にも無意識的にも、血縁者とそれ以外とを区別する。

民主国家か独裁国家かにかかわらず、その国の政府の要職にだれがついているかを一覧しただけで、縁者びいきがいまも根強く行なわれていることがわかる。ジョージ・W・ブッシュがアメリカの大統領になったのは、彼が際立った政治手腕をもっているからでも、明晰な頭脳をもっているからでもなかった。もっとよい例は、イラクの支配者たちであった。サダム・フセインの次男のクセイは、与党の幹部であり、共和国防衛隊を指揮していたし、長男のウダイは、イラクで最有力の新聞を牛耳っていたと同時に、サダムの特殊部隊として知られる議会親衛隊を指揮していた。大統領の座を継ぐのは、この2人のどちらかだろうと目されていた［訳注　そうはならなかった。そうさせなかったのは、最初の例のブッシュである］。

互恵的利他行動

このように、血縁的利他行動は、ヒトではその程度だ。動物では、協力行動は非血縁間でも進化したが、それだけでなく、こうしたギヴアンドテイクの関係は種間にも見られる。1例は、大きな魚の皮膚につく害虫や寄生虫をとって生きる掃除役の小魚や小さな甲殻類である。これらの掃除役は、宿主の魚の口のなかに入って、歯や頬の内側を掃除することさえある。宿主の大きな魚は、それらの掃除役がひと呑みで呑み込んでしまうほど小さくても、間違って食べてしまうことはまずない。

『利己的な遺伝子』のなかでリチャード・ドーキンスは、種間の相互依存の驚くような例を紹介している。アリのいくつかの種は、アブラムシとの間に共生関係を築いている。アブラムシは、植物から樹液を吸い出し、樹液から栄養分を抽出する。彼らに必要なのは、それらの栄養素の一部だけで、残りは、お尻から甘く粘っこい「蜜」として排出される。この蜜は、通常なら地上に垂れて無駄になるのだが、アリは、アブラムシを「搾乳する」能力を進化させた。アブラムシのお尻を叩いて、流れ出る蜜を受けとるのだ（アブラムシによっては1時間あたり体重と同じ量の蜜を分泌することもある)。アブラムシは、これに大いに満足している。お返しとして、アリが捕食者から守ってくれるからだ。アブラムシのいくつかの種では、アリが彼らの卵を地中に運んで、蜜の分泌腺がはたらくようになるまで育て、そうなったら蜜を出す場所まで連れ出すことさえする。

ほかの動物種では、捕食者の上を行くためには協力が不可欠である。シマウマは、かなりの近視で、その分聴覚が鋭い。彼らは、視力のきわめてよいヌーやキリンと一緒にいることも多く、互いのすぐれた能力によって助け合っている。

サヴァンナでの協力行動

ヒトにとって、サヴァンナは、ひとりで生きてゆくには容易な環境ではなかった。食べ物も十分にあるわけではなかった。果実、根、塊茎、ナッツ、ベリーはあったが、中新世の終わり（500－600万年前）頃に森林が乾燥して少なくなってゆき、氷河期の冷気が北の荒涼とした地から南下してくるにつれて、草木はまばらになり、食べ物を見つけるのが困難になっていった。シカやアンテロープは草原を歩いていたが、つかまえるのは容易ではなかったし、競争も激しかった。ホモ・ハビリスは、もしライオンがしとめた獲物の場所にすぐ行けなければ、ハイエナやハゲワシがたちまちにしてそれを片づけてしまった。

初期人類にあっては、集団で生活していた者たちなら、旱魃や飢饉をなんとか乗り切ることができただろう。集団の人数が増えれば、より広い地域をカバーできたし、新鮮な肉やほかの食べ物をもって帰る確率が格段に増えただろう。しかしおそらく、集団で生活するもっとも大きな理由は、捕食者から身を守ることだった。集団でいれば、通りすがりのサーベルタイガーに狙われる危険も減らすことができた（次ページのボックス参照）。

1980年代半ば、クレイグ・レイノルズは、動物で群れがどう進化したかをシミュレートするコンピュータ・プログラムを作った。この時以降、いわゆるAライフ（人工生命《アーティフィシャル・ライフ》）のプログラムは、進化生物学者から高性能の内燃エンジンの開発を手がけるエンジニアにいたるまで、あらゆる種類の研究者にとってきわめて有用な道具になった。

コンピュータ・シミュレーションは、とりわけ捕食者が関係する時、群れがなぜ進化しやすいのかをはっきりと示している。その理由は次の通り。1頭の標的動物（たとえばアンテロープ）が1頭のサーベルタイガーに四方を身をさらしているとしよう。もしこの標的動物が「もう1頭の仲間の標的動物に向かってその距離を一定に保ちながら動け」という単純なルールを与えられるなら、この動物は、四方ではなく三方だけ身をさらすことになる。アンテロープがサーベルタイガーに狙われる確率は、大幅に減る。このシミュレーションでは、自然淘汰と同じように、成功する戦術は繁殖し、集団内に広まると考えることができる。標的動物が仲間とともに動くように指示するルールは急速に増殖し、たちまちにすべての個体が仲間とともに動こうとするようになり、その結果それぞれは、二方を、そして三方を、うまくいけば四方を仲間に囲まれるようになるだろう。群れがよい形になった場合には、「群れの仲間」のほんの一部だけが周辺部で身をさらし、残りは完全に守られる。

レイノルズは、動く群れをまねるプログラムを作るには、次のような4つの単純なルールを組み込むだけでよいことを発見した。

間隔――混み合うのを避けるように動け
整列――仲間たちの向いている方向に動け

凝集性――仲間たちの位置どりと同じになるように動け
回避――障害物は避けるようにして動け

それぞれの個体がこれらのルールに従うなら、「Aライフ」の群れの行動は、不気味なほどほんものらしくなる。群れの周辺部にいる個体は、つねに中心に向かって動くので、その影響で、中心から周辺部へと押し出される動きがたえずある。このモデルを用いると、陸上の動物の動きだけでなく、魚や鳥の群れの動きも近似できる。これは、第二次世界大戦で商船に用いられた防衛戦略とも似ている。護送船団方式は多くの損失を生じさせはしたが、そうした方式がなかったなら、護衛があってもなくても、損害の規模はもっとずっと大きなものになっていたはずだ。

しかし、群れをなすことは、集団全体にとって必ずしも有利にはたらくわけではない。動物が群れをなすことは、つかまって食べられてしまう個体の数が少なくなる、ということなのではない。サーベルタイガーにとって、群れの周辺部にいる個体しか狙えないということはどうでもよく、それでもたくさんのアンテロープを捕食できる。しかし重要なのは、その集団のなかでは、群れるという本能を欠いた個体は、ほかの個体よりも食べられてしまう可能性が高い、ということである。これが、なぜ適応が（もしそれがその集団のなかで根づいているなら）不可欠かという理由である。とは言え、群れそのものの利点もあるかもしれない。動物の群れは、捕食者にとっては、たくさんの個体がいるため、狙うには手強い相手なのかもしれない。危険を察知するたくさんの眼と耳もある。しかしこうした利点は、個体にとっての利益の副産物である。

遅延的利他行動

したがって、協力行動の実際的必要性は、明白である。同様に明らかなのは、単純なコンピュータ・モデルでも、なぜ私たちが単独で生活するのではなく、集団で生活するようになりえたかを説明できる、ということである。しかし、寄生主と協力し合うソウジウオと違って、私たちの分かち合いのシステムは、かなり複雑なものになりうる。とりわけ、時間を隔ててお返しをする場合がそうである。たとえば、あなたが私に夕食をおごってくれるが、来月あなたが不如意の時には、私がその借りを返すといったように。このように資源をプールすることはお互いにとって有益だが、一方で、社会集団には一定レベルの複雑さが――すなわち、信頼関係と、どの人がどのようなことをしたかを記憶する能力とが――必要になる。ある人からお返しが期待できないなら、その人になにかをしてあげるのは無駄でしかない。

動物における遅延的利他行動の典型的な例は、チスイコウモリである。よく知られているように、チスイコウモリは、ウシや眠っているブタの血を吸う。これはそれほどうまくいくわけではない。というのは、ウシは、おとなしくコウモリに血を吸わせるわけではないからである。若いチスイコウモリの場合、血にありつくのはとりわけ難しい。3晩に1晩は血にありつけず、しかも彼らの代謝はかなり速い。チスイコウモリは食べなければ2、3日ともたないので、これは急を要する。すぐ弱って、栄養失調で死んでしまう――文字通り急死する。しかし彼らは、遅延的な互恵的利他行動を行なうことによって、この難局を乗り切る。もしあるコウモリが血にありつけなかったなら、ほかのコウモリがそのコウモリに自分がとってきた血の一部を吐き戻す。（チスイコウモリは、うまく血にありつけた時には必要以上の量の血を飲み、戻ってから、ほかのコウモリにそれを分けてやることができるのだ。）しかし、チスイコウモリは、だれにでも血を吐いてやるわけではない。彼らが血を分けてあげるのは、それまで一緒にいたことのある個体や、過去に自分が血を分けてもらった個体である。こうした互恵的関係は、チスイコウモリの生存に大きな役割をはたしている。この関係は、まず個々のコウモリを識別し、次にそれぞれのコウモリについて、あげたりもらったりしたことがあったかどうかを記憶するという、複雑な能力に依存している。

初期人類は、きわめて洗練された共同作業の能力、相手の立場に立ってものごとを理解する能力、信頼関係と互恵関係、そして重いものをみなで持ち上げる際に、持ち上げているふりをしている奴を見抜く能力に多くを負っていただろう。しかし、石器時代の人間の生活をバラ色に描くことは間違っている。社会的関係がすべて協力的なわけではない。いくつかの社会的関係は権力の上に築かれているし、動物の世界では、ほとんどの社会集団は、力ある者によって牛耳られている。事実、身体的にもっとも力の強い男性や女性が、その身体の大きさによって欲しいものを手に入れることが多く、そしてもっとも利口な者が、他者を操る能力によって、望むものを手に入れる。（諺にもあるように）体重が500キロのゴリラがマキャヴェリ並みの知恵をもったら、それこそ、だれにも止めようのない権力をもち、筋金入りの独裁者になるだろう。身体的な強さに心理的な操作能力が加われば、鬼に金棒どころか、危険きわまりない存在になる。

前の2つの章では、どのように競争が人間の相互作用の深いところに入り込んでいるか、そしてどのようにしてそれが暴力を引き起こすことがあるのかを見た。けれども、もっとも階層化した人間社会でさえ、メンバー間の協力——たんに脅威の上に築かれているのではない協力関係——が必要である。サヴァンナのような不確実な環境にあって、私たちの祖先はなんとかやっていかなければならなかった。どんな天性の指導者であれ、グループの規模が小さくなればなるほど、ほかの人間の誠意と協力に頼らざるをえない。

自分の集団を知る

集団で生活するには、知力が要る。まず、だれがどんな人かを覚えておく必要がある。次に、彼らがどんな関係にあるか（「だれがだれの娘か？」「彼氏と彼女は性的関係があるのか？」「彼はあの彼氏とつきあっているか？」）を知らなければならない。そして意思の疎通を図り、信頼と互恵の絆を強め、それぞれの関係のなかで自分がどんな立場にいるのかを覚えておく必要がある。霊長類での優劣の階層から明らかなように、個々のサルは優劣の順位のなかでほかのすべてのサルの地位を知る必要がある。そうしないと、抜きさしならぬ状況に陥ってしまうことになる。

ロビン・ダンバーは、霊長類の脳の大きさが、一定規模の集団に対処する能力に比例すると主張している。彼は、類人猿、旧世界ザルや新世界ザルといった霊長類のさまざまな種について、社会集団の平均規模——4、5頭から数十頭までさまざまだ——を横軸に、脳全体に占める新皮質の割合を縦軸にとってプロットした。すると、これら2つの変数の間には一次関数的な比例関係が見られた。ダンバーは、ヒトの新皮質が占める割合からヒトの集団の適正規模を予測し、それが125人から150人の間と見積もった。

私たちのそれぞれは、つねに、あるいは頻繁に接触する人々のネットワークをもっている。そのネットワークは、友人、家族、同僚からなり、場合によってはその人たちの友人、家族、同僚も含まれる。これらの人たちとはみな、すぐ（少なくとも、自己紹介などせずに）会話を始めることができ、ものを頼める。ダンバーは、彼のグラフをもとに、この社会的ネットワークの平均サイズがおよそ125から150人と推定している。この概数は、すべての種類のさまざまな社会――たとえば、中東の新石器時代の村々、カナダのヒュッテル派の共同体、東テネシーの農業共同体、アーミッシュ派の教区、現代の狩猟採集集団――の集団サイズに見られる。都市社会であっても、ひなびた田舎であっても、共同体の仲間の数は、私たちの認知能力の限界を反映している。

リスクと信頼

だが、現代の社会では、この自然な集団サイズをはるかに超えた協力関係がある。私たちの生活はかつてなかったほど複雑になり、社会や職場や家庭での生活は、協調して活動する人々の巨大なネットワークに大きく依存している。

西洋の都市の典型的な市民の平均的な日常を想像してみよう。いま、彼女は車に乗って住宅地を走っている。交差点の信号が青であれば、スピードを落とさずに通り過ぎる。そうできるのは、信号が赤のほうはドライバー（彼女の知らない人だ）が車を停止させているはずだからだ。彼女の車は日本製（あるいはドイツ製）で、彼女は、自分の命をその車を設計したエンジニアたち（当然彼女は会ったことがない）と顔見知りの数人の整備士たちに託している。彼女は、子どもを学校に送り届ける。そこには数十人の教員と事務職員がいて、専門家と政治家（彼女が票を投じなかった政治家かもしれない）によって決められたカリキュラムに沿って教育を行なっている。次に彼女は職場に向かう。オフィスでは、世界のさまざまな人々と電話でやりとりする。それは、極東で生産された製品を、中央銀行によって保証された電子マネー――多数の銀行の複雑で膨大なネットワークによって電子的に取り引きがなされる――を介して売買するためだが、彼女は、その相手のだれとも会ったことはない。朝飲んだコーヒーの豆も、コスタリカの農民によって栽培され、いくつかの国の商社に雇われた百人ほどの人々（彼女はそのだれとも会ったことはない）によって選別され、炒られ、袋詰めされ、輸送され、販売されたものだ。夜は、信頼できると評判のベビーシッターに赤ちゃんを預け、ハリウッド映画を見に行く。その映画は、彼女が一度も会ったことのない人たちが製作し、出演している（そのなかの数人には、もしチャンスがあるなら、会ってみたいとは思うが）。映画館では、運悪く、席への案内役がもっていた懐中電灯の電池（韓国製）が切れて暗くなった瞬間に、よろめいて足を捻挫してしまう。それから病院に連れて行かれ、30人ほどのまったく見知らぬ人々のいる待合室で待ったあと、診察を受け、医者やレントゲン技師や看護師の世話になる。しかし、またこうした不運にでも会わないかぎり、彼らとはふたたび会うこともないだろう。

夕方のニュースは、「コーヒー豆がコスタリカから無事到着しました」とか「先生たちは学校に定刻に来て教えています」といったように、協力がうまくいっていることをいちいち報じたりはしない。現代の社会では、業務が正常に流れ、専門家は自分の仕事をきっちりやるということが、大前提になっている。それらがうまくいかなくなった時だけ、「コスタリカ内紛コーヒー豆に大打撃」や「学校教師3日間のスト決行」といったニュースが報じられる。

私たちの生活のほとんどすべての側面が、全面的に協力と信頼に依存している。しかし、これにはリスクがともなう。私たちは、家が火事で焼けてしまった場合には、保険会社が損害を補償してくれるものと信じている。そして、たくさんの世代の人々を通して受け継がれてきた古くからの伝統、法や物語のシステムをもつ宗教に信頼を寄せている。ちょっと考えてみるとわかるように、私たちは、航空力学も知らなければ、操縦するパイロットに会ったこともないのに、ジャンボジェットに乗るというリスクをおかしている。軍事的な戦略や技術についてなにも知らないのに、敵国が攻めてきた時に、自国の軍隊が守ってくれると信じている。逆に、政府には、もし私たちが法に触れることをしたら、私たちを刑務所にぶち込む権利がある。マロン派の隠者でさえ、協力と信頼と規制の複雑なしがらみから自由ではない。

ただ乗り行為者の問題

大規模な協力関係は、達成するのが容易ではないことがある。もっとも達成しやすい種類の協力行動は、みんなの生活を暮らしやすくするための慣習（恣意的ルールや法律）である。たとえば、外出するたびに車を道路の左右のどちらを走らせるかを適当に選ぶのではなく、車は左側通行と決める、とかである。（車が右側通行か左側通行かを規定する慣習も法律もない国があったとして、それをみんなで「決める」のにどれぐらいの時間がかかるかは、興味深い問題かもしれない。）

はっきりとは明示されていない慣習が、ほかにもいくらでもある。言語はその最たるものだ。言語は、協力の驚くべき妙技であり、それを話し理解する者どうしが、同じルールに従ってはじめて成り立つ。

ある意味では、ほかの種類の協力行動は、これよりもっと難しい。選挙では投票し、政府を選び、医療や教育に貢献する。これらの活動は、協力行動のように見えるし、共通の利益につながるように見えるが、ゲーム理論によれば、ある問題が予想される。たとえば、重い岩を持ち上げて移動させるといったように、共通の仕事にたずさわる協力行為者の集団があるとしよう。彼らが建てるのは、ストーンヘンジでも、公衆トイレでもよい。その最終結果は、みんなの生活の質を多少はよくし、その利益は、最初にかかった時間や労力というコストを上回って余りある。しかし、たとえばこの場合の公衆トイレは、御影石《みかげいし》でできた立派なものなので、石材は重く、ひとつを持ち上げるだけでも、少なくとも12人の人手が必要だとしよう。

その集団内のひとりが、その日の自分の仕事はもう十分やったと思ったとしよう。彼は、石材を12人の人間で持ち上げる時に、実際には持ち上げずに、そうするふりをしている。これによって生じる違いは、ほかの11人にとって無視できないものではあるが、ごくごく小さい。つまり、彼らが持ち上げる重さは11分の1だけ増えるが、それは気づかないほどの違いだ。しかしサボる者にとって、この違いは大きい。疲れなくてすむし、怪我をする危険も回避できるからだ。自己利益の観点からすれば、この決定はまったくもって合理的だ。ずるをしているのがばれなければ、コストは利益を上回る。

もしみなが協力行為をせずに手を抜こうとしたら、どうなるだろうか？　石材は持ち上がることもなく、計画は頓挫するだろう。小説『キャッチ22』〔訳注　ジョゼフ・ヘラーの1955年発表の小説。軍隊の不条理がブラック・ユーモアを交えて描かれている〕の主人公、臆病者を自他ともに認めるヨッサリアンは、メジャー少佐に、自分だけすでに何度となく爆撃のために飛んだのだから、もういい加減爆撃隊から外してくれるようにと嘆願した。だけど、だれもがおまえのように考えたら、どうなると思う、と少佐は言う。それに対するヨッサリアンの返答──「おことばではありますが、そう考えないなら、私はただのバカ者ということになります」。ヨッサリアンの言うのは正しい。みながずるを決め込んでいるなら、それに右ならえしないのはバカだ。

これと同じ問題は、関係する多くの人間に支えられている健康保険、徴兵、集団予防接種、そのほかの公共財でも生じる。貢献する人間が多ければ多いほど、その時に合理的な方法は、手を抜くことである（それによって十分な利益が得られる場合には、とくにそうだ）。しかし、長い目で見れば、これはよくない。もしだれもが同じことをするなら、一切の公共財は──医療機関も、軍隊も、公衆トイレも──なくなるだろう。しかし、私たちはほかの人々の貢献をコントロールできないのだから、合理的行動はサボることである。ほかの人々を助けるよりは、サボる側に回ったほうがよい。

もし私たちみなが合理的で自分本位なら、学校も、医療機関も、軍隊も、政府すらも、この世に存在しないだろう。この議論は、北海の漁業資源のような天然資源にもあてはまる。もし個々の漁師が、自分の漁獲量を減らしてもいいかどうかという決定を自分だけに任されたら、合理的なのは、現状のまま魚をとり続けることだろう。だが、そうしてしまうと、漁獲量が減少し、枯渇に至ることは目に見えている。

サヴァンナで手を抜く

ここで、個人や日々の行動を問題にするのではなく、長期的な進化的戦略という視点に立ち戻ってみよう。話を簡単にするために、たとえば、協力行動の遺伝子がひとつあるとしよう。[注] この協力遺伝子をもつ人は、集団に加わる傾向が強い。集団生活は単独で生活するよりも危険が少ないし、そのなかで生活する人々はより長生きし、よく食べ、子どもも多くできる。しかしもし突然変異が起こって、ある日ひとりがサボリ屋になったら、なにが起こるだろうか？

サボリ屋、すなわちただ乗り行為者《フリーライダー》は、なにもせずに利益を得る。彼らは、コストをかけずに、集団生活からあらゆる利益を得る。したがって、平均すれば、協力行為者よりも成功する。彼らをサボるように仕向ける遺伝子はうまくいき、集団全体に広まることになるだろう。そういうわけで、ゲーム理論で考えると、協力行為者の集団は進化的に安定した戦略ではなく、集団にひとりのサボリ屋が入り込むと、やがて集団が多数のサボリ屋で占められるようになる。すると、石材が持ち上がらなくなって、御影石のトイレはできなくなる。それだけではなく、協力行為者がいなければ、集団そのものが崩壊する。集団生活で得られる利益のすべてが失われる。

ゲーム理論の用語では、公衆トイレの建設は「非ゼロ和」ゲームにあたる。ゼロ和ゲームでは、一方のプレイヤーの損失が他方のプレイヤーの利益になる。たとえば、車の値段を交渉する2人の人間の場合などがそうだ。買い手が20万円安くならないかと交渉する場合、その利益は、売り手が負うコスト（損失）に等しい。しかし、御影石の公衆トイレを建てることは、（結局はみながよく利用するので）非ゼロ和ゲームである。各プレイヤーは、石材を持ち上げるために時間と労力を払わなければならないが、完成した公衆トイレのもたらす見返りは、最初に払うコストに比べて大きな価値がある。協力が絡むゲームはほとんどつねに、非ゼロ和ゲームになる。最終的な利益は一般に、最初のコストの総和よりも大きくなる。税金について言いたいことは山ほどあるにしても、ほとんどの人は、学校、道路、警察、病院が、それにかかるコストよりもはるかに多くの利益をもたらすということを認めるだろう。

［注］　特定の神経構造の発達に影響する遺伝子群があって、それが協力行動の傾向を左右している可能性もある。しかし、どの遺伝子や、どの神経構造が協力行動に関わるのかは、いまのところまったくわかっていない。

囚人のジレンマ

人間の協力行動の進化を考える上で使える簡単なゲームがある。「囚人のジレンマ」と呼ばれるゲームで、税金や公衆トイレの建設と同じく、非ゼロ和のゲームである。

プレイヤーAとプレイヤーBが一緒に盗みをはたらいたが、すぐにつかまって、取り調べを受けていると想像してみよう。彼らはそれぞれ独房に入れられていて、警察は、それぞれのプレイヤーに、やったのは相棒だと自白させようとしている。このゲームでは、AとBは事前に口裏を合わせる相談はしていないし、ゲームの間も連絡をとりあうことはできない。このゲームでは、2人の間には連帯も負い目もないし、泥棒どうしの仁義も関係ない。各プレイヤーは、自分の利益だけを考えて行動しなくてはならない。

あなたがプレイヤーAだとしよう。取調官が言うには、もしあなたが「やったのがプレイヤーBだ」と自白し、プレイヤーBが黙秘を通せば、あなたは無罪放免になるだけでなく、報酬ももらえる［訳注　このゲームは、米国で行なわれている「司法取引」の制度を前提にしている。多くの日本人には、利得に違和感があるかもしれない］。この場合に、プレイヤーBは10年の懲役刑になる。逆に、もしプレイヤーBが、やったのがあなただと自白し、あなたが黙秘を通せば、あなたが10年の懲役刑だ。それから、もしあなたとプレイヤーBとが、お互いにやったのはあいつだと自白したなら、どちらも5年の懲役刑になる。さらに、どちらも黙秘を通せば（つまり互いに協力し合えば）、警察はあなたたち

	プレイヤーB		
		相手がやったと自白する	黙秘する
プレイヤーA	相手がやったと自白する	A：5年の懲役 B：5年の懲役	A：無罪放免 プラス報酬 B：10年の懲役
	黙秘する	A：10年の懲役 B：無罪放免 プラス報酬	A：無罪放免 B：無罪放免

を釈放するしかない。

ゲームの選択肢を表に示す。縦がプレイヤーAの選択肢、横がプレイヤーBの選択肢で、それに対応してそれぞれの利得を示してある。

この状況を外から客観的に見た場合の最善の結果は、両方のプレイヤーが黙秘し通すこと、すなわち互いに協力し合うことだ。だが、合理的に自分の利益になる方法はどれだろうか？ もしプレイヤーBがやったのがあなただと自白するなら、あなたにとって最善の方法は、やったのがプレイヤーBだと自白することだろう。そうしないと、あなたは5年どころか、10年の懲役刑になってしまう。もしプレイヤーBが黙秘を続けても、この場合に合理的なのは、やったのがプレイヤーBだと自白することだ。そうすれば、あなたは無罪放免になり、報酬も手にすることができる。

したがって、プレイヤーBがどちらを選ぼうが、あなたにとって最善なのは、プレイヤーBがやったと言うこと、すなわち裏切ることだ。ほんとうなら黙秘する（協力行動をとる）のがよいのかもしれないが、合理的に自分の利益のことだけを考えるなら、裏切るのがよい。囚人のジレンマという名称は、このジレンマ状況に由来する。自分の利益を得ようとする個人は、必ずしも全体的に見て最善の行為を選ぶわけではない。どちらのプレイヤーも裏切り（相手がやったと言う）を選んだとすると、2人とも5年の懲役刑を食らうことになる。この裏切るという傾向は、協力行動を弱めるだろう（なぜなら、裏切るほうが利益になるから）。

囚人のジレンマで言えることは、多くの非ゼロ和ゲームにあてはまる。もし合理的な自己利益だけで人が動くなら、税金は払われず、石材も持ち上がらず、公衆トイレも建たないだろう。

市場自由主義の父、アダム・スミスは、集団内の個人それぞれが自分の利益を追求すれば、その結果として集団の利益も追求される、と考えた。これを経済にあてはめると、市場のなかにいる個々の競争者は、自分の利益が最大になるよう努めるべきであり、その結果、いわゆる「神の見えざる手」によって国家全体の富も最大になる。囚人のジレンマからわかるのは、これがそうはならないことがある、ということだ。経済においては、脱税や価格カルテルなど、すべての関係者が自分の利益だけを考えると、全体的に最悪の結果を生じさせるような状況が数多くある。

なぜ、囚人のジレンマでは、プレイヤーが自分の利益だけによって行動すると仮定されているのだろうか？[注] そのわけは、人間の協力行動の進化についての研究の結果として、遺伝子が「利己的」だ――遺伝子は自らの利益になるようにはたらく時のみ成功する――という事実に依拠することができるからである。遺伝子の自己利益というこの仮定は、血縁淘汰を無視して、見知らぬ者どうしの間で協力行動が進化するか否かを明らかにするためには、きわめて重要である。協力し合うか裏切るかという長期の戦略は、その戦略がその個人にとってもっとも利益になる場合にのみ、成功する。

しかし、特定の戦略が集団内に広まるためには、2つの条件が満たされていなければならない。第一に、その戦略を採用する個人が長期にわたって利益を得るようなものでなければならない。第二に、その戦略は集団内で安定していなければならない。言いかえると、それは、進化的に安定した戦略である必要があるが、ほかのどんな戦略にも（勝てなくてもよいが）負けてはならない。

繰り返しのある囚人のジレンマ

1回きりの囚人のジレンマゲームからわかることには、限りがある。協力行動がどのように進化したのかを知るには、さまざまな戦略が集団内でどの程度うまくいくのかを見ながら、ゲームを次から次へとたくさんの回数やってみる必要がある。それらの戦略は、成功する遺伝的突然変異のように、広まるだろうか？　それとも消え去ってしまうだろうか？　明らかに、プレイヤーがつねに協力行動をとるという戦略は、うまくいかない。もう一方のプレイヤーがつねに裏切るなら、そのプレイヤーがつねに勝ってしまうからである。

ゲーム理論の可能性に関心を寄せた政治学者、ロバート・アクセルロッドは、探るべき唯一の道は、囚人のジレンマゲームを何度も繰り返して（いわゆる「繰り返しのある囚人のジレンマ」）、さまざま

［注］　私の小学校時代、先生（生徒ではなく）は、罰としてよく鞭打ちを用いていた。私も、現実の恐怖のなかで「囚人のジレンマ」ゲームをしたことがある。窓ガラスを壊したのは私だと言ってみんなの前で鞭打たれるか、それとも言わずにクラス全体が1時間の居残りをさせられるか、どちらをとるか。私がこのジレンマ状況をどう解決したかは、書かないでおこう。

な戦略を互いに競わせることだ、ということに気づいた。彼は、トーナメントを組織し、ゲーム理論家、経済学者、数学者、コンピュータ科学者から戦略を募った。14名の応募があった。アクセルロッドは、このゲームを単純なコンピュータ・プログラムにし、それぞれの戦略をそのシステムに組み込んだ。それぞれの戦略をほかのすべての戦略に対して、続けざまに200回ゲームを行なって競わせた。

アクセルロッドは、大きな影響力を与えた本、『協力行動の進化（邦題はつきあい方の科学）』にその結論をまとめているが、それは次の問いで始まる。「中心的な権力者のいないエゴイストだけの世界にあって、協力行動は、どんな条件で出現するのだろうか？」アクセルロッドの言う「エゴイストの世界」は、ホッブズの自然状態のように聞こえる。しかし、この囚人のジレンマは、だれもが自分の利益を追求したとしても、野蛮で短い一生の代わりに、協力行動が進化しうるということを示している。

アクセルロッドのプログラムは、ゲームのラウンドごとに点数を与えた。無罪放免プラス報酬に相当するのは最高点の5点で、相互的な協力（無罪放免）では3点がもらえた。相互の裏切り（5年の懲役刑）は1点に相当し、一方だけの協力（10年の懲役刑）は0点に相当した（この最後の得点は「お人よし得点」とも呼ばれる）[注]。得点は、ゲーム全体を通して、それぞれの戦略ごとに合計された。

これらの戦略のなかには、どの種類のルールも相手プレイヤーの以前のラウンドでの行動に依存するという、途方もなく複雑なものもあった。他方で、一定間隔で協力と裏切りを切り替えるというパターンを繰り返すという戦略もあった。このうちのひとつは、気まぐれに（まったくランダムに）協力か裏切りかを選ぶものだった。しかし、200回のゲームのあとで得点が最高になったのは、もっとも単純な戦略だった。それは「しっぺ返し（応報）」と呼ばれる戦略で、ほかのどの戦略にも圧勝した。

しっぺ返し戦略には、2つのルールしかない。つねに協力でゲームを開始し、これ以降、相手の前の手と同じ手にする、というルールである。それゆえ、この戦略はどちらかと言えば協力の傾向にあったが、もし相手のプレイヤーが一度裏切ったなら、次回はこちらも裏切るが、しかしそれはその1ラウンドだけで、相手が協力に戻ったなら、自分もすぐに協力行動に戻る。この戦略は、相手の協力を前提としているが、裏切りは即座に罰し、この罰の強さは罪の重さに比例している。しっぺ返しとは、そういうことを指している。しっぺ返し戦略は紳士的だが、報復もし、寛容でもある。つまり、自分からは裏切らず、相手のプレイヤーが裏切ったあとでだけ報復し、報復を1回だけすると、相手のプレイヤーを許すのである。

アクセルロッドは次に、それがあたかも進化のプロセスであるかのように――各ラウンドでもっとも高得点を得た戦略がその「遺伝子」を複製し、それをプレイヤーの集団全体に広めるというように――試合を行ない続けた。しっぺ返しは、得点において勝者になっただけではなく、ほかのあらゆる戦略を蹴散らして、集団全体に広がった。勝者になる秘訣は、紳士的で寛容だが、即時に報復す

［注］ アクセルロッドのこの点数システムが、生じうる結果それぞれについて適切な重みづけをしているのかどうか、私には判断しかねる。

ることのようだった。

しかし、しっぺ返しは、進化的に安定した戦略ではない。それは、ある意味でネズミ講に似たところがある。確かに、もし集団全体がしっぺ返し戦略をとっていれば、ほかの戦略が入り込んだり広まったりする余地はない（もしだれかが、たとえば「つねに裏切る」という戦略をとったとすると、通常はしっぺ返し戦略では毎ラウンド平均3点を得点できるのに対し、1点しか得点できず、すぐに負けてしまうだろう）。しかし「つねに協力する」という戦略をとる集団なら、しっぺ返し戦略は複製されない。というのは、報復する機会がなく、どこから見ても、「つねに協力する」という戦略とまったく同じ結果になるからである。アクセルロッド自身は、すべての状況に通用する進化的に安定した戦略はない——なぜなら、そうした戦略は、相手の戦略に応じて微妙に変化するから——ということをよくわきまえていた。

サヴァンナと現実生活での囚人のジレンマ

囚人のジレンマは、協力行動がどのように進化しうるかについてのきわめて単純化されたモデルだが、現実の生活はもっと複雑である。アクセルロッドのトーナメントでは、しっぺ返し戦略の勝利は、2人の同一のプレイヤーによるゲームの繰り返しによっていた。この戦略は、囚人のジレンマゲームが1回きりの場合にはうまくいかない。なぜなら、「つねに裏切るほう」が勝つからである。これは、実際の人間集団にあっては、2人の人間がまたそれぞれのゲームをプレイする確率がかなり高くなければならない、ということを意味する。でないと、戦略をテストできないからだ。初期の人類がおそらく数十人から百人程度の小さな集団で生活していたということを考えれば、これはきわめてありえる話だ。

同じ論理構造と利得構造をもつ状況は、現実生活にも存在する。サヴァンナでの狩猟は、囚人のジレンマゲームそのままである。これは、動物を獲ることが運に左右される（ある日に狩りに成功するのは、集団のなかの一部の者だけである）という点で、血にありつけた個体とありつけなかった個体のいるチスイコウモリの状況に似ている。アンテロープやシカを獲ったとすると、その肉は、ひとりはもちろん、一家族でも大量すぎて、食べきれずに腐らせてしまうだろう。したがって、肉を分けることは賢い戦略であって、幸運は、集団のほかのメンバーにも分け与えられる。これによって、腹を空かせた者が出ず、しかも肉は無駄にならない。こうした協力関係が意味するのは、獲物をしとめたのが私なら、その日の私の取り分はひとり占めするよりもずっと少なくなるが、そのコストは、狩りでツキがなかった時にも食事にありつけるという利益によって十分埋め合わせられる、ということだ。

核軍縮条約を守るか破るかの決断のレベルから、同じ製品を売る会社間のカルテルや協力、夫婦の間の家事の分担にいたるまで、現代のホモ・サピエンスにとって、協力し合ったり、裏切ったり、あるいはしっぺ返しをしたりする機会は、無数にある。もし協力行動が進化の過程で形成された私たちの心の性質の一部であり、それが私たちの脳のなかに組み込まれているなら、自然淘汰は、アクセルロッドのゲームと似たようなやり方ではたらいてきたと考えることができるだろう。各世代は、協力する傾向、裏切る傾向、あるいはその2つにもとづいた混合戦略をとる傾向を受け継ぐ。彼らは、囚人のジレンマ状況に直面する時にはつねに、合理的決定をする必要はなく、自らの本能にもとづいて行動するだけでよい。もしその戦略がうまくいくなら、それはその個体の進化的適応度を高め、次の世代へと受け継がれやすくなる。

協力行動の進化の前提条件

アクセルロッドの研究は、ゲーム理論家にはさほど印象的なものではなかったが、一部の進化生物学者には衝撃を与えた。ロンドン大学ユニヴァーシティ・カレッジのゲーム理論家、ケン・ビンモアは、何人かはアクセルロッドが途方もない――ヒトや動物のすべての協力行動を説明するといった――偉業をなしとげたと感じた、と指摘している。アクセルロッドを批判する人々はよく、繰り返しのある囚人のジレンマは、2人のプレイヤーだけの特殊なケースであって、複雑な協力行動の表面をかすった程度だと反論する。しかし、ビンモアは、アクセルロッドが、各ステップで勝利した戦略が次のステップで他者よりも多く「繁殖する」ような形でトーナメントを構成することで、ゲーム理論と進化の関係を明確にした、ということを正しく理解した。ビンモアの言うように、それは大きな前進だった。

しかしゲーム理論家は、囚人のジレンマゲームをどんどん複雑にしてゆくにつれて、しっぺ返しがつねにもっとも成功する戦略だという結論を疑問視するようになった。たとえば、逆しっぺ返し《タット・フォー・ティット》と呼ばれる、しっぺ返し《ティット・フォー・タット》を意地悪くした戦略は、驚くほどうまくいくということがわかった。逆しっぺ返しは、裏切りで始まるが、それによって相手を出し抜くことができると想定されている。もしその時の相手の手も裏切りなら、次は協力しようとし、相手がもう一度裏切るまでそのようにし、相手が裏切った時には、手を裏切りに変える。ゲームの最終成績は、初期条件と、集団のなかにどれぐらいの数の「お人よし」と「裏切り者」がいるかによって決まる。

さらに、このゲームを3人以上の人間を含むように拡張すると、しっぺ返しのような「紳士的だが、場合によって報復もする」戦略はうまくいかなくなる。この場合、ゲーム理論は日常的な経験を反映している。私たちはとりわけ、ひとりひとり――配偶者、友人、お客――との互恵関係は容易に維持できるものの、集団が大きくなると、協力し合うのが難しくなる。集団になると、裏切りやただ乗りをする者が出やすくなる。これらの裏切り者を罰することと、より高いレベルの協力関係を維持することとをうまく釣り合わせる戦略を考え出すのは難しい。

ウソつきはだれだ?

言うまでもないが、日常生活においては、協力行動が自動的に起こるわけではないし、普遍的であるわけでもない。私たちの本能は、ある特定の状況では協力し合うように仕向けはするものの、現実には裏切りも多い。

ジョン・トゥービーとレーダ・コズミデスは、私たちがだましている人を見破ることができるような適応メカニズムをもっているという理論を展開している。たとえば、しっぺ返し（応報）という戦略は、私たちが、裏切ったのはだれかや、ごましたのはだれかを知っていて、それゆえだれに仕返しすべきかを知っている時にのみ、集団内で存続する。みんなで重い御影石を持ち上げる時に、持ち上げるふりをしているのはどいつか？　税金を払っていないのはどいつか？　もし協力行動が進化的に安定していて、人間行動のひとつとして続いているのなら、知る必要があるのはこういった情報である。とは言え、進化的仮説をテストするのは容易なことではない。進化心理学では、理論はいくらでも考え出せても、うまい実験を思いつくのはかなり難しい。しかし、トゥービーとコズミデスは、（みなを納得させるというところまではいかないにしても）巧妙な実験を行なった。

　1966年、ピーター・ウェイソンが、ウェイソン選択課題という論理パズルを考案した。これはもともと、推論を調べるために作られた課題であったが、きわめて有用な道具になることが判明した。テストのひとつでは、4枚のカードがあって、それぞれのカードの一方の面には文字が、もう一方の面には数字が書いてあり、これが解答者の前に並べられる。2枚のカードは、文字の面が表になっていて、もう2枚は、数字の面が表になっている。

D　F　3　7

　実験参加者は、「Dが一方の面なら、もう一方の面は3である」というルールが正しいかどうかを確かめるように言われる。これを確かめるには、どのカード（2枚）をめくればよいだろうか？　この問題では、大多数の人が間違った答え方をし、正解するのは全体の10％ほどにすぎない。

ビールを飲んでいる	コーラを飲んでいる	25歳	16歳

トゥービーとコズミデスは、巧妙にもこの課題を次のように変えた。用いるのは、同じく4枚のカードである。

状況設定はこうだ。あなたは、アメリカの居酒屋ではたらいている。その居酒屋で、アルコールを飲んでいる未成年の客がいるかどうかを見つけるのが、あなたの役目だ。それぞれのカードは、居酒屋にいる客を表わしている。カードの一方の面には、その客の年齢、もう一方の面には、飲んでいる飲み物が書いてある。アルコールを飲んでいる未成年者がいないということを確認するには、どのカード（2枚）をめくればよいだろうか？（答えは379ページ）

「居酒屋」の設定でテストされた場合には、75％近い人が正解のカードを選択する。だがこのテストは、最初のテストと論理形式がまったく同じだ。違いは、ある社会状況における「ウソ」を見破る能力をテストするように表現されているという点だけである。未成年でアルコールを飲んでいる者は、いわば「ウソをついている」わけであり、トゥービーとコズミデスによれば、このテストに正解することとは、私たちがこうしたウソの検出に関わる論理問題を解くのが得意だということを意味している、という。

彼らの解釈に対する第一の当然な批判は、本質的には同じ問題であっても、味気ない論理形式で書かれた問題よりも、身近な現実の状況として記述された問題のほうがよく解けるはずだ、というものだ。しかし、最初のテストの正解率は、「現実の」状況を用いても、大きくは変わらない。「現実の」例でもまだ難しいという例をあげてみよう。

テストするルールは、「ポルシェに乗っている人なら、ブライアン・アダムスを聴いている」だとしよう。それぞれのカードの一方の面には車の写真が、もう一方の面には歌手の写真が貼られている。表になっているのは、ポルシェ、スコーダ、ブライアン・アダムス、ブリトニー・スピアーズだ。この場合にも、仮説をテストするためにめくらなければならないのは、1枚目と4枚目のカードだ。このようなテストでも、正解率は25％程度でしかない。

みなが、結果のこうした解釈を受け入れているわけではない。トゥービーとコズミデスは、私たちの脳のなかには、こういった状況に対処するために進化した特別な「ウソ検出」モジュールがあると強く主張する。ほかの研究者は、これらの実験結果が私たちの生活経験を反映しているとか、あるいは特定の種類の論理問題をあつかうのが得意な一般的な認知能力によっていると主張している。私たちがウソ検出「モジュール」をもっているかどうかはともかく、この研究が示唆しているのは、理由はどうあれ、私たちがただ乗り行為者を見つけるのがきわめてよくできるということである。

博士課程の大学院生、ジョエル・ウィンストン[注]と、ロンドンの神経科学研究所のレイ・ドランのグループは、最近興味深い知見を発表している。彼らは、人間の社会的相互作用で鍵になっているのが相手の顔の評価——顔に信頼のサインを見るかどうか——だ、と指摘している。彼らが行なったのは、次のような実験だ。fMRIの装置のなかの被験者に人の顔写真を見せて、その人が信用できるかどうかを判断させ、その際に脳のなかでどのようなことが起こるかを調べたのだ。被験者は、バイアスを避けるためにみな同じ方法で撮影された120枚の大学生の顔写真を見た。「幸せな」顔は一般に、「中立」、「悲しみ」、「怒り」に見える顔より信頼できると判断された。そしてこの時の脳の機能画像を撮影すると、こうした判断を行なっている時にはたらく脳の部位は、私たちの旧来の友である扁桃核と、それが側頭葉へとつながる連絡部分であった。さらに、扁桃核の反応が自動的かつ本能的であるのに対し、皮質は、被験者が判断を求められた時だけ活動的になるようだった。おそらく、これらのメカニズムが進化してきたのは、人間の場合、生きるということが、まわりの人々を評価して正確な社会的判断を下す能力に大きく依存していたからだろう。

損をしても裏切り者を罰する

たとえ私たちがだましや裏切り——獲物の不当な分け前をとる者であれ、学食で並んでいる列に割って入る学生であれ——を見抜く能力を実際にもっているとしても、その裏切り検出モジュールが価値あるものになるには、ただ乗り行為者になんらかの罰を与える必要がある。私たちはどのようにして、たとえ罰するのが高くついてもただ乗り行為者を罰しようとするのだろうか？　これを実証的に示したのは、スイスのチューリッヒ大学の経済学者、エルンスト・フェールだった。

フェールは、学生たちに集まってもらい、彼らを4人ずつのグループにした。グループ内のそれぞれの学生は、一定額のお金——たとえば2000円［訳注　実際はスイスフラン］——を手渡され、

［注］　書くのは少々気がひけるが、彼は優秀な親類である。
［377ページの答え　どちらのカードめくり問題の場合も、最初と最後のカードをめくればよい。］

グループの「事業」に投資するように言われた。投資額100円あたりの配当は160円で、この160円は4人に均等に分配される。したがって、もし各メンバーが1000円を投資すれば、それぞれ1600円を受けとるが、もし1000円を投資するのがグループのなかのひとりだけならば、グループが1600円を受けとり、各メンバーの取り分は400円になる。投資は、同時にかつ匿名で行なわれた。

四人のジレンマの場合と同じく、協力はそれなりの利益があるが、各個人にとってもっとも利益を得る合理的な行為は、投資しないことだ。ただ乗りをするには、自分はなにもせずに、もらえるお金をもらうことである。しかし、もしだれもがそうしたなら、お金は投資されず、儲けもなくなる。

フェールが見出したのは、投資額が平均1000円ぐらいから始まるということだった。グループ内のメンバーのだれかがただ乗りをしているということがわかると、投資額は、6回目のゲームまでに平均400円まで落ちた。第二ラウンドで、フェールは、ルールをもうひとつ追加した。投資を匿名でなくして、グループ内のあるメンバーがただ乗りをしていた場合には、ほかのメンバーが「罰する」ことができるようにしたのだ。この罰は、ただ乗り行為者が300円損をするというものだった。しかし重要なのは、罰する側も100円支払わねばならない、ということだった。このコストによって、罰することが利他的行為になる。なぜなら、罰することのできる3人のプレイヤーのうちひとりだけがこのコストを負うことを決めればよく、しかも1回ごとにグループのプレイヤー全員が完全に入れ替わったからである（したがって、そのただ乗り行為者に再度会うことはなかった）。

この罰のシステムは効果があった。投資額が上がり、1600円を越えるところまでいき、そこで安定した。なぜ私たちは、自分が損をしてでも、ただ乗りする者を罰するのだろう？　その答えは怒りだ、とフェールは言う。彼は、怒りという感情こそが、ただ乗り行為者を罰しようと決めさせるのであり、それは金銭的コストがかかってでもそうさせる、ということを発見した。

ただ乗りをするのは、個人だけでなく会社や組織のこともあるが、日常生活には、彼らを罰する多くの機会がある。それは新聞への投書の形をとったり、デモや政治キャンペーンへの参加の形をとったりする。あるいはたんに、レジで客の列に割り込んだ人間に文句を言うこともある。多くの場合、罰を与える人間は、個人として得られるよりも大きなコストを支払うが、全体として見れば、みなが得る利益は大きい。現代の狩猟採集社会では、裏切り者やただ乗り行為者には、必ず社会的制裁が下される。北極に近いカナダ北西の海岸部に居住するイヌイットの一部族、ネツリク族では、健康な男たちはみな、アザラシ狩りに参加しなければならない。参加しないと非難を浴び、もしその時の態度が最悪だったりすると、村八分にされる。クン族には、次のような表現がある。もしだれかが食料やほかの品物をひとり占めしているなら、彼らは「ハイエナのようにがめつい」と言われる。彼らへの罰は、「損するまでみなに分け与える」こと、つまりなにも手元に残らなくなるまで、食料をほかの人々にあげることである。協力と社会システムは、説得、侮辱、そして重く厳しい制裁によって守られる。

「神《アラー》を信頼せよ。でも、ラクダはつないでおけ」。これは古いイスラームの諺だ。信頼と協力の本能は、裏切りの検出、社会規範と罰のメカニズムによって守られている。私たちのラクダは、しっかりとつながれているのだ。

協力行動を学習する（アカゲザルの場合）

ここで強調しておきたいのは、私たちの場合、協力と社会性の能力が、行動を変えようがないほど遺伝子にしっかり組み込まれているわけではない、ということだ。行動が変えられるということを霊長類の例で見てみよう。類人猿の心理の研究を続けてきたエモリー大学の教授で霊長類学者のフランス・ド・ヴァールは、霊長類の和平と仲直りについて興味深い研究を行なっている。彼は、類人猿の多くの種では、2頭の個体が闘いを交えたあと、どのように仲直りするかを記述している。友好を示すしぐさをしたり、お互いに毛づくろいをし合うのだ。これは、暴力に発展しかねない状況を解決する協力行動の基本形である。また、第三者の個体が敵対する2頭を一緒にし、不和を解決するよう促すこともある。ド・ヴァールは、怒って棒や石をつかんでいるオスのチンパンジーのところにメスが行き、手からその武器をとりあげるのも目撃している。（ド・ヴァールは霊長類の行動を人間的に解釈しているが、このようなやり方をよしとしない研究者も多い。彼らは「仲直り」という表現も認めない。代わりに、ある研究者はこれを「攻撃後の最初の接触」と呼んだほうがよいとしている。とは言え、この行動をどう呼ぶにしろ、その機能は明らかである。）

ド・ヴァールは、2種類のサルを用いて、平和的であることを学習できるかどうかを調べる興味深い実験を行なった。第一の種はアカゲザルで、集団内の順位が明確に決まっていて、よく争いをし、集団内のライバルに対して頻繁に敵意のサインを示す。第二の種はベニガオザルで、気性は穏やかで、争ったあとには頻繁に――アカゲザルの3倍ほど――仲直りの行動をとる。ド・ヴァールは、彼らが同じところで生活しても、それぞれの特徴的な性格が変化しないかどうかを見ようとした。そこで彼は、2つの集団を一緒にしたコロニーを作った（アカゲザルは好戦的で、ベニガオザルに危害がおよぶおそれがあったため、アカゲザルは、ベニガオザルよりも少しだけ若く、身体も小さな個体を用いている）。最初、2つの集団は混ざろうとせず、自分たちだけでかたまっていた。アカゲザルは、ベニガオザルに向かって威嚇のしぐさを見せたが、ベニガオザルはその挑発には乗らなかった。しかし、彼らも好奇心には勝てなかった。軽く身体を接触させたあと、お互いに毛づくろいし出した。ベニガオザルは、とくにアカゲザルの長い尻尾に興味を示した［訳注　ベニガオザルの尻尾は目立たないぐらいに短い］。ほどなく、両方の種はほとんどみなが一緒になって遊び、毛づくろいし、けんかするようになった。

彼らは友好的で、遊び好きだったが、彼らの行動パターンは実際に変化したのだろうか？　一方のグループがもう一方のグループの社会的慣習に影響を与えただろうか？　アカゲザルの性格は、ベニガオザルに影響をおよぼしただろうか？　それともその逆だったのだろうか？

ド・ヴァールは、それぞれの種が争いのあとで仲直りする回数を数えた。彼の結論はきわめて興味深いものだった。アカゲザルは、平和的に解決するベニガオザルの傾向をとり入れていた。しかしとり入れたのはそうした傾向であって、ほえ方やしぐさといったベニガオザルの行動の特徴ではなかった。そして2つの種がふたたび別々にされたのちも、このアカゲザルたちは、その傾向を保ち続けた。

なぜ野生では、アカゲザルはライバルに対していつも好戦的で、一方ベニガオザルは社会的関係を円滑にする方法を知っているのかについて考えてみるのは（ほんとうのところはわからないにしても）興味のあるところだ。この実験は、彼らが学習を通して行動を変えることができることをはっきりと示している。アカゲザルがこの「新しい」行動をその子どもたちに伝えてゆけるのかどうかも、興味深い問題だ。

私は、ド・ヴァールが、ベニガオザルがアカゲザルに影響を与え、その逆ではなかったことに安堵したのではないか、と思う。ベニガオザルがそれまですることはなかったのに、急にドカドカ歩き、けんかをしかけ、悪意をもって行動し始めたとしたら、これはかなり気の滅入ることだったろう。おそらく、協力関係と平和的行動は学習するのが容易で、確かにアカゲザルもそのように行動できる能力をもっていたのだ。しかし、このことが人間の社会にどんな意味をもつかとなると、これは判断が難しい。人類の歴史からわかるのは、戦争が平和と同じぐらい容易に広がりうるということだ。両方とも、状態として不安定で長続きしないように見える。

協力行動について言えること

アカゲザルは自分たちの仲直りの習慣を変えることができたが、そうした行動の変化は、種類ではなく程度の変化であったように思える。人間の同盟関係では、信頼と協力の強さは、文化によって大きく異なることがある。おそらく、私たちのなかのだれかはしっぺ返しをし、ほかのだれかは逆しっぺ返しをするが、私たちは、その時の状況に合わせて戦略を変える能力も発達させてきた。確かにその戦略は文化的伝統に大きく依存してはいるが、協力行動は、私たちの本能的装備のなかできわめて強力なものとしてその座を占めている。私たちは、ほかの人間と協力し合いながら生きるように生まれついているし、ほかの人間が割り当てられた役割をはたしていないと、それに気づくだけの能力ももっている。

私たちの遺伝子が利己的だからといって、ホッブズ風に、男も女もみな自分のことだけを考え、暴力と争いの混乱状態が生み出されるということになるのではない。リチャード・ドーキンスは、「もしあなたが、共通の利益に向けてだれもが惜しみなく、そして私心をなくして協力し合うような社会を作り上げたいと願うなら（私もそう願っているが）、自然の本性にはほとんどなにも期待できないということを肝に銘じるべきだ。人間は利己的に生まれついているがゆえに、寛容さと他者を助けることを教え込む必要がある」と書いている。私は、これが必ずしも真実だとは思わない。私たちは進化の歴史を通して、囚人のジレンマゲームを何度となく行ない、利己的行動に打ち克ってきた。社会生活は、過去のサヴァンナにおいても、現代の世界においても、非ゼロ和ゲームである。私たちはみな、協力し合えば利益を得るし、し合わなければ利益を失う。

だが、注意しなければならないのは、集団内の協力は、集団間の攻撃のもうひとつの側面だということである。激しい戦闘に関わる兵士どうしの親密さは、組織化された暴力が非ゼロ和であることの証である。友の支えになろう。なぜかと言えば、その友が支えてくれる時がくるから。利害関係が大きくなるにつれて、チームワークや集団の団結心も強まる。現代の狩猟文化に見られる戦いの伝統は、集団の一致団結と無私の傾向を大いに高める。50万年前、私たちの初期の祖先の生活も、おそらくそうしたものを反映していただろう。戦争は、平和よりもはるかに容易に結束を生み出す。第二次世界大戦時のドイツ軍の空爆に対するイギリス人の結束は、現在は伝説として多少誇張されて語られているが、国家の威信をかけ、共通の願いがあった当時には、それが確かに実感としてあった。

これでもまだ、人間の姿は、寒々としたものに見える。戦争時の協力は個人を越えた目的をもってはいるものの、自分が生き延びることが、依然としてそれぞれの人間の動機づけの核心にある。ゲーム理論や経済学から借りてきた戦略、協力、非ゼロ和などの用語はみな、基本的に、自分の利益を追求するものとして人間をとらえている。私たちが協力し合うのは、より多くの食物、そしてセックスの機会や地位を得るためであり、捕食者や苛酷な環境や敵の攻撃から自分の身を守るためである、というわけだ。だが私たちは、ほんとうにそれだけなのだろうか？

それだけではない、と私は思う。フランスで20万年ほど前のヒトの華奢なあごの骨が発見されたが、その骨は、初期のホモ・サピエンスが弱く無力な仲間の世話をしていたということを示していた。骨には歯周病の痕跡があり、歯が抜け落ちた状態だったということを物語っていたが、そのあとに残された穴には、骨の再成長の証拠もあり、この持ち主が少なくとも数か月間は生きていたことを示していた。この持ち主は、柔らかい食べ物をもらうか、あるいはあらかじめほかの人間が噛み砕いてくれた食べ物をもらうかしていたのに違いない。このあごの骨の持ち主は、日々の仕事のなかでその恩を返したり、だれかを助けるなどはできなかったろう。たとえ彼らがだれかの母親や父親であったとしても、年老いた親を世話するのは相当な負担であったはずだから、血縁淘汰はほんとうは、なぜ繁殖期を過ぎた親の面倒を見るのかを説明できない。

自己利益は、確かに自然淘汰の決定的な特徴かもしれないが、それによってすべての人間行動が決まるわけではないし、(私が思うに) ヒトの本能の完全な姿を与えるわけでもない。次の章では、適者生存を抑えて、他者を思いやるやさしさをもたらす人間性の側面を探ってみる。私たちは、思いやりや公正感をもち、罪と恥の感情に左右され、そしておそらく自分の利益に関係なく他者を助けることもできる。私たちの感情や価値観は、進化の冷たい計算式を越えていけるのだ。

8章　道徳と神——本能を越える？

アブラハム・パイスは、ヨーロッパのユダヤ人のなかで運のよかったひとりだった。彼は、オランダの傑出した物理学者で、第二次世界大戦後、プリンストン大学の教授となり、その後ロックフェラー大学に移り、2001年に亡くなっている。1940年5月、ドイツ軍はオランダに侵攻した。オランダを占領したドイツ軍がとった最初の政策は、ユダヤ人が映画館に入ることを禁止するものだった。アブラハム・パイスがその時に思ったのは、「二度と映画を見ることができなくなる？　それでどうなるっていうんだ？」というものだった。それから1年もしないうちに、オランダのユダヤ人は、パスポートに「J」の文字を押印するよう、加えて黄色い星の徽章を上着につけるよう命じられ、大学を卒業することも禁じられた［訳注　Jはユダヤ（オランダ語のJood）の頭文字で、黄色い星はユダヤ人の印］。アブラハムは、日夜研究に没頭して博士論文を完成させ、あとは学位を授与されるばかりになっていた。この論文は、デンマークの著名な物理学者、ニールス・ボーアの目に留まった。しかしもちろん、ボーアのもとに行くために自由にオランダを離れることはできなかった。間もなく、ナチスの支配は強さを増し、最初は少しずつだったが、収容所への送致が始まった。

当座は、アブラハムのような傑出した学者は、ある程度特別あつかいされるかのように見えたが、彼はナチスの言うことなど信用していなかった。彼と恋人のティネッケは、彼が身を隠すべきだというこことで意見が一致した。ティネッケは医学部の学生だった。2人は、戦争が始まる頃、アブラハムが博士論文を書いていた時に知り合った。ティネッケはユダヤ人ではなかったので、正統派ユダヤ教徒であったアブラハムの父の怒りを買ったが、知り合うや、アブラハムは彼女を好きになり、その関係は緊密なものになった。彼の命を救うには、彼女の助けが必要だった。

ティネッケは、アムステルダムの中央を流れる運河沿いにある大きな家をもつ友人にアブラハムをかくまってくれるよう頼み込んだ。彼らは、屋根裏に偽の壁をこしらえて、その陰に隠れ場所を作った。9か月して、ゲシュタポが家にやってきて、家のなかを捜索させるよう要求した。アブラハムは急いで隠れ場所に身を潜めたが、隠れ場所の穴を隠す偽の壁がぴったり閉まらず、隙間ができてしまった。ゲシュタポは屋根裏も探したが、壁の隙間には気づかなかった。アブラハムは恐怖に息を殺しながら、壁の隙間からゲシュタポの姿を見た。だれかが彼を裏切ってたれ込んだか、噂が流れるかしていた。アブラハムは身を隠す家を変えるしかなかった。

それを皮切りに、アブラハムは、9つの家族のもとを転々とした。ティネッケは、彼のために食料配給券をどうにか手に入れ、図書館から本を借り出してきてくれた。アブラハムは家の外に出ることはめったになく、1日の時間を読書と思索、そして両親がいまどうしているかを案じて過ごした。それまで良家の子息として育ち、品行方正で、不自由のない青年であったのに、一転していまは追われる身になり、追っ手から逃げる動物のように、すべての本能を研ぎ澄まさねばならなかった。最悪なのは、ドイツ軍による占領がどれぐらい続くのか、それが永遠に続くのかどうかさえも、まったく読めないという点だった。

2年以上にわたってなんとか身を隠したものの、1945年3月、アブラハムはとうとうゲシュタポにつかまり、投獄された――その時の様子は想像するしかない。最初の尋問は、慰めと友愛、そして暴力の脅しがくるくる交替しながら、36時間も続いた。彼には、食事も休息も与えられなかった。この時のことについて、彼は次のように書いている。「私の人生のなかで、投獄された日ほど、恐怖感を味わったことはなかった。恐怖は、身体の痛みに似ていた。どこが傷ついているかは言えなかったが、とにかくありとあらゆるところが傷ついている、そんな感じがした。身体が恐怖の痛みで悲鳴をあげていた」。しかし奇跡としか言いようがないが、その週に連合軍がライン川を越え、北オランダでドイツ軍を阻んだ。ドイツの収容所に行く鉄道は遮断され、1か月もかからずにドイツ軍は撤退した。アブラハムは解放され、その数日後、オランダはカナダ軍によって解放された。

アブラハムの両親も非ユダヤ人の家にかくまわれ、戦争をなんとか生き延びた。しかし、両親以外の家族、妹やほかの者は収容所に送られ、帰ることはなかった。大戦の終結までに、オランダのユダヤ人の5分の4が亡くなった。こうした悲劇はヨーロッパのいたるところで見られた。私の義父もこれと同様の状況にあったが、近親者のうち、37人は収容所送りになり、二度と戻ることはなかった。アウシュヴィッツから帰ってこられたのは、たったひとりだった。3人が、思いやりのある非ユダヤ人の家にかくまわれて、なんとか助かった。

アブラハムが身を寄せたいくつもの家族は、彼と親しい間柄にあったわけではなかった。私が知っているナチスの手を逃れた何人かのユダヤ人も、事情はアブラハムと同じだった。ユダヤ人をかくまうということは、自分や家族の命を大きな危険にさらすことになるのだが、それをしていたのはふつうの市民だった。だれかが裏切れば、彼らも投獄されるか、死刑が待っているかもしれなかった。ティネッケもまた、ゲシュタポの取り調べの脅威につねにさらされながら生きた。アンネ・フランクの日記を読むと、ユダヤ人をかくまうことがその家族にどんな大きな緊張を強いたのかが、よくわかる。

エルサレムのヤド・ヴァシェムのホロコースト歴史博物館の庭には、ナチス占領下のヨーロッパでユダヤ人を助けた「正しき非ユダヤの人々」の多くを讃えて、彼らの名を記した6千本を越える木が植えられている。彼らは、人間が自分に大きな危害がおよぶかもしれないのにほかの人を助けることがあるということ――真正な利他行動(真の勇気ある行動)をとることができるという証拠――を示している。こうした能力は、どこから、どのようにして生じたのだろうか? この能力こそ、人間のもつすばらしい特質であり、協力行動や互恵性における自己を利する戦略や利己的遺伝子とは対極にあるように見える。

もちろん、見かけの裏には別のものが潜んでいる可能性もある。しかし私には、危険を承知でユダヤ人を助けるという勇気ある行動が錯覚にすぎないとは、とても思えない。ボーマルシェの有名な皮肉な見方、「喉が渇いていなくても酒を飲み、いつでもセックスをすることが、人間を動物から分けている唯一のことなのです」[訳注 『フィガロの結婚』のなかのセリフ]に賛同するわけにはいかない。長年にわたって、哲学者から酪農家まで、さまざまな人々が、人間だけが「純粋な」利他行動――

ほかの人たちのためだけにする行動――をとることができ、そして強い倫理観をもつことができる、と考えてきた。それゆえ、ほかの動物の行動にもこれらの「人間的な」性質があるようだということを聞くと、意外に思えるかもしれない。

動物の利他行動

すでに見たように、さまざまな種類の動物が（進化の系統樹の下のほうに位置する動物も）ある種の利他行動――明らかに自分の利益にはならない行動――を示す。しかし、ヒトと比較できるほどの脳をもち、複雑な社会性をもった動物については、どうだろうか？

たとえばイルカは、身体に比して大きな脳をもった、とても利口な動物だと考えられている。彼らには家族構造があり、明確に組織された群れで生活する。言語に似た音声を用いて、互いにコミュニケーションをし合う。イルカには、人間の行動を思わせるようないくつもの特徴がある。たとえば、彼らの有名なシンクロした泳ぎは、華麗な遊泳法の一種のように思われている。しかし、実はそうではない。2頭以上のイルカが泳ぎを同期させ、同じような形の弧を描いて優雅に空中をジャンプするのは、ほとんどの場合、新しいグループの若いオスで、自分たちの存在を誇示している。自分たちが「新参の若者」なんだという信号をほかのイルカに送り、荒っぽく年頃のメスの気を引くという目的がある。しかし、おとなのイルカは、明らかに互いを思いやり、脅威を感じると、防御するだけでなく、力を合わせて撃退する。もっとも印象的なのは、自分たちの集団のメンバーが負傷している時、息ができるように一定時間ごとに、みんなでそのイルカを水面へと持ち上げるといった行動をとることである。

サルが共感をもっているという証拠はあるだろうか？ 1964年、シカゴの有名な精神科医、ジュールズ・マッサーマンのグループは、アカゲザルが自分が食べ物を得るとほかのサルに電気ショックが与えられるとわかっている場合、食べ物なしですますかどうかという実験を行なった。サルは1頭ずつ別々の檻に入れられていた。檻にはレバーが2つついていて、第一のレバーを引くと、報酬のエサが出てきた。しかしこのレバーは、もうひとつの効果ももたらした。隣の檻のサルに電気ショックが与えられたのだ。第二のレバーは、引いても電気ショックが与えられることはなかったが、出てくるエサは第一のレバーを引いた時の半分だった。サルのほとんどは、十分なエサを得ることができなくても、隣のサルに電気ショックを与えないほうのレバーを引いた。この種の利他行動は、隣のサルがそれまで檻のなかで一緒にいたり、あるいは自分が電気ショックを体験したことがあった場合に、とりわけ多く見られた。1頭のサルは、12日間このような節食状態を続けた。全般的にこれらのアカゲザルは、ほかの個体に苦痛を与えずにすむなら、自分のほうが飢えるのも厭わなかった。

この最初の実験からいろいろ結論を引き出したくなるところだが、慎重になる必要がある。理想的なのは、こうした実験を注意深く追試してみることだ。しかし現在、こうした種類の実験をするのは倫理的に大きな問題がある。これらの興味深い観察を評価するには、もっと洗練された、苦痛をともなわない研究方法を考え出す必要があるだろう。

大型類人猿では、ほかの種の動物や人間に思いやりを示すのが観察されている。動物園などで飼育されているゴリラを見たことがあるなら、とても大きく恐ろしげで、人間がそばに近づくと猛烈な威嚇行動をするというのを知っているだろう。シカゴのブルックフィールド動物園で、ゴリラのいる柵のなかに3歳の男の子が落ちてしまうという事故が起こったことがあった。この時、7歳になるメスのローランドゴリラ、ビンティ・ジュアは、自分の子を抱いていたが、この男の子を救うという行動をとった。この子は、5・5メートルの高さからコンクリートの床の上に落ちて頭を強打し、意識を失ったまま横たわっていた。ビンティ・ジュアは、その子を拾い上げ、やさしく抱いて、動物園のスタッフが近づきやすいよう、ドアの近くにその子をおろしたのだった。男の子は救急車で病院に運ばれ、手当てを受け、幸いすぐに回復した。

ボノボは、チンパンジーに近縁の、珍しい種類の類人猿だ。彼らは、現存の類人猿のなかでもっともヒトに近いとされている。驚くことに、ボノボが発見されたのは1929年になってのことだった。もっとも大きな集団は、ザイールに棲息している。ボノボは、脚が長く、肩幅が狭く、頭が小さいという特徴をもち、チンパンジーより華奢な体つきをしている。黒い顔のなかで赤い唇が目立ち、耳が小さく、鼻孔はゴリラと同じぐらい広い。チンパンジーより額が広く、大きな平べったい顔をしており、長く繊細で黒い髪の毛が頭の真ん中から左右に分かれて生えている。彼らはとりわけ遊び好きで、のべつ性行為をし、ゴリラやチンパンジーよりも賢い。

イギリスのレスター州のトワイクロス動物園にいるクニという名のメスのボノボが、ある時怪我をしたムクドリをつかまえたことがあった。クニは、このムクドリを手にもって、そっと地面においたが、ムクドリは動く気配を見せなかった。クニは、ムクドリを拾い上げて、やさしく飛ばしてみたが、飛ぶことはできなかった。クニは、放飼場でもっとも高い木のてっぺんまでムクドリをもっていき、慎重に羽を広げて空中に放したが、やはり放飼場の外まで飛ぶことができなかった。これ以降、クニはこのムクドリを保護するようになった。とりわけ若いボノボが好奇心を示して手荒なことをするおそれのある時には、このムクドリを守った。

フランス・ド・ヴァールとその共同研究者のジェシカ・フラックは、人間の道徳性の起源は、その祖先の霊長類の過去にあると確信している。彼らは次のように言っている。「私たちが知的な生き物だというのは間違いないが、同様に明らかなのは、私たちが思考や行動を方向づける強力な傾向と感情をもって生まれついているということである。そこには、ほかの動物との多くの連続性がある」。ド・ヴァールとフラックによれば、クニやほかの類人猿に見られるような「道徳の原型」を示す行動は、ヒトの道徳性の進化の基礎の部分をなしている。では、なぜヒトは、ほかの人々をこれほど気にかけるのだろうか？　他者に対する私たちの強い思いやりは、クニやビンティ・ジュアで観察された行動の洗練されたものにすぎないのだろうか？

自閉症と共感

モラルの感覚をもつには、ほかの人の心の状態がわかる必要がある。子どもには、発達するにつれて、ほかの人が自分とは異なる欲求、意図、信念をもっているということを理解し始める決定的な時期がある。典型的な実験では、子どもの前で、通常は人形を使って、次のような場面を演じて見せる。

最初に、人形のフレッドがチョコバーをもって部屋のなかにいる。彼は、それをクッションの下に隠して、部屋を出て行く。次に部屋に人形のアニーが入ってきて、チョコバーをクッションの下から出して、かごに入れる。フレッドが部屋に戻って来る。ここで、子どもたちにこう尋ねる。「フレッドはどこを探すかな?」年少の子どもは、自分が知っていること(チョコバーはかごのなかにある)をフレッドも知っていると考え、「かごのなか」と答える。しかし、年長の子ども(約4歳)は、フレッドが「クッションの下」を探すと答える。彼らは、ほかの人が自分とは異なる行為をすることができ、異なる動機をもつことがあるということを理解し始めている。

しかし、なかには少数ながら、この区別ができない子どもがいる。彼らは、他者の考えていることや感情を察知することがうまくできない。彼らに欠けているのは、「心の理論」と呼ばれるもの――他者の視点からものを見る能力――である。ケンブリッジ大学の臨床心理学者、サイモン・バロン=コーエンは、この症状を「心が読めない障害《マインド・ブラインドネス》」と呼んでいる。彼は、心の理論こそ、自閉症の人たちの脳に欠けているものだと考えている。

自閉症の人のなかには、自分の症状をよく自覚している人もいる。ある青年は、自分が「いつも場違いなことを言ってしまう」ので、ほかの人が他者の心を読むことができて、その反応を予測できる(したがって他者を驚かせずにすむ)ということがうらやましい、と語っている。自閉症の子どもたちは、お腹が空いているとか喉が乾いているとかといった生理的欲求は理解できるし、これらの欲求を悲しみや痛みや不快感などの感情に結びつけることもできる。しかし、これらの結びつきは本能的なものではなく、重い自閉症の人々は、表情の意味がまったく読めない。バロン=コーエンは、この能力を欠きながら才能を発揮している人の例をいくつかあげている。たとえば、数学の分野のノーベル賞に相当するフィールズ賞を受賞したある大学教授は、演技者の表情の写真を見ても、それがなにを意味しているかがわからなかった。（バロン＝コーエンは、演技者の写真の入ったＣＤ－ＲＯＭを用いて自閉症児に表情を「教える」システムを開発中だ。彼らにとって表情は、アルファベット文字や色の名前のように、学習しなければならない。）

もし「見てよ、あれ」と言いたげになにかを指差すなら、その子が自閉症ではないとわかる。指差しによって、その子は相手の注意をそのものに向けさせようとしており、相手と自分の視点が違うということがわかっている。視線の向きがわかることは、他者とのコミュニケーションと理解において、きわめて重要な能力だ。[注] 発達が正常な幼児では、1歳頃から、相手が視線の向きを変えると、その視線を自然に追うようになる。幼児は、相手の眼とその眼が向いているものとの間で、何度も視線を往復する。私たちは、だれかがこちらを見ているかどうか、見ていないとしたら、どこを見ているかを即座に検出する能力を備えている。そう言えば、昔の学校の先生は、黒板に板書をしながら、見ていないのをいいことになにかをしようとする生徒に、「眼が後ろについていますからね」と言ったものだ。

自閉症は、育ち方の問題などではなく、ひとつの病である。その中心にあるのは、共感の欠如のようだ。これについて有力な神経学的説明はこれまで出されていなかったが、最近発見されたミラーニューロンは、共感と私たちの「心の理論」の能力の根底にあるメカニズムを垣間見る、最初の手がかりを提供してくれる。

ミラーニューロン

多くの動物も、ほかの個体がすることを見ることによって特定の行為を学習できる。最近、私は、ケンブリッジ大学の動物行動学科の動物学者、カラム・ブラウン博士の研究室を訪ね、若いブラウン・トラウトで実験しているところを見せてもらった。魚がテレビをおもしろがるなんて、ほとんどの人は考えたこともないかもしれない。ブラウン博士のところの若いトラウトのガラスの水槽のそばには、15インチのテレビがおいてあり、その画面に、少しだけ年長のトラウトがアカムシを食べるところが映し出された。若いトラウトは、このビデオを見るまでは、アカムシを食べたことはなかった。彼らは、魚用のテレビ番組『きょうの料理』を見ることによってはじめて、水槽に落ちていたアカムシに関心を示すようになった。

［注］　かなり前のことになるが、チャブ（損害保険会社）から来た屈強な2人の男、テッドとバートに重い金庫を運んでもらった時のこと。金庫は、病院の私の部屋まで非常階段を使って2階分を運び上げなければならなかった。私の部屋は病院の外壁側にあり、窓の向こうにはウォームウッド・スクラッブス刑務所の堅牢な建物が見えた。私は話題に困って「実のところ、自分がなんで金庫のことを心配しなくちゃいけないか、よくわからないんだ。だれもここに現金があるなんてことを知りゃしないんだから」と言った。バートは、目をぱちくりさせ、ふうと言っただけで、ななめ後ろの刑務所のほうを見やった。

霊長類の模倣は、予想されるように、これよりもはるかに複雑である。ヒトと、霊長類のいくつかの種は、ほかの人間（あるいはほかの個体）が、たとえば石を使ってナッツを割るといった課題をしているところを観察して、そのまねをすることによって、課題ができるようになる。しかしヒトの場合、こうした模倣のプロセスは、ナッツの割り方を学習するといった有益な能力にとどまるわけではない。

１９９０年代初期に、イタリアのパルマ大学のジャコモ・リツォラッティのグループによって行なわれた研究をきっかけに、共感と心の理論のもとにあるものが少しずつわかり始めた。リツォラッティの発見は、思いがけない偶然との遭遇というだけでなく、そこに的確に重要性を見てとることができたことの結果でもあった。リツォラッティは最初、模倣や共感といった現象を探っていたのではなかった。マカクザルで、食べ物に手を伸ばすといった運動課題をする時に生じる脳活動のパターンを調べようとしていたのだ。前頭葉の運動前野にあるＦ５と呼ばれる部位は、ものをつかんだり噛んだりといった動きをしている時に、とりわけ活動的になる。リツォラッティのグループは、Ｆ５の活動がものの大きさによって変化するのかどうかを確かめるために、サルに切ったリンゴ、ブドウ、紙クリップといったものを持ち上げさせ、その時の運動前野の神経活動の一部始終を記録した。

実験を進めるうちに、彼らは、ふつうとはなにか違うことに気づいた。Ｆ５は、サルが課題を行なっている時だけでなく、実験者が刺激をサルの近くに動かそうと持ち上げている時にも活動した。しかも、その活動パターンは、サル自身がそのものを持ち上げた時とほとんど変わりがなかった。リツォラッティたちは、すぐにこの活動の意味を理解した。さらにテストを行なった結果、Ｆ５の脳波が要求されている課題に特有であり、ニューロンは、実験者が手にリンゴ片をもっている時にはあるしかたで発火し、皿の上にそれをおく時には別のしかたで発火する、ということがわかった。これはあたかも、サルが心のなかでその課題を再演しているかのようであった。リツォラッティは、前頭葉にあるこれらの組織を「ミラーニューロン」と呼んだ。

世界中の研究者が、ヒトの脳のなかにも似たようなメカニズムがあるのか探しにかかった。そこで彼らが発見したのは、たとえば私たちがだれかがあるものをつかむところを見るとすると、私たちの手の筋肉が、あたかもそれと同じ動作をするよう準備しているかのように、わずかに緊張する、ということだった。確かに、意識せずに自分がほかの人の動きに合わせて身体を動かしているのに気づくこともある。たとえば、サッカーの試合でゴールしてほしいと願う選手を見ている時に、ボールもないのに蹴る動きをしてしまうとか、映画のなかで悪党がクリント・イーストウッドにパンチをくり出すと、それをかわそうとあなたも身をかがめるとかいったように。

その後、脳画像研究によってミラーニューロンが確かにヒトの脳にもあるということが示された。カリフォルニア大学サン・ディエゴ校のヴィラヤナー・ラマチャンドランらは、実験によって、特定の脳波が抑制されることを見出した。脳には、さまざまな電気的な波形のパターンがあり、そのなかには運動野に見られるミュー波と呼ばれるタイプの波形がある。この脳波は、動きや動かそうという意志と関係しており、自分の手を動かす時には抑えられる。彼らが発見したのは、ほかのだれかが手を動かしているところを見る時にも、ミュー波が抑えられるということだった。こうなる理由は、模倣のもつ機能の点から説明できるように思われる。同様に、リツォラッティも実験を行ない、「する」

時と「見る」時の脳活動が似ているということを示している。

ヒトの脳でこれに関係する部位は、発話の生成を担当するブローカ野だ。この発見はとりわけ興味をそそる。リッォラッティは、ミラーニューロンが行為とコミュニケーションを結びつけるものだと主張している。この部位は、私たちに他者の行為を解釈し認知することを可能にさせるということからすると、コミュニケーションと発話の発達に関わっているのかもしれない。リッォラッティが言うように、おそらく、相手の動きに合わせて思わず身体を動かしてしまうことは、最終的に音声言語へと至る、身振りや手の動きの最初のステップだったのかもしれない。

ラマチャンドランは、ブローカ野でのミラーニューロンの発見がヒトの心の進化についてさまざまな洞察を与えてくれると確信している。「ミラーニューロンは、DNAが生物学においてなしたのと同じだけのことを、心理学においてなすはずです」と彼は言う。「ミラーニューロンは、統一的な枠組みを与えてくれ、いまも謎のまま実験することが難しい、いくつもの心的能力を説明するのを助けてくれるでしょう」。彼は、ミラーニューロンが「大いなる飛躍」と呼ばれるヒトの進化の決定的瞬間に一役買ったのかもしれないと考えている。7万5千年前〜4万5千年前の間のある時に、象徴芸術が始まり、それに続いて道具や武器が複雑なものになり、死者をビーズや花とともに埋葬するといった儀式が考え出された。ラマチャンドランによると、これらの文化的進歩が人々の心と記憶に「入り込んだ」唯一の理由は、私たちが他者の行為をまねたり理解したりする能力をもったからである(同様に、言語が人々の心のなかに組み込まれるようになるのも、大部分の人々がそれらを素早くかつ容易に学習する能力をもっているからである)。

しかし、これらのミラーニューロンは、他者の行為や発話を心のなかで模倣し繰り返す以上の役目をもっているのだろうか？　ミラーニューロンは、相手の身になって感じるといった「深い」共感に、役割をはたしているのだろうか？

　ラマチャンドランは、自閉症児で「ミュー波」実験を行なっている。これはまだ予備的な研究でしかないが、得られた結果では、自閉症児は、ほかの人が手を動かすのを見ている時に、ミュー波が抑制されなかった。つまり、ほとんどの人たちはミラーニューロンをもっているのに対し、自閉症児はそういったニューロンをもっていない可能性がある。これは、自閉症児が他者の視点からものごとを理解するのが困難だという説明として、説得力がある。

　もし私たちがほかの人の単純な動作を心のなかで再現することができるなら、痛みや喜びの感覚も再現することができるかもしれない。私たちの多くは、ほかの人がつま先を思いきりどこかにぶつけるのを見たり、歯を抜かれるのを見たりすると、なんとも言えない気分になる。医者は、痛がっている患者を見るのに慣れっこになってしまって、その感覚が麻痺してしまっていると考える人もいる。それゆえ、彼らのミラーニューロンは感度が鈍ってしまっているのかもしれない、という指摘もある。しかし、それを支持する証拠はない。いずれにしても、私の個人的見解を言えば、医者はちゃんと感じてはいるのだが、それをそのまま表に出すのは、ふつうは患者のためにならないと思っている。しかしこの問題は、ほかの人間に苦痛を与えて喜ぶサディスティックな人々について興味深い疑問を提起している。こうした行為をもっともうまくやる人は、少なくとも一時的に犠牲者に共感を示すふりをする人だとはよく言われることだが、これは検討してみるだけの価値があるかもしれない。彼らのミラーニューロンにはなにが起こるのだろうか？

ミラーニューロンは、他者の情動状態がわかるという私たちの能力を解く鍵かもしれない。私たちには、他者の心を「読む」ことができ、他者の立場に身をおくことができ、そして喜びにせよ痛みや苦しみにせよ、ある程度は他者の体験を理解できる。これは、発達の早い時期に始まる能力である。幼児は、生後12か月を過ぎると、他者の眼を通してまわりのものを解釈し始める。親があるオモチャを見ながら恐怖や嫌悪を示すと、子どもはふつうはそれを避ける。3歳児でも、母親が泣いていれば、慰めようとする。これらの行為は、ヒトにおける共感のまさに始まりを示している。

最終提案ゲーム──公正感、罪悪感、恨み

ゲーム理論では、合理的行動は自分に利するということが仮定されている（とくに経済学に応用されているゲーム理論はそうだ）。情動、とりわけ共感のような感情は、勝つことに執着するなら、その邪魔になるだけである。しかし、現実の生活において、合理性は感情を無視しない。両者は組み合わさって、複雑で予測しえないような行動を生み出す。おそらく、これこそ、「人間的」ということの意味の本質に近い。

「最終提案ゲーム」は、2人のプレイヤーによって行なわれる。実験者は、一方のプレイヤーに一定額のお金（たとえば2千円）を渡し、2人のプレイヤーに、彼らの間でそのお金をどう分配するかに合意するなら、それぞれの分け前をもらえると告げる。ルールは単純だ。プレイヤーAは、プレイ

ヤーBにお金をどう分配するかを提案する。分け前は、1円から2千円の間ならいくらでもよい。プレイヤーBは、その提案を受け入れてもよいし、断ってもよい。提案を受け入れれば、2人とも分け前を手に入れられるが、断れば、2人とも分け前はもらえない。プレイヤーBは、分け前の提案をコントロールすることはできないし、このゲームに繰り返しのチャンスはない。

合理的には（経済的な観点だけから見れば）プレイヤーBは、プレイヤーAの提案する分け前がいくらであっても、提案を受け入れたほうがよい。しかし実際には、人々はこのようには行動しない。分け前が低いと、プレイヤーBは多くの場合提案を拒絶し（平均的には20％が拒絶する）、両プレイヤーともお金がもらえないという結果になる。これは、プレイヤーBが意地悪をしたともとれる。合理的な自己利益に反して、不公平な分け前をもらうぐらいなら、もらわないほうをとるのだ。

一方、自己利益から考えれば、プレイヤーAは、相手に少ない分け前を提案するはずである。プレイヤーAは、プレイヤーBが意地悪く提案を拒絶する可能性を考慮しなければならないが、分け前を均等にするだけの理由はない。しかし実験を繰り返した場合には、人々は、平均で45～50％の分け前を提案する。興味深いことに、提案される分け前の平均額と拒絶される割合は、国によって異なる。たとえば南アメリカでは、提案される分け前の額は少なく（平均で35％）、提案が拒絶されるのも半数であった[注]。拒絶の可能性を考慮に入れたとしても、この額は、プレイヤーBが受け入れるだろうと一般に考えられる提案の額をはるかに上回っている。プレイヤーは、自分の取り分を最大にしたいという欲求以上のものによって動機づけられているのだ。

この実験は、私たちが公正さの感覚をもっていて、見ず知らずの人とでも報酬を均等に分け合う傾向がある、ということを示しているように見える。公正感のコインの裏側にあるのは、罪悪感である。もし2千円のうち1900円を自分の分としてとるなら、「相手」から搾取したという罪悪感をもつかもしれない。

私たちの公正感は、独裁者ゲームと呼ばれるもっとも単純な最終提案ゲームではっきり示される。このゲームでは、プレイヤーBは、与えられる分け前がいくらであっても、それを受け入れるしかない。したがって、プレイヤーAは、自分が損をするという心配をせずに、好きなようにお金を分けることができる。しかしこの場合でさえ、分け前を決める権限が自分にしかないのに、6人に1人はお金を均等に分ける。私たちの協力行動の本能は、公正の傾向ももたらし、加えて、公正さを示さない人間がいると、その人間に対する怒りや恨みの感情が生じる。

これらのマネーゲームは、もちろん、私たちが実験場面では合理的な存在であるという前提で行なわれている。そしてもちろん、これらのゲームをする実験参加者は、自分の行為が観察され、記録されているということを知っている。こういう状況の下でさえ、人間は道徳心が欠如しているようにふるまうこともあるが、公正であるようにふるまうことも多い。私たちは、どんな状況であれ、自分自身の利得を最大にする自動機械ではない。そして現実の生活では、ありとあらゆる種類の「あいまいな《ファジー》」変数が関係してくる。そこでは、公正感や罪悪感が、返報し合い同盟を築く私たちの能力の、きわめて有益な調節役をはたす。

あなたは、隣人との間に、あらゆる種類の非公式な（あるいは暗黙の）ギヴアンドテイクのシステムをもっているかもしれない。たとえば、職場への通り道なので、彼の子どもを毎朝学校まで送り届け、一方、彼のほうは庭仕事が得意なので、あなたの旅行中、喜んで庭の面倒をみてくれる、といったように。それは、契約書にサインしたわけでも、はっきり取り決めたわけでもない。あなたがたが本能的にもっている公正感や罪悪感によっている。彼がすべきことをしなければ、子どもを車に乗せてあげるコストはわずかだとしても、その合意は続かなくなってしまうだろう。あなたは、やるべきことをしなかった時には、悪いと思って、それをなにかで償おうとするだろう。

しかしこれは、ある程度はしっぺ返し（応報）戦略だと言える。お返しがなにも期待できない利他行動の場合は、どうだろうか？「純粋な」利他行動と言えるものは存在するのだろうか？もし存在するなら、その背後にはなにがあるのだろう？

サミュエル・オリナーは、「利他的性格・向社会的行動研究所」の創設者だ。彼は、長年にわたって、たとえば第二次世界大戦中にユダヤ人を救った人々、カーネギー・メダルの受賞者や慈善家のような人々の利他行動について研究してきた。彼は、利他行動に関係する次のような特質をあげている。

親のような役割をはたすこと、勇気、共感、他者を思いやることの学習、人が死んでゆくのを傍観や静観していてはいけないという共通の倫理、自尊心、社会的責任、有能感、正義感、自分が状況を変えら

［注］　たまたま、この文章をラスヴェガスのカジノのホテルで書いている。ここに集まる人々は、アメリカで私が訪れたことのあるどの場所の人々よりも、自分が儲かることだけを夢見ていて、ほかの人のことなどまったく眼中にないように見える。ラスヴェガスで最終提案ゲームをしたら、お金の配分比率は、通常とはかなり違ったものになりそうだ。

れるという感覚、生得的な宗教傾向、神の愛《アガペー》（友愛と兄弟愛）、他者を救い援助しようという責任感、共同体の役に立ちたいという欲求、所属の欲求、自己高揚感、罪悪感の軽減。

これらは、確かに教育（すなわち育ち）に左右される特性である。私たちは、生まれか育ちか（遺伝か環境か）という決着のつかない議論に戻ることにならないだろうか？　利他行動の衝動を解き明かすのは（まれで驚くべき親切な行為や勇敢な行為を問題にする時にはとりわけ）、容易な作業ではない。

カーネギー・メダル——勇敢な行為と自己宣伝

カーネギー・メダルは、アメリカとカナダで、自分の身の危険をおかして見ず知らずの人を助けた市民に贈られるメダルだ。このメダルは、自らの経営する鉱山で186人の犠牲者を出した事故を受けて、アンドリュー・カーネギーによって1904年に設立された。カーネギーは、坑内に閉じ込められた人々を救おうとする勇敢な行為にいたく感動して、そうした行為を讃えるためにこの賞を創設した。これまでにこのメダルを授与された人は8500人にのぼる。最近の受賞者の例を3つほどあげよう。コロラドに住む郵便局員は、7歳の男の子がひとり乗った車が暴走し、往来の激しい交差点に突っ込んでいこうとしているのを見た。彼は走って車を追いかけ、開いていた窓から飛び乗って、あわやというところでブレーキをかけた。ミシガン湖の強い流れに呑み込まれそうになった少年を、自分たちも溺れそうになりながら救った4人の男たちの例もある。ある父子は、火事で二階にとり残されたほかの家の子どもたちを助け出すために、燃えさかる家に3度も飛び込んでいった。

彼らの大部分は、自分の身の安全を考えている時間的余裕などなかった。ただ一心に、渦巻く水のなかや燃えさかる家のなかに飛び込んでいった。一瞬でもためらっていたら、救うはずの人が重傷になったり、助からなかったりしたかもしれない。その行為は本能的とも言えるが、それはこの本のなかで用いてきたような意味の本能なのだろうか？　それは、私たちの進化的起源へとさかのぼれるような、遺伝的な衝動に由来するのだろうか？

勇敢な——とりわけ男性の——行為のひとつの要素は、性的魅力と結びつくことがある。すでに見たように、女性は、スーパーの店長より消防士のほうに好感をもつし、なかでも『ER・緊急救命室』のジョージ・クルーニーが好みのようだ。性淘汰の生物学的側面は、すべての種類の危険な行動に影響をおよぼす。勇敢な行動もその例外ではない。もちろん、カーネギー・メダルの受賞者は、女性に自分を印象づけたいという下心があって、人の命を救ったわけではない。しかし、性淘汰と性的競争の影響などあるはずがないと考えると、誤ることになるかもしれない。ザハヴィのハンディキャップ理論を思い出そう。ザハヴィなら、危険をおかす行動——とくにほかの人を助けるための行動——が、自分が優秀な遺伝子をもっていることを宣伝する恰好の手段だ、と言うだろう。それは、クジャクの尾羽よりもましかもしれない。なぜならそれは、ほかの人々の共感の本能にはたらきかけるからである。私たちは、他者の痛みがわかるし、そうした痛みを止めることのできる人を高く評価する。しかし、ザハヴィの理論はさらに、利他行動が結局は自分を利するためのものだと考える。なぜなら、それが性淘汰に由来するからである。人々は、勇敢な行動のセクシーさによって興奮する。ハリウッドのお偉方は、ジェイムズ・ボンドやインディ・ジョーンズといったアクションヒーローについて、次のようなルールをもっているという。すなわち、女性には彼のそばで眠りたいと思わせ、男性には彼のようになりたいと思わせるように映画を作れ。

これはあまりにシニカルに聞こえる。親切なよき行ないは、実は異性に自分の魅力を強調するために他者を利用するという戦略である、というわけだ。フランス・ド・ヴァールは、「他者を犠牲にして遺伝的に成功するということ(これこそ進化の基本的推進力だ)が、他者への思いやりと共感の際立った能力をもたらした」ことを、奥深いパラドックスと呼んでいる。私は、それがパラドックスかどうかはわからないが、確かに皮肉なことだとは思う。

無私無欲に見える勇敢な行為にも、ヒトの心のもっとも自分本位の欲求、すなわちセックスが大きく関与しているのかもしれない。ここで鍵になるのが、「関与」ということばだ。性淘汰が、すべてを支配しているわけではない。豊かで予測不能な人間行動においては、だれも遺伝子の囚われ人ではない。しかし、それらの遺伝子の存在は、つねにどこかしらに感じられる。

純粋な利他行動

私たちの多くは、人間には、利己的衝動の影響を受けない純粋な利他行動もあるに違いないという希望をもっている。けれども、もっとも献身的で謙虚なホスピスのボランティアも、匿名の臓器提供者も、そして命がけのレスキュー隊員でさえ、人を助ける理由の一部は、プライド、罪悪感、恥の感情であったり、あるいは危険をおかすというスリルであったりするかもしれない。[注] しかしかりにそうだとしても、彼らは賞賛されるべきである。なぜなら、彼らは先頭に立って利他行動をし、私たちのほとんどはそうしないからである。

クリステン・レンウィック・モンローは、カリフォルニア大学アーヴァイン校の政治学の教授で、大学院の政治心理学専攻の副主任である。彼女はこれまで、倫理的価値と利他行動の本質を理解するという仕事を続けてきた。彼女は、ピュリッツァー賞の候補にもなった『利他行動の心』という本のなかで、カーネギー・メダルの受賞者、ルシル・バブコックのことを紹介している。

1987年7月、当時65歳で、アーカンソーのリトル・ロックに住んでいたルシルは、地方紙の編集室にいて詩の紙面の編集作業中だった。その時に、外から叫び声が聞こえてきた。窓から見ると、男が若い女性の後ろ髪を引っ張って、道を横切っているところだった。ほかに人影はなかった。ルシルには軽い心不全があって、すぐ息切れし、激しい動きはできなかった。しかも、以前に背中と両脚を怪我したことがあって、いまは装具をつけているため、身体を思い通りに動かすこともままならなかった。だが、ためらってはいられなかった。杖をつかむと、足を引きずりながら、2つの階段を下りた。心臓がいまにも破れそうだった（彼女はあとでそう述懐している）。現場にたどり着いた時に

［注］　もちろん、ほかの人を助けることにはそれなりのやりがいがあり、そのやりがいも多種多様である。しかしそれは、少なくとも部分的に、純粋に利他的な動機も含まれていることを排除するものではない。

は、男は、被害者の女性の着ていたものを破き、首を絞めにかかっていた。ルシルは、その女性に「逃げて！」と叫びながら、男に向けて杖を振り下ろした。しかし、男が首を絞める手を休める気配はなかった。その時、ルシルは、「その男が見るからに凶暴だったので」自分は死ぬかもしれないと感じ、「殺《や》るか殺られるか」だと覚悟を決めた。男はルシルを何度も殴ったが、彼女は杖を振り回し、叫び続けた。結局、男は自分の車に乗り込もうとした。男が銃をもっているかどうかはわからなかったが、とにかく男を行かせるわけにはいかなかった。ルシルは、男が開けかけた車のドアをバタンと閉め、また開けて男に打ちつけ、この間もつねに助けを求めて叫び続けた。ようやく2人の男性が彼女の叫び声を聞きつけて駆けつけ、その男をとり押さえ、警察が到着するのを待った。ルシルは打撲を負ったが、見知らぬ女性が重傷を負うのをとにかく防ぐことができた。

ひとつ、注目すべきことがある。彼女がはっきり覚えているのは、男と格闘している最中、女性の運転する車が2台通り過ぎたということだ。この2人の女性とも、なにが起こっているかを見ようとスピードを緩めたが、わかったとたん、スピードをあげて走り去った。男が半裸の負傷した20歳の女の子を襲って、いまは高齢の女性を蹴ったり殴ったりしているというのが一目瞭然で、しかもその女性が助けを求めて叫んでいるにもかかわらず、だ。

モンローはこれまで、とっさの勇敢な行為から長年にわたる慈善活動まで、あらゆる種類の「利他行動をとる人」を調べ続けてきた。彼女は、ほかの人を助けるという彼らの感情にいくつかの共通の特徴があることに気づいた。第一に彼らは、特定の集団に対して利他行動をとるわけではない。そこに、自分の「集団」（同胞、自分と同じ民族や階層や宗教の人々）の利益を守るという意識はない。

第二に、ルシルや、彼女と似たような利他行動をとった人々は、「そうするしかなかったのだ」と言う。しかしもちろん、彼らはそうすることを選んだのであり、道徳について必ずしも明確な考えをもっていなくても、助けを必要としている人を助けないわけにはいかないと強く感じていた。私には、これがたんに本能によるものだとは思えない。

ルシルの話は、たとえ私たちのほとんどが共感能力をもち、公正感や罪悪感をもっているとしても、純粋な利他行動をとるのはかなりまれだということを示している。人の役に立ちたいという意志はもっていたとしても、それをやるだけの勇気がないこともある。したがって、利他行動ができるということは、かなり貴重なことなのだ。それは、ほかの人々の苦痛や喜びを理解する能力に本能的な起源をもち、しつけや道徳的環境によって育まれる。しかし最終的には、これらの卓越した行為を可能にするのは、本能と情動と理性とを結びつける私たちの能力なのである。

道徳間の葛藤

有史以来、人間は、法のシステムを作ろうとしてきた。1901年、もっとも初期の法律の画期的な発見があった。ジャン゠ヴァンサン・シェイル率いるフランスの考古学チームがイランのスーサ——古代都市スーサは、奇しくも、妃エステルが王アハシュロスにユダヤの民を救うことを歎願した場所だ（183ページ参照）——で調査を行なっていた。この発掘調査中に、彼らは、くさび形文字の刻まれた3つに割れた大きな黒い石を発見した。これがハンムラビの石である。[注] 紀元前1750

年頃のもので、これまでに発見されたなかでもっとも古い法律と道徳律の記録だった。ハンムラビは、おそらく最初の大都市国家であったバビロンに君臨したメソポタミアの王であった。この巨大な石碑がスーサにあったのは、紀元前1700年から少しして、エラム人がバビロンを負かしてのち、それをバビロンからスーサに運び去ったからである。

歴史は、これよりも古くから法律や道徳律があったことを示唆しているが、ハンムラビ法典は、法システム全体を系統立てて公にした統治者がいたことを示す、文字資料として残る最初の成文法であった。したがってバビロニアの人々はみな、自分たちがなにをしなければならないかを読み、知っていたと考えられる。282の条文からなるこの法典は、神への呼びかけで始まり終わる。法の条文は、祈りの形式で書かれていた（ここでの祈りは、法を無視したり破ったりした者に向けられる呪いだが）。その多くは、社会の組織に関するものである。裁判で間違った判断を下した裁判官は永久追放され、重い罰金を科された。偽りの証言をした場合も、死刑が待っていた。もし家が倒壊して、家の主人がその下敷きになって死んだなら、その家を建てた大工は死刑に処せられた。もし倒壊で死んだのが主人の息子なら、大工の息子が死刑に処せられた。もちろん、重大な犯罪はすべて死刑が待っていた。これらのおそろしい法律のどれも――そこにある道徳は人類の文明の若かりし頃の所産で、確かに現代から見れば、これはどうかと思うものもあるが――当事者に弁解や説明の余地を残していなかったが、ひとつだけ際立った例外があった。被告人は「河」に飛び込むことを許されていた（この河というのはユーフラテス河だが、その当時水泳は一般的でなかったのかもしれない）。河の流れが被告人を生きて岸に送り届けた場合には、その被告人は無罪になった。溺れた場合は有罪だった。

このように神々の裁きを信じることは、人間の心のなかにすでに確立されていた。

ひとつの重要な領域は、家庭生活の規制であった。バビロニアの人々は、夫や妻による家族の遺棄を罰し、不倫、養子縁組み、財産の譲渡について、そして家族に影響を与えるほかの問題についても法律を定めていた。これらと同様のものが、ほぼどの人間社会にも見られ、このことは、古代の人々がどのように行動していたかについて本書で述べた全般的な結論のいくつかを支持している。家族単位を十分に機能させることは、きわめて重要であった。それは、子どもが子ども時代をちゃんと生きていけるようにし、それが集団と血縁の絆を固める、ということを意味していた。

ハンムラビ法典は、大まかながら、その当時なにが道徳的とされていたのかを教えてくれる。この法典は、社会のメンバー間の協調に重きをおいていた。過失、窃盗、不倫、嫉妬は、初期人類にとってと同様、バビロニア人にとっても害をなすものだった。それ以降に考え出されたほとんどの道徳システムも、人を利己的でなくするための十分な理由を与える方法を模索してきた。

スタンフォード大学の著名な生物学者で、スウェーデン王立科学アカデミーの栄《は》えあるクラフォード賞［訳注　ノーベル賞があつかわない科学領域を対象にした賞］の受賞者でもあるポール・エーリックは、あらゆる道徳システムは生物学的な存在としてのヒトの心に起源がある、と考えている。二元論をとる多くの哲学者は、道徳的真理が私たちの外にあって、発見されるのを待っており、明瞭であり、ヒトの心が宿る複雑きわまりないニューロンの集合とは関係がないと考えるが、エーリックはそうは

［注］　この石は、パリのルーヴル美術館で見ることができる。

考えない。私たちは経験を通して社会的存在になるのであり、それゆえ私たちの道徳観は人間の社会にしっかり根ざしている。

エーリックは、倫理のシステムを構築する能力が進化の産物だということを認めている。私たちは、自分の行為がどんな結果を招くかを想像できるし、複数の選択肢について考えることも、他者がどう感じているかを推測することもできる。これらはみな有用な特質であり、自由意志とともに、倫理のシステムを作り上げる前提条件である。しかしこのシステムの内容は、私たちの遺伝子によるのではない、と彼は考えている。それは人間の文化の産物であり、したがってさまざまな形態をとりうる。たとえば、西洋の親は、子どもが悪さをしたら、お仕置きをするのがごく当然のことと思っている。一方、イヌイットの親は、そうした罰し方は倫理的に許されないと考える。文化のなかでも、きわめて重要な問題——代表的な例をあげるなら、安楽死、妊娠中絶、動物保護——については、倫理的な議論がつねにある。もし私たちがみな進化によってもたらされた共通の倫理観をもっているのなら、なぜこれら大きな倫理的問題について見解が一致しないのだろう?

私たちの祖先の狩猟採集生活は、これら特定の問題に答えるという経験を与えなかった。これらの問題は、文明、農耕、産業技術の出現にともなって現われたのだ。十分な量の食べ物を得ることが最優先される状況にあっては、動物を不当にあつかっているなどと思う余裕はない。さらに、エーリックが言うには、数千年もの間倫理についてこれだけ議論されてきながら、私たちは、答えどころか、問題がなにかについての合意さえ見ていない。複数の倫理の準拠枠がまったく違うこともある。功利主義者は、どんな行為も結果こそが重要だ、と考える。また、ある人々は、命を奪うといったように、おかしてはならない厳格な絶対的倫理が存在すると考える。エーリックは、海岸の洞窟に閉じ込められた観光客のグループのたとえを用いている。潮が満ちて水面はどんどん上がってくるが、通路は崖の上に通ずる穴がひとつあるきりである。ところが運悪く、先頭を歩いていたのが極度の巨漢で、穴の出口の手前で、身体がつかえて動けなくなってしまった。彼には生命の危険がないが、グループの残りの人々は、彼が邪魔して逃げることができない。レスキュー隊が到着するが、二者択一の選択を迫られる。その男をダイナマイトで吹き飛ばして、ほかの人たちの命を救うか、それともほかの人たちを救うのは断念して、ドリルを使って時間をかけてその男だけを救出するか？　この問題に正しい答えなどあるだろうか？　答えは、その男が自分を助けてくれと懇願するか、自分はいいからみんなを助けてやってくれと言うかによるのだろうか？

サルか天使か？

イギリスの首相だったディズレーリは、ダーウィンの進化論が人類を天使の側におくのではなく、サルの側におこうとしていると考えた。これは、彼を恐怖心で震えあがらせた。ディズレーリの恐怖は、いまも生き続けている。天地創造説では、『創世記』に書かれていることが真実であり、世界と、ミミズからヒトにいたるまで地上に生きとし生けるものが、5千年ほど前に6日間で創造された、とされる。天地創造を信じる者の数は、アメリカでは驚くほど多く、イギリスはそれに比べれば少ないほうだが、彼らは、進化論が提示する究極的な考え、すなわち生きとし生けるものが――ヒトもサルもミミズも——共通の祖先に行き着くということを執拗に否定し続けている。しかし、ダーウィンの進化論を全面的に支持する強力な証拠は山ほどある。それらは、炭素年代測定法による年代の特定に始まって化石の証拠にいたるまで、そして集団遺伝学の無数の実験から自然淘汰のコンピュータ・シミュレーションにいたるまで、多岐におよぶ。すべての科学的証拠は、『創世記』の最初の数章を真実として受けとるわけにはいかないということを強力に示している。

私のもとに届く抗議の手紙の山が示すように、天地創造説の信者は、私のような科学者の見解に猛烈に抗議する。同じく、きわめて多くの科学者が天地創造説の考えに激しい憤りを隠さない。ちょうどこの章を書く数週前に、私は、アフリカのサヴァンナの灼熱の太陽の下、現代文明（と私が考える文明）から数キロ離れた広大な草原に立って、ホミニッドの2つの頭蓋骨——ひとつはアウストラロピテクス・アファレンシス、もうひとつはホモ・エレクトゥス——をつかんでいた。BBCのテレビカメラに向かって、ヒトの本能について、そして手に持った2つの初期人類から私たちがどのように進化してきたのかについて簡単な解説を始めようとしたその時だった。思いがけず、私の携帯電話が鳴った。出ると、オックスフォードのリチャード・ドーキンスの秘書からだった。ドーキンスが『タイムズ』紙に抗議声明を出すので、ほかの科学者と一緒に賛同者になってもらえないか、というのだ。彼らは、ニューカッスルのある中学が進化論を教えずに、聖書の天地創造だけを教えると宣言したことに憤慨していた。私は、リチャード・ドーキンスをこよなく敬愛しているが、その声明に賛同する気にはなれない、と返答した。進化に関心がないと思われても困るので、いまもたまたま「進化について解説している最中なんだけど」と言いながら、実のところ私には、その中学がなにを教えているかがそれほど重要な問題であるようには思えない、ということを説明した。私たちが進化について信じていることについてそこの生徒が気づくのにちょっとだけ余計に時間がかかるとしても（つまり、彼らがダーウィンに出会うのが多少遅れるとしても）、それが彼らにとってとり返しのつかないことになるようには思えなかった。むしろ危惧されるのは、こういう議論を公にあおり立てても、科学者の言うことを十分反映もできず、天地創造説の信者の考えを変えることもないまま、結果的に多くの人々を理性的議論から（つまりは科学から）遠ざけてしまうことのほうである。

もちろん、科学者自身も（認めるのは嫌かもしれないが）ある種の信者にすぎない。王立協会の会長でもあった偉大な物理学者のひとり、ウィリアム・トンプソン（ケルヴィン卿）は、ライト兄弟が空を飛ぶ数年前に、「空気より重い機械が空を飛べるわけがない」と言っていた。彼の発言として記録に残っているものには、「電波に未来などない」や「X線はそのうちいたずらだとわかるだろう」などもある。

科学者の確信

科学者としての私たち自身の確信が、時に過去において科学にとっての大きな問題だったし、いまもそうであることが多い、と私は思う。私たち科学者は、自然に対する科学的な見方が普遍的な真実だと思いがちであり、そう思い込んでしまうことで、もっとも誇りとするもの——客観性——を失ってしまうことがある。客観性を失うと、自分に見えていると思っているものが影響を受け、誤ってしまいかねないし、次にそうした誤解が、そのまま社会に広まってしまう危険性もある。

私が言いたいことを示すよい例のひとつは、解剖学者で顕微鏡の製作もしたニコラス・ハルトソーケルによる精液の観察だ。1694年頃、彼は、その著『屈折光学試論』にヒトの精子をスケッチした有名な木版画を載せた。精子の本体部分には、膝を抱く胎児のような姿勢をした――そして頭蓋の前面にはっきりとした泉門《せんもん》のある――小さなホムンクルス（ミニチュアの小人）が描かれていた。このホムンクルスは、人間としてすでに形をなしていて、「完全な」ものと考えられ、したがってそれが男なら、睾丸と精子をもっていた。だとすると、それらにはさらに小さな小人がいて、そういう具合にさかのぼってゆけば、最初の人間の起源までさかのぼることができる。この考えは、著名な数学者、ゴットフリート・ライプニッツ（1646–1716）によっても、熱烈に支持された。彼は、ハルトソーケルや「ほかの学識者」の得た知見を、ヒトも含む動物が「妊娠以前に種のなかにミニチュアとして」生きているという自分の考えを支持するものとして引用した。基本的にこの考えは、男性が女性の子宮に種を植え、そこで時間をかけて種が大きくなって赤ちゃんになるという、アリストテレスの考えにそのもとがある。このように、最初に用いた顕微鏡の性能がよくなかったのと、その観察者にも無知と偏見があったため、まったく誤った観察結果がもたらされた。このことがきわめて興味深いのは、このホムンクルスの発見が、一部の倫理学者にとって、たとえば自慰のような精液の破壊が実質的に殺人に等しいといった判断を強める結果になった、ということである。

それから約100年後の1790年に、ハルトソーケルの観察をもとに、ラビのピネハス・エリジャ・ベン・マイールは、ヘブライ語で書かれたミシュナの『契約の書』のなかで、次のように書いている。

一滴の精液を、一定の温度に保ったままで、顕微鏡という観察装置で覗いてみると、そのなかに人間の形をした小さな生き物がいるのが観察されている。それらは、精子のなかで生き、動いている。したがって、かつての賢者たちは正しかったのだ。……種を壊すこと《ハーシュ・ハタット・ゼーラ》が「殺人に等しい」というタルムードの教えは、顕微鏡が発明される以前には、一部の「哲学者たち」には怪しげなものと思われていた。彼らは、種が「椅子」そのものになる（ミニチュアから最終産物になる）ことを知らずに、種を破壊することがまだ椅子になっていない木を破壊するようなものだと考えていたのだ。

この陳述における倫理におかしなところはない。もし精子に完全な身体の小さな人間が宿っているのなら、それを破壊することは殺人に相当するに違いない。もちろん、問題はこの観察が間違ってい

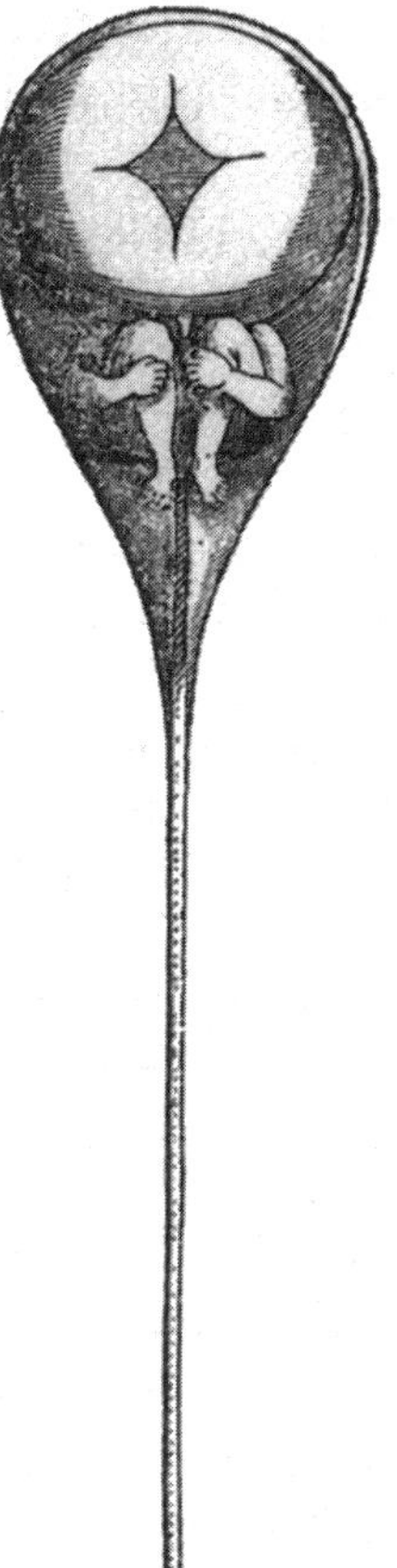

ることにある。その後の生物学の発展によって、精子は「人間」などではなく、したがって精液の浪費や破壊は「殺人」にはあたらないということが明らかになった。私たちのもつ倫理観は、私たちが世界をどう理解しているかにほかならない。ちょうどハンムラビ法典がいまでは残酷で、倫理的に時代錯誤のものであるのと同様、誤った前提、間違った観察、欠陥のあるデータにもとづく宗教的見解や倫理的見解は、価値がないどころか、人を誤らせるものになる。

確信をはき違えてきた科学者の態度は基本的に、自分たちの宗教的見方を他者にも課すのがよいと一途に信じている人々や、マサチューセッツの妊娠中絶病院に入ろうとする女性に罵声を浴びせる人々や、あるいは「聖書に反する」という理由で黒人と白人の間の結婚を力ずくで止めさせる人々の態度と変わるところがない。優生学という「科学」とそれがもたらした結果を思い起こそう。自分たちが正しいと確信している科学者は、自らをあざむいているのみならず、大きな害ももたらすのだ。彼らは、多くの人々の尊敬と畏怖の対象であり、それゆえ彼らが意図せずに井戸に入れた毒は、ほかの多くの人々の口に入ることになる。

2001年のアメリカ同時多発テロは私たちの社会に対する多くの恐ろしい脅威の引き金となったが、そのうちのひとつは、ほとんどつかみどころのないものである。それは、なんの罪もない多数の市民の殺戮のあとに続いた、暴力的なことばである。アメリカ同時多発テロの鍵となった原因のひとつは、この殺人の前にあった憎悪の暴力的なことばだったのであり、それらのことばが、テロリストとその支持者たちの心の上に滴り落ち、その心を蝕んでいったのだと私は思う。もちろんいまでも、これらの忌むべき行為の非道さを理解することも、ニューヨークの高層ビルに旅客機を突っ込ませた青年たちの胸のうちを正確に理解することも難しい。彼らは、私たちのほとんどにとって殺人犯だが、皮肉なことに、彼ら自身やその支持者たちには殉教者なのだ。

ここで（私には辛いことだが）書かねばならないことがある。リチャード・ドーキンスは私の敬愛する人であり、私は彼が友人であることをとても誇りに思っている。彼は、『ガーディアン』紙に「宗教が誤誘導したミサイル」という見出しのもと、アメリカ同時多発テロについての自身の分析を書いている。ドーキンスは、自爆したハイジャック犯たちの動機と「狂気の勇気」がどこから来たのか、と問うた。彼の「深い悲しみと激しい怒り」は、そう問わせずにはおかなかった。

……それは宗教からだ。この自爆という攻撃方法を最初に動機づけたのは、中東における紛争であり、もちろんその根本的原因は宗教にある。しかしここで私が関心を向けたいのは、そのことではない。ここでの私の関心は、この武器それ自体にある。宗教、とくにアブラハムの宗教〔訳注　アブラハムの宗教とは、族長アブラハムの宗教的伝統を受け継いでいるユダヤ教、キリスト教、イスラーム教を指す〕で世界を満たすことは、街を銃弾を装填した銃だらけにするようなものだ。それらが使われたからといって、驚いてはいけない。

ドーキンス、君がこのような激しいことばを発したことは、正しかったのだろうか？　こうした憎しみに満ちた記事を書くべきではなかったのではないだろうか？　この怒りはほんとうに正当なのだろうか？　もちろん、あの忌むべき行為は、宗教的行為などではない。ロンドンデリーのカフェでの貧困なカトリックの爆弾魔の行為も、ハンガーフォードのショッピングセンターでマシンガンを乱射して17人の命を奪った男の行為も、テルアヴィヴのバス停にいた子どもたちを巻き添えにしたハマスの爆弾犯人の行為も、宗教的行為ではないのと同じだ。君が繰り返し非難する「アブラハムの宗教」は、私たちの社会にとって、君が正しくも重んじる道徳的枠組みそのもの――生命を守り、正義を支え、人間の平等を受け入れ、寛容を信じるための枠組み――を作り上げているということがわからないのだろうか？　アメリカ同時多発テロが現実のどんな宗教的行為よりも人間の本性とより深い関係があり、そのテロに私たちが見たものはおそらく、なによりも、利己的遺伝子の究極の表われだということを君は知っているのではないだろうか？

宗教

ミュア・ワイシンガーは、その著『ゴルゴタの丘から東京まで』のなかで、次のように書いている。「一部の不可知論者、あるいは好戦的な無神論者でさえ、『信仰』全般がヒトの進化の不可欠な要素であると認めている。……しかし、そうではない。それはむしろ、進化の過程で昔に「失った」はずの尾のようなものであって、ヒトの進化の現在の段階にあっては生きるのを邪魔するものでしかない」。こんな底の浅い、論議を呼ぶ本に、ヘルマン・ボンディ卿のような尊敬すべき科学者［訳注　オーストリア出身のイギリスの数学者・天文学者］が、次のようなことばで賛同しているというのは悲しいことだと思う人もいるだろう。「絶対的な不変の真理があると信じることは［この本のなかでは］横暴なナンセンスとしてだけでなく、大きな害悪と非人間的なこととしても示されている。……たくさんの中途半端な信者が、こうした信仰システムを先導する狂信者と独善主義者に手を貸している……」。私は、ここで言うところの「中途半端な信者」のひとりであり、自分が貶められていると同時に、侮辱されているようにも感じる。とは言え、ほっとすることだが、まわりにはたくさんのよき仲間がいる。ヘルマン・ボンディ卿の言う「中途半端な信者」には、教養ある人々の大多数があてはまりそうだ。しかし考えてみると、偉大なる科学者たちも、自分の専門とする話題の外で発言する時には、特別なところなどなにもないのかもしれない。

ウエイド・クラーク・ルーフは、近著の『信仰の市場――団塊の世代とアメリカの宗教の変化』のなかで、最近の調査を引きながら、アメリカ人の94％が神を信じており、90％がつねに神に祈り、約90％がなんらかの宗教の信者である、としている。表面上は、イギリスはこれとはかなり違っているように見える。1992年の推定値では、ほとんどの国民がキリスト教徒であるこの島国の人口のうち、自分がキリスト教の熱心な教会員だとした成人は約14・4％だったが、これは地方によって大きく異なった（とりわけ、イングランドに対し北アイルランドは、教会員の割合が6倍だった）。しかし、教会員の数が減りつつある一方で、グレース・デイヴィが『イギリスの宗教』という著書のなかで指摘しているように、信じれども属さず、という基本的な特徴がある。今日、宗教の信仰はより個人的なものになっており、人々は、伝統的な教会に所属する必要性を感じなくなっている（これはそう驚くべきことではないが、その理由を示すことは本書の範囲を超える〔訳注　その後ウィンストンは、この問題を含め宗教の問題を、『神の物語』（2006年）のなかでとりあげた〕）。しかし、宗教的な思考は依然として強く、衰える兆しを見せていない。「ヨーロッパの価値観」研究グループの調査によると、イギリスとヨーロッパの人口の70％以上の人々が神を信じ、50％以上が祈りの時間を必要とし、55～60％が自分を「信心深い」としている。イギリス人の3分の2は、「原罪」や「魂」を信じ、50％以上が天国の存在を信じている。イギリスとヨーロッパの少なくとも3分の1の成人は、「生きる意味について考えることがよくある」と答えている。これらの数字は、ここ10年ほど減る傾向を見せていない。

ここに、特定の宗派や教会に所属する傾向がいまは変化しつつあるにせよ、霊的な存在の信仰は依然として続いているし、少しも衰えを見せていないという、はっきりした証拠がある。私たちは、合理的行動にもとづく社会のなかで暮らし、人々はかつてより十分な教育を受け、互いのコミュニケーションも十分で、自分たちがすることの多くには科学的な根拠があるという証拠を日々目にしている。それなのに多くの人々がいまだに神を信じていると公言するのは、一見驚くべきことのように見える。どうして、こうした一見不合理に見える信仰がいまもしっかり生き続けているのだろうか？

これに対するありうる（もっとも可能性の高い）答えは、信心深さや宗教がヒトに進化的利点を与えてきたというものである。信心深さ――「霊的なもの」を感じる能力――は遺伝する、という証拠もある。そうした研究のひとつに、ミネソタ大学のトム・ブッチャードの研究がある。彼は、35組の一卵性双生児と37組の二卵性双生児とを比較した。これらの双生児のペアは、互いに異なる家庭で異なる養父母のもとで育てられた。別々に育ったにもかかわらず、一卵性双生児は、二卵性双生児よりも、その宗教性の点でよく似ていた。一卵性双生児のペアの一方が信心深ければ、養父母がとくに一方がある宗教に関心をもっていなくても、もう一方も信心深いことが多かった。興味深いことに、一方がある宗教のなかで育って信仰が篤かった場合、もう一方がそれとは別の宗教のなかで育っても、信仰が篤かった（養父母が不可知論者や無神論者であったとしても）。したがって、信心深さに関与する遺伝的傾向があって、その傾向は個人間で大きく違うのかもしれない。そしてそうした傾向は、これまでずっと人間の条件の一部であったのかもしれない。

ニューヨーク州のビンガムトン大学のデイヴィッド・スローン・ウィルソン博士は、宗教を自然淘汰によって形作られた適応として考えている。彼は、最近出版した『ダーウィンの大伽藍』のなかで、ネオ・ダーウィニストによって批判された群淘汰こそ、進化の過程で宗教的感情を促進する推進力だった、と主張している。彼は、社会をひとつの有機体としてとらえるべきだと示唆しているが、これはウィリアム・ハミルトンの革命的考えが登場する以前にあった古い考え方である。もし社会が一種の有機体なら、道徳性や宗教は、集団を個人の集合体としてではなく、ひとつの単位として機能するのを可能にする生物学的・文化的な進化的適応と考えることができるのではないか、と彼は言う。ウィルソン博士は、狩猟採集社会やアメリカの都市部の集会といったさまざまな集団からの証拠をあげている。彼によると、宗教こそが、ひとりではできなかったことを、集団の力で達成することを可能にするのだという。彼は、宗教と宗教的価値を支持する数少ない進化生物学者のひとりだ。これは科学のなかではかなり異端の考え方だが、私はこの考えに強い共感を覚える。

人間の命の尊さ

神の存在という概念に対して無神論者が持ち出す強力な反論のひとつは、まったく同じ価値を信じる宗教は2つとなく、それぞれの宗教はほかの宗教に対して不寛容に見えるということである。もし神が存在するのなら、どうして宗教ごとに神の現われ方が違うのだろうか？　宗教ごとに道徳規範が違うのは確かだが、人間にとってほぼ普遍的であるような、いくつかの基本的価値はあるように思える。確かに、ウィルソンが示唆しているように、社会が大きく異なっても共通に見られる基本的な道徳的価値というものがあり、彼によれば、それらは私たちの進化の産物である。彼はまた「宗教は道徳に従わねばならない」と論じている。したがって、彼の考えでは、道徳性は、神から与えられたものではなくて、人間が自ら到達したものである。

西洋社会の道徳律の中心にある考えは、人間の命の尊さであるように見える。もちろん、命とはなにかという定義は、社会や文化によって違いはあるかもしれないが、そうした信念に自然淘汰の上でなんらかの利点があるのはほぼ間違いない。

ユダヤ人として、私は、一連の普遍的価値に近いもっとも顕著な例が、旧約聖書のなかの最初の5つの書のなかにある、と思っている。それは命の尊さを中心とした原則である。私は、十戒や殺人の禁止といった神の教えだけを言っているのではない。モーセの律法の構成自体は、ほかの西洋の宗教においてさまざまな装いや形式をとってはいるものの、その中心にはこの考え方がある。命の尊さという理想はリチャード・ドーキンスの考えを踏襲する一部の人々によって誤って解釈されているけれども、命の尊さ以上の理想はこれまで出てこなかった。すべての人は平等だという思想、正義が必要だという明確な認識、個人の自由についての基本的な考え、安息日の適用――社会のなかのあらゆる人、家の主《あるじ》にも、使用人にも、異邦人にも休息の日がなければならない――はみな、基本的に生命を守ることとその質を維持することに関係している。命を尊ぶことは、この伝統においては、どのように家畜が保護されるべきかにも見ることができる。すなわち、安息日の休養、不当な虐待がないこと、与えられるべき世話と慈愛、さらには安楽死による屠殺方法である。これによって、残酷にあつかわないことと命の尊さが保証される。

殉教と自殺

地球でもっとも標高の低い地点は、ほんの少数の生き物しか棲息せず、人間にとっても住むのにもっとも適さない場所だ。イスラエルの死海の周辺は、海抜下500メートルのところにあり、カリウムと塩だけからなる岩と、イオウを含んだ熱く乾燥した空気に満ちた不毛の土地である。死海の水には、あらゆる種類の鉱物が高濃度で溶け込んでいて、油のようにねっとりとしている（もちろん飲めない）。この水のなかでは、生き物はまず棲息できないが、奇跡的に、ドゥナリエラ・パルヴァという単細胞の緑藻と、原始的なバクテリアの好塩菌が生きている。昔もこうだったのか確たることはわからないが、聖書は、かつてここにソドムとゴモラという町があり、そこの住民たちが罪をおかし続けたことに神が怒って町を焼き滅ぼした、と記している。おそらく実際に起こったのは、火山の噴火による町の壊滅だったのだろうが、そこからほんの数キロしか離れていないところで、文明が少なくとも数世紀にわたって続いていたという確かな証拠が、いまも残っている。死海の西側は、地溝帯の上に300メートルほどの高さの切り立った岩山が続いており、ここにマサダの岩山がある。その平たい頂上は自然の要塞であり、そこまでは1本の狭く険しく危険な「くねくねした道」を登らなければ行き着けなかった。ここにはかつてヘロデ王の宮殿のひとつが建てられたが、その後ローマとユダヤ双方の歴史において、もっとも不可解で異常な出来事の舞台となった。

マサダで起こった出来事については、フラウィウス・ヨセフスによって書かれた『ユダヤ戦記[注]』がもっとも詳しい。ユダヤの名門聖職者一族の出であったヨセフスは、ガリラヤの若き指揮官で、ローマの支配に抗して闘った。最終的に、ヨセフスはとらえられて、ウェスパシアノス（のちにローマ皇帝となった）に降伏し、その後ローマ市民となり、最後は歴史家として名を残した。ヨセフスの記した歴史のなかには、自らの命を絶つ人間の例がいくつも登場する。

ヨセフスは、どのようにして、ヘロデ王の死後75年ほど後に、ユダヤの宗教的狂信者たちが、おそらくは夜陰に乗じた奇襲作戦によって、マサダを包囲するローマ軍の軍勢に打ち勝ったのかを詳述している。最後の時まで、マサダはつねに、難攻不落の砦として、包囲攻撃に耐えた。マサダへと通じる細い道、切り立った崖、そして頂上の岩の深くにある巨大な貯水池——これが飲み水や農業用水を提供していた——は、マサダの住民が長期の孤立に持ちこたえることを可能にしていた。眼下に地溝帯、彼方にはヨルダン山脈を望むこの有利な場所にあって、住民たちは、夜陰に乗じてこの砦を降り、あちこちの敵陣営を奇襲することによって、ローマの軍勢に対して2年にわたって抵抗し続けた。紀元73年、ローマ軍はついに兵力を結集して、思い切った作戦に打って出た。第十部隊の指揮官、フラウィウス・シルヴァは、8つの陣営を建ててマサダを包囲し、数千人のユダヤ人の奴隷を使って、時間をかけて、西側の壁へと登る大きな傾斜路を建設した。1年後、砦の門を壊すための大槌が運び上げられ、マサダを死守しようとする信者たちが敗北するのも、もはや時間の問題になった。

ヨセフスによれば、要塞には、女・子どもを含む960人ほどがいた。生き残ってヨセフスにその時の模様を語ることができたのは、2人の女性だけだった。残りの住民たちは、とらえられて生き長らえるよりも、自分たちの手で子どもたちを殺し、自分たちも自決するということを決意したようだった。ヨセフスは次のように記している。「ローマの兵士たちは、その決然たる覚悟と、これだけ多くの者が動じることなく死を遂げたことに驚きを禁じえなかった」。

ユダヤ教やキリスト教でも、そしてほかの一神教の宗教でも、命の尊さは、その道徳的信念の大きな柱である。命は、神から与えられたものとされている。もし私たちが神の姿に似せて作られているのなら、できるかぎり命を守り、維持し、強めることが、私たちの務めである。このように、西洋文明の倫理は、このひとつの前提の上に築かれている。私たちの倫理観は、命ほど尊いものはないとい

［注］　マサダの物語は、多くの探検家を引きつけ、ユダの荒野《あらの》へと赴かせたが、その場所がはっきりと特定されたのは1842年のことであった。ようやく発掘作業が行なわれたのは1963年になってからで、多くの人々が参加・協力したが、それにはイギリスのボランティア学生も加わっており、そのうちの何人かは私の大学時代の友人だった。

う確信から生じ、私たちの宗教的・非宗教的な法の枠組みも、この原則にもとづいている。したがって、（生き残った2人の証言もそうだが）ローマ人が攻略にあたってマサダ全体を破壊し尽くしたという形跡はないことからすると、そこには矛盾がある。ユダヤ教の熱狂的な信者なら、おそらく命の尊さを第一に考えるはずだし、また利己的遺伝子の点から考えれば、人間というものは究極的には自らの遺伝子を広め伝えるという遺伝的指令に従うはずだから、どちらにしても、マサダの住民たちがとったこの行為は、異常に見える。

もちろん、宗教ごとに違いはある。これはつねに、無神論者が、ただひとつの宗教的真実があるという考えや、したがって神が存在するという考えに反論する際に持ち出す論点である。ユダヤ人にとって、命の尊さは、たとえばキリスト教の伝統におけるそれとは多少異なっている。ユダヤの伝統では、マサダの住民たちの行為は異例である。というのは、自殺は許されることではなかったからである［訳注　ユダヤ教は自殺を罪としていた。『ユダヤ戦記』には、マサダでは、くじを引いて当たった者がほかの者を殺害し、最後に残ったひとりが自決して、自殺の罪を負った、と記されている］。

旧約聖書には、死後の世界という思想はなかった。漠然とした暗示が『イザヤ書』にあるのと、もう少し明確な言及が『ダニエル書』にあるものの（ユダヤの聖書の歴史においては後期の、一風変わった黙示録である）[注1]、これらは例外と考えてよい。命は、それを授けた神より発し、そして死は完全な終わりの出来事である。ヨブは、窮状――富裕な生活から貧困の奈落へ、健康から病へ、そして大家族から家族や友人をなくして絶望の淵へと――にあった時も、死に思い至ることはあっても、自殺を考えたことはなかった。ユダヤの伝統において、殉教は、キリストが登場するほんの100年か200年ぐらい前に「正当な」行為とみなされるようになる。マカベア二世の時代、ハンナとその7人の息子たちは、アンティオコス王が食べよと言った豚肉を食べるのを拒んだばかりに、陰惨な死が待ち受けていた。[注2] 彼らはみな、死後にも生があると信じ、この苦しみを与える者たちに、いずれ神の裁きが下ると確信していた。

こうした殉教から（極限状況での）自殺までは、ほんの一歩のように見える。ラビのハニナ・ベン・テラディオンは、ハドリアヌス帝の時代に処刑されたが、ユダヤ人は、毎年大贖罪日《ヨム・キプール》に、彼の殉教を想う。タルムードの『アヴォダー・ザラー』編には、ローマ人が彼を火あぶりの刑に処すのに、体の器官がゆっくり焼け、死がじわりじわりやってくるように、彼の体にトーラーの巻物を巻きつけ、心臓のまわりに湿った羊毛をおいた、と記されている。火が燃えさかり始めると、弟子たちは、彼の苦しみを早く終わらせようと、「口を大きく開けてください。そうすると、口に火が入りますから」と頼んだ。その呼びかけに、彼は「私に命を与えてくださった方に命を召し上げていただくのがよいのだ。だれも自分を傷つけるべきではない」と答えた。タルムードでは、次のように続く。

死刑執行人は彼に言った。「ラビよ。私が火を強め、胸から羊毛をとり去ったら、私をあの世に連れて行

［注1］『ダニエル書』は、ヘブライ語聖書として書かれたおそらく最後の書であり、紀元前六世紀にバビロンとペルシアへと連行されるユダヤ人の捕囚について書かれている。
［注2］頭皮をむき、次に手足を切り落とし、そして舌を引き抜き、それらは金属の大鍋のなかで火あぶりにされた。

ってくださいますか？」ハニナは「連れて行こう」と答えた。「約束してください」と言われて、彼は約束した。死刑執行人が火の勢いを強くし、ハニナの心臓から羊毛をとり去ると、ハニナの魂はすぐに旅立った。そして死刑執行人は跳んで、火のなかに身を投じた。すると天の声が聞こえた。「ラビ・ハニナと死刑執行人には、あの世の場所が与えられた」。ラビ［ユダ］はそれを聞いて「ひとりは長い年月の末に永遠の命を得、もうひとりはほんの一時間でそれを得た」と言いながら涙を流した。

ここで重要なのは、ハニナが自分の命を自分で終わらせるのを拒んでいるということだが、ほかの人間（この場合は死刑執行人）が彼に代わってそれをすることは許す。彼は、直接自分で手を下すことなく、自分に死をもたらすのだ。注目すべきことに、この死刑執行人は、彼自身が勢いを強くした火のなかに跳び込んで、天から受け入れられる［注1］。

ユダヤ思想の中心には、人間の命の価値がある。ユダヤの法律のもとでは、死刑には4つの種類があった。石打ちによる死刑、絞首刑、斬首刑、窒息死である［注2］。しかし、人間の命はきわめて尊いとされていたので、ソロモンの神殿が建てられて以降、これらの刑罰が執行されることはめったになかった。70年間に一度だけ死刑を執行したサンヘドリン［訳注　ローマ帝国支配下のユダヤにおける最高裁判権をもった自治組織］は、「残忍なサンヘドリン」と呼ばれた。裁判で死刑を宣告するには、ユダヤの法廷が満たすべき条件が山のようにあり、それゆえ1962年になるまで、ユダヤの法廷は、死刑を宣告したことはなかった。この時に死刑宣告を受けた男こそ、アドルフ・アイヒマンだった。

キリスト教も、ユダヤ教と同様、人の命を尊いと考える。その解釈に多少の違いはあるが、考え方の基本は同じである。イエス自身は殉教者（ある意味では自ら進んで殉教した者）であった。イエスには、死刑を逃れる機会が一度ならずあったにもかかわらず、結局は磔にされ、永遠の生を得た。おそらくはそういうこともあって、殉教は、キリスト教の歴史の初期から、少なくとも聖アウグスティヌスの時代までずっと続いていたし、いまも殉教者はあがめられている。この典型は、セプティムス・セウェルスによって迫害され、紀元２０３年3月ライオンと「闘う」ためにカルタゴの闘技場に連れて行かれたキリスト教徒たちである。彼らは、自分の信仰を曲げるより、死を選んだ。そのなかには、乳飲み子を抱えた22歳の若妻、ウィビア・ペルペトゥアもいた。ローマの統治者、ヒラリアヌスは、彼女に刑を宣告するに先立って、「そなたの白髪の父親と……幼な子を不憫に思ったほうがよいぞ」と助言した。ペルペトゥアは「そうは思いませぬ」と答えた。「そなたはキリスト教徒か？」とヒラリアヌスは尋ね、彼女は「キリスト者です」と答えた。そして彼女のこの行為は、それ以前にも以後にも、究極の宗教的行為となった。彼女は「私の闘いの相手は猛獣ではなくて、悪魔なのです。勝利するのは私です」と言ったとされる。彼女にとって勝利とは、死したのちの生であった。

キリスト教の伝統では、自殺それ自体は、必ずしも非難の対象ではない。マタイは、裏切り者ユダ

［注1］　同様の話は、タルムードの『ギッティーン編』にも出てくる。ラビのガマリエルは、ローマの兵士にとらえられた時、屋根から投身自殺することによって、永遠の生を得た。

［注2］『創世記・ラッバー』65章22節に詳しく語られているように、ゼロトスのヤークムは、自分があまりに愚劣な人間なので、4種類の死刑すべてに処せられるべきだと決心する。彼は妙案を得てそれを成就し、それにふさわしく天国に入る。

の死について次のように述べている。「イエスを裏切ったユダは、イエスに有罪の判決が下ったのを知って後悔し、受けとった銀貨30枚を祭司長や長老たちに返そうとして、『私は罪のない人の血を売り渡すという罪をおかしました』と言った。しかし彼らは、『それはわれわれの知ったことではない。おまえの問題だ』と答えた。ユダは、銀貨を神殿に投げ込んで、立ち去り、首をつって死んだ」。ここで、ユダは明らかに後悔しており、マタイは、ユダの自殺という行為を非難していない。ユダは、脅されたわけでもないのに、自分の命を絶ち、それは自責の念にかられてと読める。

ユダが非難され、自殺が反道徳的な行為として異議を唱えられるようになるのは、あとの時代の、聖アウグスティヌスの著作が現われてからである。アウグスティヌスは、殉教者を、法を破った犯罪者にたとえた。彼は、死は避けるべきものだとし、迫害を受けた場合でも、可能ならつねに死を避けるべきだということを強調した。彼は、非キリスト教徒の自殺も罪だとした。一例として、紀元410年ローマ帝国に蛮族が侵略した際に、非キリスト教徒のローマの女たちが辱めを受けるよりも自殺を選んだことをあげている。アウグスティヌスは、この自己破壊の行為を非難している。

ついこの間まで、自殺は犯罪だった。イギリスは、1800年までには、中世以来の多くの恐ろしい法律を撤廃したが、自殺未遂はまだ罪のままで、それに科される罰は、皮肉にも死刑だった。ニコラス・オガレフは、1860年頃、故郷のロシアにあてた手紙のなかで、ロンドンで起こった事件について書いている。ある男が喉を切って自殺を図ったが、助かってしまい、裁判で絞首刑を言い渡された。ところが、刑に処された時に、喉の傷口が開いて、気管に開いた穴から息をすることができた。死刑執行人は、彼を下におろし、結局は彼を窒息死させた。1900年を過ぎても、イギリスでは、自殺未遂は2年以下の懲役だった。自殺が罪でないということを議会が決めたのは、ようやく1961年になってのことである。とは言え、最近では患者の意思による安楽死が問題になっており、自殺の幇助はいまも犯罪であり、14年以下の懲役になる。

精神性

筆舌に尽くしがたい人間の決定的な悪行――もっとも卑劣で、異常で、邪悪な本能の物語――のひとつが、ヴィクトル・フランクルによって衝撃的に語られている。彼は、ウィーンの精神科医で、アウシュヴィッツの深い淵から身体的にも精神的にも生きて帰ってくることのできた人であった。彼が経験したのは、私の書く文章では十分には伝えられないような、すさまじい現実だった。

冬の厳しい寒さのなか、1500人の「ふつうの」市民が列車に乗せられ、4日4晩をかけてアウシュヴィッツへと連行された。各貨車には、80人ほどが、横になることなどできないほどぎゅうぎゅうに詰め込まれた。フランクルもそのなかのひとりだった。1500人のうち300人を残して、ほかの全員は到着したその日に焼き殺されてしまった。どちらになるかは、次々に到着する人々が並ぶ列の一番前で、ナチス親衛隊の将校が、おもむろに適当に指を左右のどちらかに向けることで決まった。ほかの者たちと一緒に、フランクルは衣服を脱がされ、所持品をとられ、丸裸にされた。シラミの駆除が済んだあと、体じゅうの毛を剃られ、そして何度となく殴られた。

到着して最初の4日ほどの間に、フランクルが配給された食べ物と言えば、150グラムほどのパンだけだった。眠るには、ひとつの寝棚をほかの9人と共有しなければならなかった。そのうち何人かはすでに激しい下痢に悩まされていた。みなで2枚の汚れた毛布をかけ、土にまみれた靴が枕代わりだった。配給されたシャツは6か月もたせねばならなかったが、身体が洗えるのは数日に1回だけで、歩くところはどこも汚物と人糞にまみれていた。つねになんの理由もなく看守に死ぬほど殴られたし、凍傷で足の指を失ったり、脚が腫れあがることもよくあった。仲間の死体に触れるのは日常茶飯事で、感染や下痢から回復することはなかった。とは言え、気温が零下30度以下にもなる森のなかで作業を止めれば、死が待っていた。フランクルは、いかにして、最初に大きなショックに打ちのめされたあと、ゆっくりともうひとつの状態が心を占めていったかを記している。その状態とは感情の麻痺である。しばらくすると、まわりのだれもがこの無感動で人間性を喪失した状態に陥り、そして「ただ生きるだけの存在」になった。フランクルは、ある朝の様子を次のように書いている。「私は、勇敢で威厳のあった仲間が、靴が濡れて縮んではけなくなったため、雪に覆われた点呼場に裸足で駆けてゆきながら、子どものように泣いているのを聞いた。このようなぞっとする数分間に、私は小さな慰めを見つけた。前夜食べずにとっておいたパンの小片をポケットから出して、なにも考えずにむさぼることに喜びを見出した」。

フランクルの仲間のほとんどは、飢えやチフスのような病気で、ひとりまたひとりと、死んでいった。遺体は手押し車に投げ込まれ、それらを穴のなかに落とすのはフランクルの役目だった。そうした作業をしている間に、ほかの者たちはガス室に送られていた。それらの死は、看守にとってはなんの価値もなかった。フランクルも囚人として残った彼の仲間も、もはやなんの憐れみも感じることができなくなった。その時の自分の感情について、彼は、ニーチェの次のことばを借りて皮肉な調子で表現している。「私を殺さぬものが、私を強くする」。

フランクル――この収容所から生きて帰ってこられたほんの少数の人間のひとりだった――の話のなかで、きわめて重要なのは次のことだ。彼にとって明らかだったのは、ショックのあと、そして次に陥った無感動な状態のあとでも、収容所のなかの粗末で困窮した状況にあっても、精神的な生を深めることは可能だ、ということだった。彼は、「おかれているおそろしい状況から内的に豊かで精神の自由のある生へと退却すること」のできる人もいる、と書いている。フランクルは、でないと、囚人のなかには、身体は丈夫ではないのに、生き長らえる人がいるというパラドックスを説明できない、と言う。彼は、同じ苦境にあったほかの人々と同じように、突然自然の美しさを強烈に感じていることに気づいた。彼は、ある夕方、その日最初のわずかな食べ物をもらって手にもったまま、小屋の床の上に疲れ切って横たわっていると、ある友人が夕陽がとてもきれいだから外に見に行こうと言って入ってきたことを書いている。フランクルは、精神性こそがその友人を、そしてこの収容所から生還したほかの人々を生きさせた、と確信している。

「希望を捨ててはいけなかった。頑張ったところでどうにもならないことは、頑張ることの意味や尊厳を決して損なうものではないということを、心しなければならなかった。私は［彼らに］、どんな苦境にある時にも、だれか――友人、妻、生きているだれか（や亡くなっただれか）、そして神――が私たちのそれぞれを見守っていて、私たちがその人や神を失望させないことを願っているのだ、と言った。」

終わりに

十八世紀にヴォルテールは、「もし神が存在しなかったなら、神を創造する必要があっただろう」という名言を残したが、確かにその通りかもしれない。おそらく、巨大な脳の成長とその意識の性質ゆえに、ヒトは、サヴァンナでは裸で無防備で居続けることはできなかった。それよりあとになって、ヒトは、言語能力の発達とシンボルの使用によって、精神性への本能を膨らましていった。この精神性が死を自覚させ、死者を埋葬するようにし、そして自分の命を形作った力の存在を信じさせ、他者の命の尊さを認識させるようにした。

もちろん、私は進化を否定するものではないが、かといって、科学ですべてが説明できるとも思わない。科学ですべてを説明できるという主張は、私の目には傲慢に映る。おそらく、ある時に私たちの始まりは、聖なる力によって開始されたのかもしれない。私にとって明快なひとつのことは、本能についての知識と進化の見方だけでは、決して、私たちという存在、すなわちいまある私たちを説明できないということである。私は一介の科学者にすぎないが、しかしその私にとって、宇宙は、飛び抜けて美しいデザインをもった世界であり、物理的合理性の世界であり、そして洞察とすぐれた知性をもったヒトという生き物の住まう世界である。そして私の知るかぎりで、私たちの特別な宇宙についてのもっとも驚くべきことのひとつは、それがひとつしかないということだ。もちろん、いつか、量子的な宇宙論のもとにある考えや新たな宇宙の発見によって、そうではないということが示されることがあるにしても。

偉大なるユダヤの哲学者、マイモニデス（モーゼス・ベン・マイモン）（1135－1204）は、天地創造の考え方に苦悩した。彼が直面したもっとも重大な矛盾は、聖書が伝統的に、宇宙は神の手のみによって「無から」創造されたのだと教えていることだった。しかし、マイモニデスがもっとも信頼する自然科学者、アリストテレスによれば、宇宙は永遠であって、始まりも終わりもない。マイモニデスは、もしアリストテレスが宇宙が永遠だという説をはっきり証明しているとすれば、聖書を再解釈する必要がある、と結論した。ともあれ、マイモニデスは、よりよい説明が現われるまでは、とりあえず自分は聖書の説明をとるしかないと述べている。マイモニデスは、法に関しては聖書の伝統の権威を受け入れたが、理性的な宗教家としての彼にとって、科学における権威は存在しなかった。もっとも理にかなっているのは、伝統的に受け入れられてきた考えにいかに反しようが、自然界を理解するためには、神が私たちにお与えになった知性を用いるよう努めることである。

では、この世界に悪がこれだけはびこっているのに、神はどのように存在しうるのだろうか？　私は、私たちが強力な本能――本書で見てきたように、私たちの行動のほとんどあらゆる側面に影響を与える本能――をもってはいるが、それを越えて善悪の判断もできる、と信じる。この信念の中心にあるのは、人間の自由意志という概念である。人間には、なにが倫理的に許され、なにが許されないかを選択する能力と自由がある。もちろん、意志が真に自由だとは言えないようなまれな状況（たとえば、第15染色体の部分的重複のような遺伝病をもつ人々や、野生児のように人間の環境で育つことを妨げられた人々）もあるが、私たちの大部分にとって、おそらくは神から与えられ、人間の本性の聖なる側面によって形作られる基本的な道徳性がある。この世に悪がこれだけはびこっているのに、神はどのように存在しうるのだろうか？　だがどうして、この状態以外でありうるだろう？　もしほんとうに自由意志があるのなら、神のもっとも強力な説明は、神は干渉しない――神は干渉できない――というものである。神が干渉するなら、それは、人間どうしがたくさんのよいことも悪いこともなしうるという自由を実質的に否定することになるだろう。神は、この宇宙をいったん動かし始めたあとは、人間がほんとうに選択する自由をもつなら、人間という存在をいかにあつかうかの決定も人間自身に委ねなければならない。

したがって、宗教にはひとつの目的がある。もし一連のルールがなかったなら、私は個人として、十分な責任感もなく、道徳的だとも言えず、正しい道を歩むこともままならなくなってしまうだろう。これらのルールはしばしば論理性に欠け、煩わしくも見える。しかしそれらは、すべての人間に必要な規律の目的をはたす。宗教が有益でよいものであるためには、宗教は道徳性に従う必要がある。その道徳性は、私が思うに、聖なるものであり、ヒトが成長して自分をとり巻く自然界を理解してゆくにつれて、変化してゆくものである。この道徳性はきわめて重要だ。なぜと言えば、それは、宗教と一緒になって、私たちの本能――原始の時代から受け継がれてきた情動、すなわち学習されるのではなく、生得的に湧きあがる感情――をコントロールするための枠組みを与えるからである。

訳者あとがき

私たちの身体のみならず、心もまた、進化の産物である。それは、私たちの祖先がチンパンジーから分かれて500万年の間にたどった軌跡の結果である。私たちの内なる心の特質と行動の特性は、サヴァンナでの気の遠くなるほど長い狩猟採集の時代を経るなかで形をなしたのだ。

ヒトをヒトたらしめている数々の特徴――二足直立歩行、大きな脳、器用な手と指、道具の製作と使用、火の使用、言語能力、神や宗教、戦争、芸術、音楽、踊り、競技スポーツ、儀礼、文化的継承、親族体系、愛と嫉妬と憎悪、欺き、利他的行動などなど――は、私たちには当たり前のことすぎて、それらの起源について思いをめぐらすことはめったにない。けれど、私たち自身をより深く知ろうとするなら、まずはそれらの起源から考え始めなければならない。それらの特徴は、長い年月のなかで、苛酷な自然環境への適応として、さらに配偶や繁殖をめぐる競争の結果として生み出された。それはどのように起こったのか、そして私たちの身体や心にはどんな過去が宿っているのか――本書は、それらの問題をめぐるグランド・ツアーである。

水先案内人はロバート・ウィンストン。知る人ぞ知る、不妊治療の第一人者である。イギリスでは、BBCテレビの科学番組などの、好奇心旺盛で茶目っ気たっぷりのプレゼンテーターとしても知られている。その彼が、進化心理学のいくつものメイン・トピックスを、ところどころ自分なりの味つけもしながら、手さばきよく料理している。この礎になっているのは、ＢＢＣテレビが２００２年10月から11月にかけて４回シリーズで放映した『人間の本能』である。冒頭の謝辞にもあるように、その材料を揃えたのは、ＢＢＣテレビの有能なスタッフたちだ。本書は、ウィンストンを要《かなめ》としたチームワークが生んだ快作である。

ウィンストンは１９４０年ロンドン生まれ。ロンドンのインペリアル・カレッジの教授として生殖医療に携わるだけでなく、科学の啓蒙をはじめ、さまざまな分野で活躍している。１９９５年には一代貴族《ライフ・ピア》の称号を受け、以来上院（貴族院）議員として政治の場でも発言している。彼がプレゼンテーターをつとめたＢＢＣのテレビシリーズでは、*The Human Body* (1998) がもっとも有名だが、その後手がけたシリーズの多くは、それぞれ1冊の本としてまとめられ、バンタム・プレスから出版されている。*Making Babies* (1996)、*Superhuman* (2000)（邦訳は『スーパーヒューマン――人体に潜む脅威のパワー』二階堂行彦訳、清流出版、２００４）、*The Human Instinct* (2002)（本書）、*The Human Mind* (2003)、*The Story of God* (2005)、*A Child Against All Odds* (2006) などがそうである。邦訳には、ウィンストンが総編集人を務めた『人類大図鑑』（日本語版石井米雄監修、ネコ・パブリッシング、２００６）もある。彼の著作については、詳しくは http://www.robertwinston.org/ をご覧いただくのがよい。

本書の翻訳にあたっては、３人の先生方にお力添えいただいた。ユダヤ教とキリスト教の記述（８章）については、宗教思想がご専門の鈴木佳秀先生（新潟大学大学院・現代社会文化研究科教授・科長）に、また囚人のジレンマゲームや最後通告ゲーム（7章と8章）については、数理社会学がご専門の木村邦博先生（東北大学大学院・文学研究科教授）にご教示いただいた。英文の微妙な表現の読解については、イーエン・メギール先生（新潟大学・大学教育開発研究センター准教授）に教えていただいた。新曜社の塩浦暲氏には、訳稿を丹念に読んでいただき、本書を形あるものに仕上げていただいた。以上の4人の方々に感謝申し上げる。

2008年5月

鈴木光太郎

参考図書

Badcock, C. (2000) *Evolutionary Psychology: A Critical Introduction.* Polity Press.

Barkow, J., Cosmides, L. and Tooby, J. (eds) (1992) *The Adapted Mind: Evolutionary Psychology and the Generation of Culture.* Oxford University Press. Includes Daly and Wilson's 'The Man Who Mistook His Wife for a Chattel'.

Barrett, L., Dunbar, R. and Lycett, J. (2002) *Human Evolutionary Psychology.* Palgrave.

Brown, A. (1999) *The Darwin Wars.* Simon & Schuster.（『ダーウィン・ウォーズ――遺伝子はいかにして利己的な神となったか』長野敬・赤松眞紀訳、青土社、２００１）

Buss, D. (1994) *The Evolution of Desire.* Basic Books.（『女と男のだましあい――ヒトの性行動の進化』狩野秀之訳、草思社、２０００）

Darwin, C. (1859/1982) *The Origin of Species.* Penguin Books.（『種の起原』八杉龍一訳、岩波書店、１９９０）

Dawkins, R. (1976/1989) *The Selfish Gene.* Oxford University Press.（『利己的な遺伝子』日高敏隆・岸由二・羽田節子・垂水雄二訳、紀伊國屋書店、１９９１）

Dennett, D. C. (1995) *Darwin's Dangerous Idea: Evolution and the Meanings of Life*. Penguin.（『ダーウィンの危険な思想――生命の意味と進化』山口泰司監訳、石川幹人ほか訳、青土社、２００１）
Ehrlich, P. (2000) *Human Natures: Genes, Cultures and the Human Prospect*. Shearwater/Island Press.
Evans, D. and Zarate, O. (1999) *Introducing Evolutionary Psychology*. Icon Books.
Fisher, H. (1992) *Anatomy of Love: A Natural History of Monogamy, Adultery, and Divorce*. Norton.（『愛はなぜ終わるのか――結婚・不倫・離婚の自然史』吉田利子訳、草思社、１９９３）
Frankl, V. (1985) *Man's Search for Meaning*. Washington Square Press.
Geertz, C. (1973) *The Interpretation of Cultures*. Basic Books.（『文化の解釈学』吉田禎吾・中牧弘允・柳川啓一・板橋作美訳、岩波書店、１９８７）
Greenfield, S. (1997) *The Human Brain*. Weidenfeld & Nicolson.（『脳が心を生みだすとき』新井康允訳、草思社、１９９９）
Leakey, R. (1994) *The Origin of Humankind*. Weidenfeld & Nicolson.（『ヒトはいつから人間になったか』馬場悠男訳、草思社、１９９６）
Mead, M. (1928/2001) *Coming of Age in Samoa*. Harper Collins.（『サモアの思春期』畑中幸子・山本真鳥訳、蒼樹書房、１９７６）
Pinker, S. (1998) *How the Mind Works*. Penguin Press.（『心の仕組み――人間関係にどう関わるか（上・中・下）』椋田直子・山下篤子訳、日本放送出版協会、２００３）
Plotkin, H. (1997) *Evolution in Mind*. Penguin Press.

Ridley, M. (1993) *The Red Queen: Sex and the Evolution of Human Nature.* Viking.（『赤の女王――性とヒトの進化』長谷川眞理子訳、翔泳社、１９９５）

Rose, H. and Rose, S. (2000) *Alas, Poor Darwin: Arguments Against Evolutionary Psychology.* Jonathan Cape.

Sagan, C. (1977) *The Dragons of Eden: Speculations on the Evolution of Human Intelligence.* Hodder.（『エデンの恐竜――知能の源流をたずねて』長野敬訳、秀潤社、１９７８）

Waal, F. de (1982/2002) *Chimpanzee Politics: Power and Sex Among the Apes.* Johns Hopkins University Press.（『政治をするサル――チンパンジーの権力と性』西田利貞訳、どうぶつ社、１９８４／平凡社、１９９４）

Wilson, D. S. (2002) *Darwin's Cathedral.* University of Chicago Press.

Wilson, E. O. (1978/2001) *On Human Nature.* Harvard University Press/Penguin Books.（『人間の本性について』岸由二訳、思索社、１９８０／筑摩書房、１９９７）

Wright, R. (1995) *The Moral Animal: Why We Are the Way We Are.* Vintage.（『モラル・アニマル（上・下）』竹内久美子監訳、小川敏子訳、講談社、１９９５）

訳者紹介

鈴木光太郎（すずき・こうたろう）

1985 年東京大学大学院人文科学研究科博士課程中退。現在，新潟大学人文学部教授。専門は実験心理学。著書に『動物は世界をどう見るか』（新曜社），訳書にモーガン『アナログ・ブレイン』，クラークとグルンスタイン『遺伝子は私たちをどこまで支配しているか』，プレマック『心の発生と進化』，カートライト『進化心理学入門』，ブラウン『ヒューマン・ユニヴァーサルズ』（以上新曜社），ボイヤー『神はなぜいるのか？』（NTT 出版）などがある。

新曜社 人間の本能

心にひそむ進化の過去

初版第 1 刷発行　2008年 6 月25日©

著　者　ロバート・ウィンストン

訳　者　鈴木光太郎

発行者　塩浦　暲

発行所　株式会社新曜社

〒101-0051　東京都千代田区神田神保町2 - 10
電話(03)3264-4973(代)・FAX(03)3239-2958
e-mail　info@shin-yo-sha.co.jp
URL　http://www.shin-yo-sha.co.jp/

印刷　太洋社
製本　イマヰ製本所

ISBN978-4-7885-1111-8　C1011

索　引

索　引

◆た行

◆な行

◆ま行

◆わ行